診療放射線技術 テキストシリーズ

X線撮影機器学 I
基礎技術 編

岩元新一郎・小縣　裕二　編著

共立出版

編著者 （執筆担当）

　岩元新一郎　広島国際大学保健医療学部

　　　　　　　（2章，4章，9.1，11章）

　小縣　裕二　森ノ宮医療大学医療技術学部

　　　　　　　（1.1，5章，9.3，9.4，9.5）

執筆者 （執筆順，執筆担当）

　小水　　満　元 大阪大学医学部附属病院医療技術部

　　　　　　　（1.2，1.3）

　志村　一男　駒澤大学医療健康科学部

　　　　　　　（3章，8.3，12.2）

　荒川　　哲　元 国際医療福祉大学

　　　　　　　（3章，8.1，8.2）

　吉澤　辰也　（株）島津製作所

　　　　　　　（6章）

　辻　　久男　（株）島津製作所

　　　　　　　（7章）

　平垣　圭一　（株）島津製作所

　　　　　　　（9.2）

　伊藤　　孝　（株）インフィニットジャパン

　　　　　　　（10章）

　横内　悟朗　（株）三田屋製作所

　　　　　　　（12.1）

　傳法　昌幸　（株）根本杏林堂

　　　　　　　（12.3）

（所属：2025 年 3 月）

はじめに

　令和6年の診療放射線技師法施行規則の一部改正により，X線，MRI，USなどの画像診断モダリティを包括していた「診療画像機器学」から，X線CT装置を含むX線画像診断装置に特化した内容が独立して，新たに「エックス線撮影機器学」という試験科目が設定され，出題割合も増えました．このことは，令和7年版診療放射線技師国家試験出題基準（新出題基準）の改善報告書にも明記されているように，X線撮影システムを社会的要請の高い分野として位置づけ，臨床に第一歩を踏み出す診療放射線技師にさらなる教育の充実を図る必要性を示したものと考えられます．

　一方で，X線撮影機器学を学ぶには，理・工学分野の専門基礎的な知識が不可欠です．ところが，多くの大学では，それらの科目の履修や学修をすべて終えていない段階から授業がスタートします．学生は前提となる知識を十分身につけていないまま，初めて見聞きする専門用語と格闘し，膨大な知識を無理矢理飲み込まざるを得ない実態が見受けられます．しかし，限られた授業時間で学生に教授できる内容は，全体像のほんの一握りに過ぎません．学びの基本はやはり教科書にあります．学生が自らの力で教科書を読み進み，何度も読み返すことで洞察力を深め，自らの責任で学びを成長させる，長年の授業経験からそのような教科書の必要性を痛感しておりました．苦学をともにした教科書は，臨床実習や現場に第一歩を踏み出した後でも生涯，自己研鑽の拠り所になるものです．

　そのような背景と目的を考慮した本書の基本方針とその構成は次のとおりです．

(1)　新出題基準の大項目「X線撮影機器学」の内容に完全準拠するとともに，その内容を基礎技術編とシステム編に分冊する．

(2)　基礎技術編の第2章から第5章で，X線撮影機器学に必要な前提知識（X線の物理，蛍光体，X線撮影の原理と線量評価，画質評価）を体系的にかつ丁寧に解説し，第6章以降の理解を容易にする．

(3)　基礎技術編の第6章から第12章で，新出題基準の中項目A（X線源装置）からE（関連・付属機器）まで（本書ではイメージングチェーンとしている）を取り扱う．

(4)　システム編の第1章から第3章で，新出題基準のF（X線装置システム），G（X線CT装置）およびH（品質・安全管理）を取り扱う．

(5)　上記2冊の分量（基礎技術編第2章～第5章除く）は，いずれも大学の2～3単位の分量に相当している．

この基本方針に則った本書の主な特色は次のとおりです．

・教科書としてだけでなく自修書としても理解しやすいように明瞭に解説する．

- なるべく新しい技術を取り入れ，古い技術やあまり用いられなくなったものは思い切って省く．
- 図やグラフをできるだけ多くして，理工系が苦手な学生が原理を正しくイメージできるようにする．
- 仕様や数式の説明は具体的な数値や計算例を交えて読みやすいように工夫する．
- 専門用語の一貫性に留意するとともに，できるだけ JIS 規格に準拠した用語を使用する．統一されていない用語などは側注で補足説明をする．
- 装置の"構造と機能"を"線量と画質の最適化"にリンクさせることで，X 線撮影技術学に接続できるように配慮する．
- 国家試験対策に止まらず，実験・臨床実習等の報告書作成，そして将来の認定試験・専門士試験対策にも繋がるように構成する．

　本書の刊行に当たり，多くの図書を参考および引用させて頂きました．これらの図書の関係各位に厚く御礼申し上げます．しかし，私どもの力不足のため思わぬ間違いがないとは申せません．不十分な点やお気づきの点はご教示下されば幸いです．

　執筆は各分野の専門技術に精通されている方々にお願いしました．快く原稿を寄せて下さいました執筆者の皆様方に深く感謝申し上げます．執筆者の選任に当たり（株）島津製作所　医用機器事業部の田中修司様には多大なるお力添えを賜りました．ここに厚く御礼申し上げます．元大阪大学医学部附属病院医療技術部長の小水満先生には，長年の臨床経験を踏まえた数々の貴重なご助言を賜り深く感謝申し上げます．本書出版の機会を与えて下さった共立出版（株）ならびに編集の労をとられた瀬水勝良様に心より御礼申し上げます．

　最後に，本書は放射線診療に携わる医師，看護師，臨床工学技士，医学物理士のサブテキストとしても学べるように編集されています．臨床の第一線でご活躍される医療職の皆様にとって，本書が少しでもお役に立てることを祈念しております．

　2025 年 3 月

岩元新一郎

小縣　裕二

目　　次

第1章　総　　論

第2章　診断用X線の物理

第5章　X線画像の画質

第6章　X線源装置

第7章　X線高電圧装置

第 8 章　デジタル X 線受像器

固有の名称をもつ SI 単位

量	名称・記号		他の単位との関係	
振動数, 周波数	ヘルツ	Hz		s^{-1}
力	ニュートン	N		$m\,kg\,s^{-2}$
圧力, 応力	パスカル	Pa	$N\,m^{-2}$	$m^{-1}\,kg\,s^{-2}$
エネルギー, 仕事, 熱量	ジュール	J	$N\,m$	$m^2\,kg\,s^{-2}$
仕事率, 放射束	ワット	W	$J\,s^{-1}$	$m^2\,kg\,s^{-3}$
電気量, 電荷	クーロン	C		$s\,A$
電位差（電圧）, 起電力	ボルト	V	$W\,A^{-1}$	$m^2\,kg\,s^{-3}\,A^{-1}$
静電容量	ファラド	F	$C\,V^{-1}$	$m^{-2}\,kg^{-1}\,s^4\,A^2$
電気抵抗	オーム	Ω	$V\,A^{-1}$	$m^2\,kg\,s^{-3}\,A^{-2}$
磁束	ウェーバ	Wb	$V\,s$	$m^2\,kg\,s^{-2}\,A^{-1}$
磁束密度	テスラ	T	$Wb\,m^{-2}$	$kg\,s^{-2}\,A^{-1}$
インダクタンス	ヘンリー	H	$Wb\,A^{-1}$	$m^2\,kg\,s^{-2}\,A^{-2}$
光束	ルーメン	lm	$cd\,sr$	cd
照度	ルクス	lx	$lm\,m^{-2}$	$m^{-2}\,cd$
吸収線量, カーマ	グレイ	Gy	$J\,kg^{-1}$	$m^2\,s^{-2}$
線量当量	シーベルト	Sv	$J\,kg^{-1}$	$m^2\,s^{-2}$

ギリシャ文字

大文字	小文字	読み		大文字	小文字	読み	
A	α	alpha	アルファ	N	ν	mu	ニュー
B	β	beta	ベータ	Ξ	ξ	xi	グザイ
Γ	γ	gamma	ガンマ	O	o	omicron	オミクロン
Δ	δ	delta	デルタ	Π	π	pi	パイ
E	ε	epsilon	イプシロン	P	ρ	rho	ロー
Z	ζ	zeta	ゼータ	Σ	σ	sigma	シグマ
H	η	eta	イータ	T	τ	tau	タウ
Θ	$\theta\,\vartheta$	theta	シータ	Y	υ	upsilon	ウプシロン
I	ι	iota	イオタ	Φ	ϕ, φ	phi	ファイ
K	κ	kappa	カッパ	X	χ	chi	カイ
Λ	λ	lambda	ラムダ	Ψ	ψ	psi	プサイ
M	μ	mu	ミュー	Ω	ω	omega	オメガ

単位の接頭語

倍数	記号	読み		倍数	記号	読み	
10^{18}	E	exa	エクサ	10^{-1}	d	deci	デシ
10^{15}	P	peta	ペタ	10^{-2}	c	centi	センチ
10^{12}	T	tera	テラ	10^{-3}	m	milli	ミリ
10^{9}	G	giga	ギガ	10^{-6}	μ	micro	マイクロ
10^{6}	M	mega	メガ	10^{-9}	n	nano	ナノ
10^{3}	k	kilo	キロ	10^{-12}	p	pico	ピコ
10^{2}	h	hecto	ヘクト	10^{-15}	f	femto	フェムト
10^{1}	da	deca	デカ	10^{-18}	a	atto	アト

1 総　論

1895年11月8日 W. C. Roentgen による X 線の発見から約130年，X 線画像診断機器の発展は，放射線医学の進歩の基盤となっている．本章では，X 線の発見から，診療 X 線機器がどのように技術進歩し，現在の診療 X 線機器に進化してきたか，その概要を学ぶ．

1.1　X 線の発見

“Über eine neue Art von Strahlen, Vorläufige Mitteilung”[1]「新しい種類の線について（予報）」（以下，第 1 報）という論文がある．Würzburg 大学の Röntgen（Wilhelm Conrad Röntgen，1845-1923，蘭）教授（**図1.1** 参照）が書いた近代の科学技術の中でも最大の発見の一つである X 線発見の予報である．

論文の別冊の表紙は校正できなかったのか，タイトルの "Über" とミドルネームの "Conrad" が脱落していた．
英文タイトル：A New Kind of Ray -Preliminary Communication

"X 線" の X は数学などで未知数を X とするのと同じで，発見当時よくわかっていなかった新しい線なので "X 線" とされた．

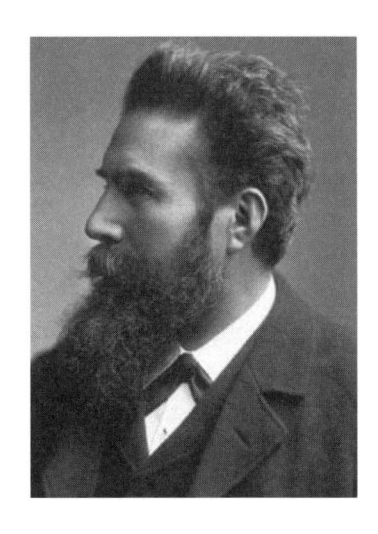

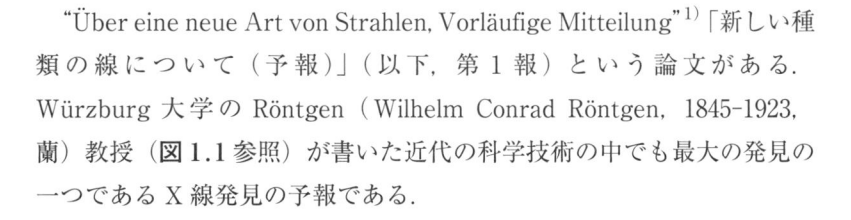

図1.1　Wilhelm Conrad Röntgen was born on March 27, 1845, Four years after his wife, Röntgen died at Munich on February 10, 1923, from carcinoma of the intestine.
（https://www.nobelprize.org/prizes/physics/1901/rontgen/facts/ より）

和訳も多く出ているので，ぜひ一読されたし（参考文献 16)-19)）．

　“X線”の総説のように書かれた 17 項から構成されたこの論文は，① X 線の発生（使用した放電管や感応コイルなど），② X 線の性質（物質との相互作用〈厚さや密度および分子の配列と透過性，空気による吸収，散乱や反射〉），シアン化白金バリウムの蛍光作用，写真（化学）作用，距離の逆二乗則，屈曲・干渉現象について，静電気の影響など），③ X 線の本質（陰極線でも紫外線，赤外線，可視光線でもないこと）などが記述されている．

　この第 1 報の 6 項には，「特に重要なのは，写真乾板が X 線に感光することが明らかになったことである．さまざまな現象を記録することができ，錯覚を容易に避けられるので，私は，この目で蛍光板で観察した重要なことは，可能な限りすべて写真撮影をして確かめた」と，世界で初めて“X 線写真”についての記述である[2]．

　1858 年に数学者のプリュッカー（Julius Plücker，1801〜1868，独）が陰極線を発見して以降，ヨーロッパを中心とする物理学者は陰極線の解明に注力しており，特にドイツのヘルツ（Heinrich R. Hertz，1857〜1894，独）を中心とした“エーテル波動説（電磁波説）”と，イギリスのクルックス（William Crookes，1832〜1912，英）などの研究者による“(荷電)粒子説”とが激しい論争を繰り広げていた．19 世紀の真空放電現象の研究で進化した①種々の放電管の作製技術，②真空ポンプの改良，③電気技術の発達などを表 1.1 にまとめる．

エーテル（aether, ether）：光が波動として伝搬するために必要な媒質で空間に満ちていると考えられていた．

真空放電現象：排気して真空度を高めていくと，ガラス管内の電極間に電流が流れる現象．

　Röntgen も，ヘルツやレナルト（Philipp Lenard，1862〜1947，独）が研究した真空管からの陰極線に興味をもって，どんな光も通さないように黒い紙でカバーしたクルックス管で実験を行っていた際に，離れた位置に置いてあったシアン化白金酸バリウム紙の上に奇妙な暗い線を見た．Röntgen 自身の証言によれば，この空間を透過するという驚くべ

表 1.1　19 世紀の真空放電現象の研究で進化した技術

1800 年	電池の発明　ヴォルタ（Alessandro Volta，1745〜1827，伊）
1831 年	電磁誘導現象の発見　ファラデー（Michael Faraday，1791〜1867，英）
1851 年	リュームコルフ感応コイルの発明　リュームコルフ（Heinrich D. Rühmkorff，1803〜1877，仏）
1855 年	ガイスラー管（10^1 Pa 程度）　ガイスラー（Heinrich Geissler，1814〜1879，独）
1869 年	ヒットルフ管　ヒットルフ（Johann W. Hittorf，1824〜1914，独）
1875 年	クルックス管（10^{-1} Pa 程度）　クルックス（William Crookes，1832〜1912，英）
1879 年	白熱電球の発明　エジソン（Thomas A. Edison，1847〜1931，米）
1890 年	テスラ装置の発明　テスラ（Nikola Tesla，1856〜1943，米）
1891 年	Raps 型自動水銀真空ポンプの発明（最高 10^{-6} Pa）
1894 年	レナルト管（アルミ箔の窓付き）　レナルト（Philipp Lenard，1862〜1947，独）
1897 年	電子の発見　トムソン（Joseph J. Thomson，1856〜1940，英）

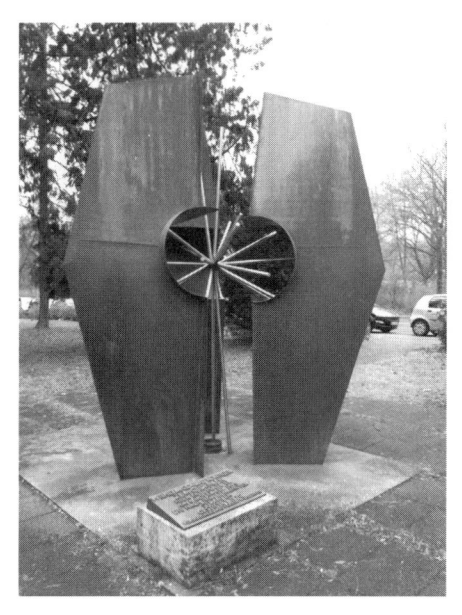

左下のプレートには，次のように刻まれている．
WILHELM CONRAD RÖNTGEN
ZUM GEDENKEN
HIER ENTDECKTE ER
AM8. NOVEMBER 1895
DIE NACH IHM BENANNTEN
STRAHLEN
GESTIFTET 1970
VERSHÖNERUNGSVEREIN WÜRZBURG

ウイルヘルム・コンラッド・レントゲン 1895.11.8
ここでX線を発見した．1970年寄贈

図1.2　ヴェルツブルグ大学の敷地にあるX線発見のモニュメント

き現象をもつ“未知の線”を発見したのは1895年11月8日（金）である[3,4]（図1.2参照）．この日以降，“未知の線”の実在を確かめるために何度も何度も同じ実験を繰り返した．約7週間同僚，親友，妻のベルタ（Anna Bertha Röntgen）にも内緒で実験を継続するとともに，写真屋へも「絶対に秘密を守って欲しい」と口止めするなど情報漏洩策を講じていた[5]．

12月22日（水）になって妻に研究内容を打ち明け，妻の手をX線撮影している．この時，「ベルタは一瞬息をのみ，この骨のようなものが実は彼女の手であり，自分の骨を見ているのだと説明されて，ゾーッと背筋が寒くなるのを覚えた．ベルタにとって後の多くの人々と同様，自分自身の骨の気味悪い姿を見て，なんとなく早死の前兆になるのではと心配した」との記録がある[5]．それほど市井の人々にとって，物質を透過し，人間の骨をも映し出す“新しい線”（X線）の発見は，当時の常識とはかけ離れたセンセーショナルな出来事であったと考える．

Würzburg物理医学協会に投稿された論文は，公開の講演会を行ってから雑誌に掲載されるが，12月28日（土）に投稿されたこの論文は編集長の判断で，異例の過程で採択され，翌年1月1日（水）には別冊が刷り上がった．Röntgenは，新年の挨拶とこの論文の別冊，さらに自ら撮影した“X線写真”（箱入りの方位磁針，木箱に入っている秤の分

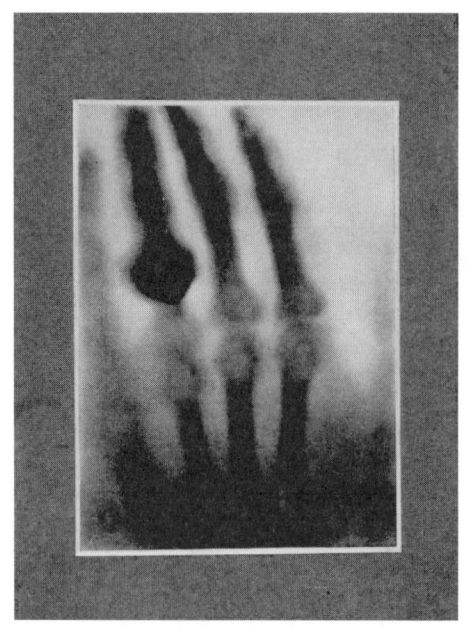 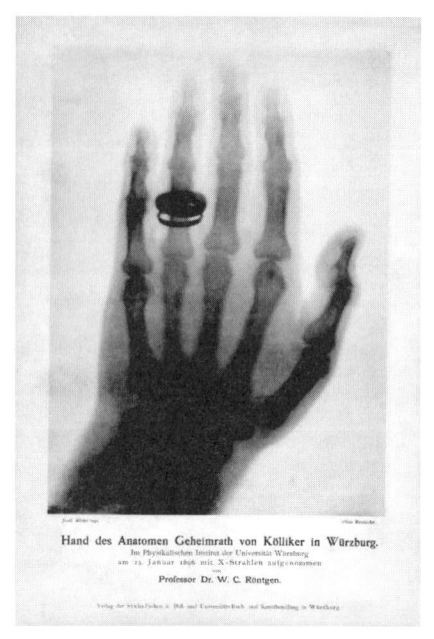

(a)　妻ベルダの手のX線写真　　　　　　　　　(b)　ヴュルツブルク物理医学協会主催の公開講演
　　（1895年12月22日撮影）　　　　　　　　　　　　　で撮影されたケリカー（Albert von Kolliker）
　　　　　　　　　　　　　　　　　　　　　　　　　　　教授の手のX線写真（1896年1月23日撮影）

図1.3　妻ベルダの手のX線写真とケリカー教授の手の写真の比較（文献15））

銅セット，ベルダ夫人の手など，**図1.3（a）参照**）を添えてドイツ，オーストリアなどヨーロッパの科学者90余名に送付し，"X線の真偽"の判定を委ねた．Röntgenは，"X線"の情報が一旦世に出てしまうと，興味本位の心霊現象的に報道されることを予見し，印刷屋からの情報漏洩を防止するためにX線写真を掲載せずこのようなスケジュールで投稿したと推察する．

　X線発見の公式発表は，1896年1月23日のヴュルツブルク物理医学協会主催の公開講演で行われた．

　しかしこの世紀の発見は，まず1896年1月4日のベルリン物理学会創立50年祭で論文の別冊とX線写真が展示された[6]ことから，先に科学者から広まっていった．

　X線発見を知ったウィーン大学生理学教授ジグムント（Sigmund Exner，1846～1926，墺）らは，ウィーン大学物理・化学研究所で左手の外傷患者をX線撮影し，1月10日（金）の医師会の集会でこのX線写真を供覧する[7]など，医学（診療）への応用研究をスタートし，1986年1年間で1,044件のX線に関する研究論文が報告されている[4]．

展示された論文の別冊とX線写真は，ベルリン大学のワールブルク（Emil Gabriel Warburg，1846～1931，独）教授が提供した．

たちまち物理学以外の方面でも大評判となり，別冊注文が殺到したので大学ではパンフレット（ドイツ語以外に英語，フランス語，イタリア語，ロシア語版までが揃っていた）を作成し1月中に発売された[2]．

　一方，1月5日（日）にはウィーンの新聞 Die Presse の朝刊に「センセーショナルな一発見」という見出しでスクープされ，この放射線は通常光線の透過しない木片，有機物質などを透過するのに反して，金属や骨には阻止されるのでこれらを写真に写すことができるなど，それまでにわかったことを述べ，後の大半には骨折その他の骨病変，留弾など体内異物を診断できる医学応用の可能性から，まったく空想的なことまでが書かれている[8]．

　この記事を見たウィーン特派員からの打電で，ロンドンの London Daily Chronicle の1月6日（月）の朝刊に「ヴィルツブルグ大学の Routgen（原文のまま）が写真撮影に用いられる，木，肉，布，大概の有機物を透過する線を発見したと報じられた．教授は蓋を閉めたままの木箱の中にある金属製の錘とか，骨だけ見えて肉のない人間の手の写真撮影に成功した」と報道され[9]，この内容が数日中に世界各国の大衆にも知れ渡った．

　第1報を発表後 Röntgen は，1月12日（日）ドイツ皇帝ウィルヘルム2世からの依頼で御前講義を，1月23日（木）にはヴィルツブルグ物理医学協会で講演を，そして1月29日（水）には McClure's Magazine 社の Dam 記者のインタビューに応じるなど，多忙であったが，第1報に書き残した内容を1896年3月9日（月）に第1報と同じタイトル "Über eine Art von Strahlen. Zweitc Mittheilung"「新しい種類の線について（続報）」（以下，第2報）として，Würzburg 物理医学協会会報へ投稿した．この論文は，第1報の17項に続き18〜20項で構成され，①電離作用について，②安定した X 線の発生法について，③陽極（焦点）の材料による X 線の発生の違いと陰極の工夫などを報告している[10]．さらに翌1897年3月10日（水）には，"Weitere Beobachtungen über die Eigenschaften der X-Strahlen"「X線の諸性状についての追加観察」と題する第3報をプロイセン科学アカデミーへ投稿した．この論文では，①速報，続報のまとめと追加事項，②安定して X 線を曝射するための装置の改良について，③ X 線の線質，線量，写真効果，発生条件などが記述されている[11]．

　これらは1898年の物理化学年報に第1報，第2報，第3報と変更して一括して掲載されたが，X 線に関する報告は一生涯を通してこの3報告だけであり，"X 線写真"の掲載は1度もなかった．

　これら3報の論文といくつかの資料を基に，Röntgen が行った「陰極線の実験」→「X 線の発見」→「X 線写真撮影」へと進化していっ

英文タイトル：A New Kind of Ray -Second Communication）

英文タイトル：Further Observation on the Properties of the X Rays Third Communication

Röntgen はノートに実験を書き留めていたが，遺言により焼却されてしまっている．

た真空放電現象の実験を支えていた機器を中心に足跡をたどり，さらに X 線による被ばくについても考察する．

第1報の1項には「ヒットルフ管，または十分に排気された真空に近いレナルト管，クルックス管，その他類似の放電管を大きなリューンコルフ（Heinrich D. Rühmkorff, 1803～1877, 仏）の感応コイルにより放電させ」とある[1]．このことから X 線を発生させるには，①十分に排気された真空度の高い放電管，②高電圧を印加することができる（断続器＋）感応コイルの2つの装置が必要である．

どのような放電管でも真空度を 10^{-1} Pa 程度以下にして 20 kV 以上の高電圧を印加することで，陰極で発生した陰極線が直進しガラス壁等に衝突して，そこから X 線が発生する．

Dam 記者のインタビュー記事では，「ラップス（Raps）ポンプで十分排気された放電管を長さ 50 cm 直径 20 cm の大型リュームコルフ誘導コイルにデプレッツ（Deprez）の断続器を接続し，一次電流を 20 A にし，並列に繋いだ放電電極の火花の距離を 3～6 cm くらいにして 30～60 kV くらいの電圧をかけていた」との記述がある[3,12]．10^{-6} Pa 程度の高い真空度にできるラップスポンプと長さ 50 cm 直径 20 cm の大型リュームコルフ誘導コイルが使用されていることから，"未知の線"を発見するために陰極線の発生条件より放電管を高真空にし，さらに高電圧を印加することを想定し準備していたと考える（図 1.4 参照）．

しかし，ヒットルフ管やクルックス管で真空度と印加電圧を高くして，X 線を発生させる実験では，ガラス壁で発生する熱により高価な放電管の破損が相次いで起きていた．そのため第2報では，クルックスのフォーカス管を①陰極を凹型の焦点をもった白金の円板状にする，②その焦点に 45° 傾けた白金のプレートを配置するように改良している．この改良により陰極線は1点（焦点）に集められ，白金プレートは白熱するが，金属のため破損することなく熱対策ができた．その結果，第1報では 15 分程度かかっていた手の X 線撮影が，この改良によりわずか 1 分で鮮明な X 線写真の撮影が可能になった[13]（図 1.3 (b) 参照）．

また第2報 19 項および第3報 9 項にはテスラ（Nikla Tesla, 1856-1943, 米）（高周波交流）装置を挿入することで比較的容易強力な X 線を発生できるとある[13]．さらに第3報には，「私は弾薬筒の収まっている散弾二連銃の非常に綺麗な写真が得られた．弾薬筒が非常に細かいところまで全部，ダマスク鋼鉄の内部のキズなどが非常にはっきりと認められた」とある[11,13]．このことから X 線発見から1年超で 150 kV 程

現代の JIS 規格では，①は X 線源装置，②は高電圧発生装置に当たる．

感応コイル（誘導コイル）：軟鉄製の芯に取り付けられた2つの同心コイルから成り，1次コイルに自己遮断電流を供給→2次コイルは，変圧器として高電圧を発生させる装置．

陰極線は真空度が 10^1 Pa 程度の放電管に，数 kV 程度の印加電圧で発生させることができる．陰極線の実験装置はほとんどの大学の物理学研究室に備えられていたため，1986 年 1 月以降，世界中で X 線の追試が行われた．

レントゲンはこのラップスのポンプを 1892 年に 327 マルクで購入している．

リュームコルフ感応コイル：十数ボルトの蓄電池から高電圧を発生させる誘導コイル（変圧器））

1875 年頃からクルックス管（10^{-1} Pa 程度）が使用されていたことから，X 線発見の約 20 年前から X 線が発生していた可能性がある．

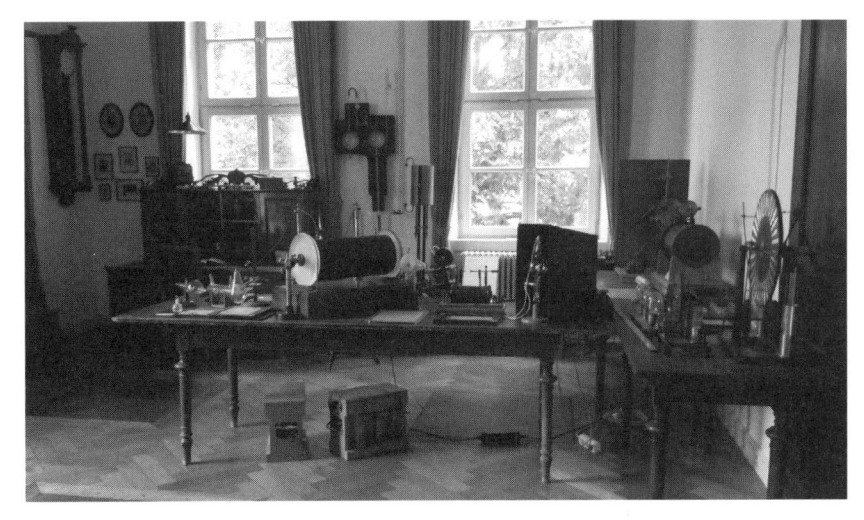

図 1.4　復元された X 線を発見した研究室
ヒットルフ管，クルックス管，その他類似の放電管，大きなリュームコルフ感応コイル，
デプレッツの断続器，ラップスポンプ，蓄電池等が確認できる（Würzburg 大学）.

度の高電圧を印加でき，4 cm 程度の鉄板も透過する程，透過性の高い
硬い X 線を発生させられる装置に進化していることがわかる.

　一方，X 線発見直後から各社が関連用品を開発した. その中でエジ
ソン（Thomas A. Edison, 1847～1931, 米）は，「透視用暗箱（Fluoro-
scope）」や「X 線照明装置」の開発を開始して，1896 年 5 月にはニュ
ーヨークの電灯協会博覧会で X 線の公開実験を実施している. しかし，
これらの開発過程でエジソン自身は目を痛め，助手のクリアランス・ダ
リは X 線の実験のモデルなどで短期間に過剰に被ばくをしたため，火
傷や潰瘍を発症した. その後ダリは，潰瘍からガンを発症し 1904 年に
死亡している. このことによりエジソンは，X 線の商品化からは撤退
したが，身体に障害を及ぼす直接の原因が X 線によるものとは想像す
らできなかったとの記述がある[13].

　Röntgen も被ばくしたことで火傷を経験していたが，ダリのように
潰瘍には至らなかった. これはどうしてだろうか？ Dam 記者のインタ
ビュー記事に「トタン小屋」との記述がある[13]. この「トタン小屋」
について Röntgen は，「移動式暗室」と答えている. 亜鉛板で覆われた
電話ボックス程度の大きさの昼間でも真っ暗なこの「トタン小屋」に入
り，X 線の発生を操作するとともに，シアン化白金バリウム蛍光紙の
蛍光を輝度計で測定することで，第 1 報で報告している距離の逆二乗則
等の X 線の性質を確認したと考えられる.

透視用暗箱：X 線を照射
し CaWO₄ 蛍光紙に映る X
線像を，フードを通してリ
アルタイムで観察できる装
置.

　さらに第2報にある“X線の電離作用”の実験用に「トタン小屋」を，①入射窓を小さくする，②イオンの侵入や漏出を防ぐための気密化する，および③正面の亜鉛板の壁の上に鉛板を貼り2重に遮蔽する，等の改良している[13]．この改良が結果としてRöntgen自身のX線被ばくを最小限にし，長時間にも及ぶ実験を繰り返し行っても身体への急性影響も慢性影響も現れなかったと推察する．

　さらに，Röntgenはリュームコルフ感応コイルによって生じる強力な電磁波の及ぼす障害の可能性を懸念し，コイルを別の部屋に置き距離をとったとの記録もある[3]．

　このように科学者として“未知の線”の影響に対して考えられる対策を取っていたRöntgenであるが，自身の指の火傷はオゾンによるものと考えた[14]ようである．

　約130年前に発見されたX線の発生原理は，今も変わっておらず，「より短時間に，より正確に，より安定して，より安全に」X線診療が行えるように，装置メーカーはしのぎを削っている．X線装置の特徴を理解して，「より少ない線量で，より多くの情報を提供する」ために，本書が活用されることを願って止まない．

1.2　X線機器の歴史

　X線の発見以後，世界の多くの工学者や技術者がX線機器の開発に取り組み，医学者がX線機器を用いて医学的な画像効果を研究報告するなど，正に，医工連携によって機器が進歩してきた．

　現在のX線システムは，「X線発生装置」「X線機械装置」「X線映像装置」「X線画像処理装置」「その他関連機器」のようにJIS Z 4751-2-54：2025で分類されている（図4.1参照）．

　本節では，X線発生装置を中心に，高電圧発生装置，X線管，映像装置について，主に，日本での医療機器メーカーがどのように技術開発してきたか，年表から各機器の変遷の概略を説明する（表1.2）．

1.2.1　X線高電圧発生装置

　X線の発見当時は，蓄電池の電源と誘導コイル式の高電圧発生装置が使われていた．その後，蓄電器は直流発電や交流発電に転換し，電源設備から大きな出力が得られるようになり，X線高電圧発生装置に変

表 1.2　日本での医療機器メーカーによる X 線撮影機器の変遷

1920 年	島津製作所　全 X 線装置に東京電気製クーリッジ X 線管を搭載
1920 年	東京電気　整流管（ケノトロン商品名）を開発
1924 年	島津製作所　単相交流電気式（ケノトロン）半波整流式診断用 X 線装置製作
1925 年	コッホ＆シュテルツエル（独）　機械式整流の三相交流 X 線装置製作
1929 年	ブーワース（蘭）　回転陽極 X 線管ロータリックス開発
1929 年	島津製作所　単相交流全波整流式診断用 X 線装置製作
1931 年	東京電気　遮蔽式 X 線管製作
1933 年	東京電気　全波整流式防電撃 X 線装置製作
1935 年	東京電気　高圧印加方式コンデンサ式 X 線装置製作
1936 年	富士写真フィルム　国産 X 線フィルム製作
1937 年	東京電気　国産の回転陽極 X 線管製作
1952 年	日立製作所　固定陽極二重焦点 X 線管製作
1955 年	島津製作所　管電圧，管電流の前示直読型自動制御方式 X 線装置製作
1956 年	東芝　三極 X 線管開発
1959 年	東芝　国産のハンガー式 X レイフイルム自動現像機製作
1960 年	大阪レントゲン製作所　半導体（セレン整流）方式間接撮影用コンデンサ式 X 線装置製作
1961 年	島津製作所　三相交流診断用 X 線装置製作
1963 年	小西六写真工業　ローラー搬送式 X レイ自動現像機（7 分 30 秒処理）発売
1966 年	デュポン（米）　ローラー搬送式 X レイ自動現像機（3 分 30 秒処理）発売
1966 年	島津製作所　循環器専用 X 線高電圧装置製作
1967 年	富士写真フィルム　フィルムベース PET 化
1967 年	コダック（米）　自動現像機 X レイプロセッサー（90 秒処理）発売
1967 年	東芝　3 相 12 パルス循環器用 X 線装置製作
1968 年	東芝　循環器診断用シネパルス撮影 X 線装置製作
1971 年	島津製作所　軟部組織撮影用および拡大撮影用 0.1〜0.05 mm 極小焦点回転陽極 X 線管製作
1975 年	EMI 社（英）　頭部用 X 線 CT 装置東京女子医大設置
1976 年	東芝　オール半導体化 X 線装置製作
1978 年	島津製作所　乳房用モリブデンターゲット X 線管製作
1981 年	富士写真フィルム　コンピューテッドラジオグラフィー（FCR）開発
1981 年	日立メディコ　テトロード制御式三相 1300 mAX 線高電圧装置製作
1982 年	東芝　国産初のインバータ式高電圧発生装置製作
1982 年	東芝　マイクロ CPU 制御完全直流式 X 線高電圧装置製作
1982 年	島津製作所　40 万 HU 熱容量 X 線管製作
1991 年	コダック（米）　自動現像機（30 秒）発売
1991 年	島津製作所　高周波 30 kHz インバータ式 X 線高電圧装置製作
1993 年	東芝　モールドトランス式高電圧発生装置製作
1998 年	東芝　9 インチ角の動画対応直接変換平面検出器（FPD）発売
2001 年	島津製作所　CT 用 2MHUX 線管を製作

ケノトロン：整流管の商品名．（東京電気）

自己整流装置：X 線管が 2 極真空管であることを利用して X 線管自体で整流作用する．

圧器式が使われるようになった．1907 年には，変圧器式による高電圧装置と機械式全波整流方式の X 線装置が開発されている．1915 年に X 線用高電圧整流管が開発され，日本ではケノトロンとして製造されている．その後，直流の高電圧を安定して効率的に X 線管に印加できるエネルギーの供給源として，自己整流装置，単相交流の全波整流，三相 6 パルス全波形装置と，高出力で安定した制御が可能な装置へと技術開発

が進んでいった

1982 年にはインバータ式 X 線高電圧発生装置が製造され，X 線高電圧装置の半導体化や小型化が進み，X 線装置の構成・構造にとって大きな技術変革となった．現在は単相または三相交流電源によるインバータ式 X 線高電圧発生装置が主流になっている．

日本で開発されたコンデンサ式 X 線高電圧装置は，コンデンサに充電した電気量を三極 X 線管に印加するため，電源供給が不安定でも X 線撮影が行える．また波尾切断方式[20]によって短時間撮影制御を可能にする．さらに短時間撮影での X 線量を自動制御するフォトタイマが開発され，X 線の自動露出装置の基盤となった．しかし，専用の電源設備が不要で一般交流電源の使用が可能なコンデンサ式 X 線高電圧装置は，電源設備が縮小でき，高電圧変圧器が小型軽量で安定した高電圧出力と短時間撮影制御が可能な，インバータ式 X 線高電圧装置の普及に伴い現在は製造されなくなっている．

1927 年頃の X 線撮影室では，高電圧発生装置から引き出した高電圧ケーブルは露出状態のまま X 線管に接続されていたため，撮影時に患者に高圧線が接触するなどの感電事故や X 線傷害事故が発生していた．その後，1937 年の診断用エックス線装置取締規則，電気工作物規定の発令により高電圧ケーブルを防電撃，防 X 線形に改善することが義務付けられ，現在は，完全防電撃の高電圧ケーブルとなっている．

1.2.2　X 線管球から X 線管

X 線の発見により，1896 年，米国エジソン社（現在の General Electric Company）では，Tomson ガス X 線管球や，タングステン酸カルシウム蛍光乾板を開発して，Fluoroscope による X 線透視画像の観察が行われるようになった．その後，改良されたガス X 線管球が長らく製造・使用されている．

1913 年，クーリッジ X 線管が発明され，管電圧と管電流を別々に制御できるようになり現在の X 線管の原形になっている．1930 年ごろまではガス X 線管球とクーリッジ X 線管が併用され，その後，クーリッジ X 線管のみが製造されるようになり，X 線管球から X 線管に転換している．

1953 年頃からは，小焦点化や二重焦点化およびターゲット角度などが改良され，X 線画像の高鮮鋭化の画質向上に大きく寄与している．また，循環器系では，連続撮影に耐える高陽極熱容量の X 線管として，

三極 X 線管：陰極の前方に格子極を挿入し，この電圧制御で陰極からの熱電子流を制御することで X 線の発生を制御する．

フォトタイマ：被検体透過後の X 線量を蛍光量に変換し，更に光電子増倍管で電気信号にして制御する装置．

ガス X 線管球：球状ガラス内部にガスを封入し，陽極と対になる陰極（対陰極）があり，対陰極に 2 次電子を衝突させて X 線を発生させる．

クーリッジ X 線管（熱陰極型高真空 X 線管）：管内を高度の真空状態にし，陰極のタングステンフィラメントの加熱で発生する熱電子を直接陽極に衝突させて高出力の X 線を発生させる．

固定陽極 X 線管に代わり回転陽極 X 線管が開発されている．現在使用されている X 線管の陽極蓄積熱容量は，典型的なシステムでは，一般撮影で 200 kHU，X 線 TV や循環器系では 500 kHU〜，CT 装置では 5 MHU 程度の X 線管が使用されている．

X 線管の漏えい X 線の遮蔽については，1900 年頃までは X 線管球から放射される X 線の遮蔽はなく，患者は全身に照射を受けていた．1905 年頃になり，含鉛ガラスの鉢のような形状（グロッケ，鐘）[21] のカバーで利用線錐以外を遮蔽するようになり，1930 年頃まで使用されていた．その後，1960 年頃からは，放射口の設置と X 線多重絞りが開発され，負荷状態での X 線管容器の放射口（利用ビーム）以外の部分からの最大許容漏れ線量は，JISZ4701：1997 で規定されていた．

1.2.3 画像検出器と処理装置

X 線発見当初は，主にガラス乾板が使用されていた．その後，第一次世界大戦（1914〜1918）では，戦場で簡便に使えるフィルムへの移行が進み，1918 年硝酸セルロース両面乳剤 X 線フィルムが開発され，タングステン酸カルシウム増感紙で挟む方法の原型となった．

フィルム現像処理の自動化は，ハンガータイプとローラタイプが開発されている．ハンガータイプは，X 線フィルムを金属製ハンガーに掛け，現像，定着，水洗の各水槽に一定時間浸して暗室内で連続移動処理する自動制御[22] タイプである．続いて，1963 年に国産のローラ搬送式の X 線フィルム自動現像機（7 分 30 秒処理）が開発された．そしてフィルムベースを PET 化して強度を改善し，処理時間が 3 分 30 秒，90 秒，30 秒処理へと迅速化されていった．その後，増感紙/フィルムのアナログ撮影システムから IP を用いた CR，I.I.-DR，FPD などへのデジタル化が進み，現在は透視画像や撮影画像が自由に収集できる FPD を用いた画像処理技術が広く利用されている．

1.3 診療 X 線撮影機器の概要

1.3.1 一般 X 線撮影装置

現在の一般 X 線撮影装置は，X 線高電圧発生装置，X 線管，X 線管支持装置（天井式，床置き式），被検者撮影台（水平式，立位式）およびデジタル映像装置（FPD，CR）などで構成され骨系（**図 1.5**（a）），

HU（ヒート・ユニット）：X 線管の入力を表す単位で管電圧と管電流と時間と X 線管の入力高電圧別の係数の積で表される．

自動制御方法：継電器（リレー）のスイッチングによる自動制御．

PET：ポリエチレンテレフタレート素材．

CR：computed radiography，IP：imaging plate，DR：digital radiography，I.I.：image intensifier，FPD：flat panel detector（フラットパネルディテクタ），FPD には直接変換方式と間接変換方式がある．現在，乳房撮影では直接型が，その他の X 線撮影では間接型が使われている．

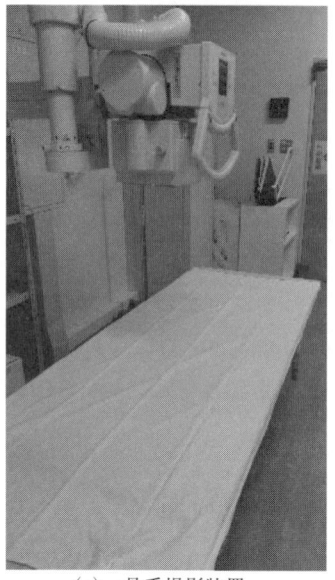 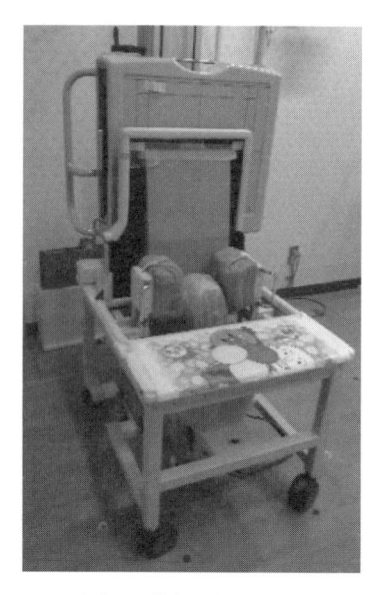

(a)　骨系撮影装置　　　　　　　　　　　(b)　乳幼児立位撮影装置

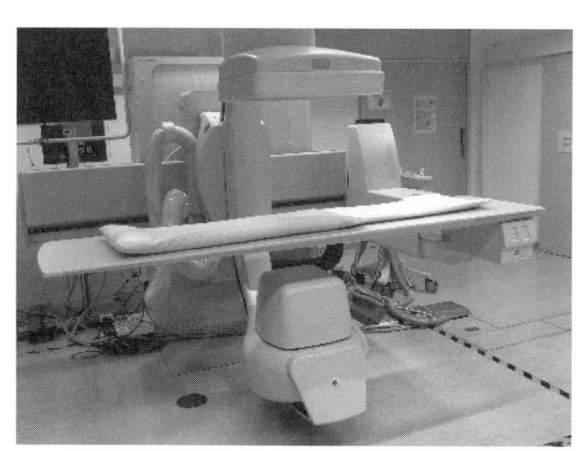

(c)　IVRC アーム X 線 TV 装置

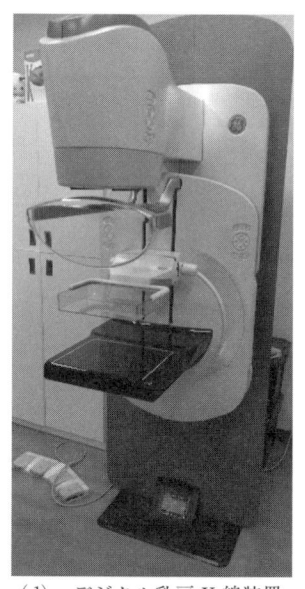

(d)　デジタル乳房 X 線装置

図1.5　種々の診断用 X 線撮影装置（大阪大学医学部附属病院提供）

呼吸器系，消化管系，乳幼児，歯，乳房などそれぞれの特殊性に適応した X 線撮影システムとなっている．

　図1.5（b）の乳幼児立位撮影装置は，短時間撮影が可能な X 線発生装置で，乳幼児専用の固定器具を使用して安全で確実な X 線撮影がで

きるように工夫がされている.

　胸部 X 線撮影では，デュアルエネルギーサブトラクションが撮影できる装置もあり，CR の IP を 2 枚重ねた 1 ショット方法や FPD を用いた 2 ショット方式が使用されている.

1.3.2　X 線 TV 装置

タングステン酸カルシウム蛍光板にピラミッド型のフードを付けた，Fluoroscope という名称の X 線像をリアルタイムに観察できる X 線透視装置が製作された. X 線透視法は，1910 年代の消化管造影剤の開発による消化管の撮影や第一次世界大戦（1914-18）の戦場で弾丸など異物の局在診断用などで利用価値が高まった. X 線透視の受光面の明るさの技術改善では，1933 年に硫化亜鉛カドミウムの蛍光板が開発され，1952 年には蛍光輝度増倍管（image intensifier：I.I.）が発売され高輝度画像が観察できるようになった. さらに 1961 年遠隔操作式 X 線 TV システムが開発され，医療従事者の被ばく低減に大きく貢献した.

　近年，X 線 TV 装置の検査対象が消化管造影検査から内視鏡検査や IVR へと大きく変遷し，従来の透視台のコンセプトが変化している. IVR では，患者に対して多くの医療スタッフが対応できることや，術者の被ばく低減などの理由から，C アーム型のアンダーテーブル X 線 TV 装置が開発され，FPD によるトモシンセシス機能も搭載されている装置もある（図 1.5（c）).

1.3.3　トモシンセシス X 線撮影装置

　FPD で歪みのないデジタル画像データが収集できるようになって，2000 年頃からデジタルトモシンセシス技術が本格的に実用化された. 任意の裁断面画像を得るデジタルトモシンセシスの画像再構成法には，X 線入射角度を変えながらパルス撮影された画像毎のシフト量を調整するシフト加算法（shift and add method）と，CT 画像再構成法のフィルタ逆投影法（FBP）を拡張した方法がある. FBP を拡張した方法は円弧軌道にも対応が可能であり，C アーム型透視撮影装置にも適応できる.

　現在，デジタルトモシンセシス機能は，骨系，胸部系などの一般 X 線撮影装置，歯科のパノラマ X 線撮影，乳房撮影装置，X 線透視装置などに搭載され，広く臨床に普及して来ている[23].

---

1 ショット方式：2 枚の CR の間に 0.5〜1.0 mmCu を入れ，1 回の照射で 2 枚の IP から異なるエネルギーの画像を取得する.

2 ショット方式：X 線管を高電圧と定電圧に設定して 2 回照射を行う.

Fluoroscopy：X 線透視を表す名称由来.

IVR：interventional radiology（画像下治療）

アンダーテーブル X 線 TV 透視装置：患者テーブルの下に X 線管が配置されている機構の X 線 TV 装置.

トモシンセシス（Tomosynthesis）：トモグラフィ（Tomography：断層撮影）とシンセシス（Synthesis：合成）からの造語.

フィルタ逆投影法：filtered back projection（FBP）

1.3.4 乳房 X 線撮影装置

1950〜60 年代初期の乳腺 X 線撮影装置は，一般撮影用のタングステン陽極の X 線管を転用し，低電圧でアルミニウムフィルタと工業用高コントラストフィルムを用いていたため，十分な画質の画像は得られていなかった.

1969 年，ターゲットの特性 X 線を有効利用するとともに，フィルタの K 吸収端を利用して特性 X 線よりも低エネルギー側と高エネルギー側の両方の X 線をろ過する，モリブデンターゲット/モリブデンフィルタ（Mo/Mo）を採用した乳房専用 X 線撮影装置が発表された.

1973 年には，片面乳剤，高鮮鋭度増感紙を組み合わせた乳腺撮影専用の増感紙/フィルム法が確立している. また，1978 年には，カーボンファイバ製の低グリッド比，低グリッド密度の Bucky 型移動グリッドで散乱線を除去して高鮮鋭な画質が得られるようになった.

2005 年には，乳腺濃度の高い若年者に対してデジタル法の優位性が得られ，デジタル乳房 X 線装置でのデジタルマンモグラフィが急速に普及した（図 1.5（d））. また，乳腺構造の中の腫瘤構造や微小石灰化の検出にデジタルブレストトモシンセシス（DBT）を用いた組織の重なりを低減する効果が報告されている.

1.3.5 IVR の X 線装置

IVR は，血管系や非血管系に対して，X 線透視装置や超音波診断装置を用いて画像ガイド下で治療する分野である（図 1.6）. そのため，対象患者に対して，多くの医療スタッフが同時に IVR 手技に直接的あるいは間接的に対応できる X 線装置の構造および機能が必要となる. また，X 線透視下では，患者と従事者の被ばく低減が必要となる. さらに IVR 中における画像確認のため，X 線 CT 装置や C アーム装置でのローテーションアンギオグラフィの三次元画像処理やリアルタイム表示などの機能が求められる. 図 1.7（a）に CT 血管造影 X 線装置を示す.

JIS 規格では，IVR 用 X 線装置―基礎安全及び基本性能[24] の序文には次のような記述がなされている.「IVR（インタベンショナルラジオロジーの手技，RADIOSCOPICALLY GUIDED INTERVENTIONAL-PROCEDURE）に用いられる X 線装置は，通常の X 線画像診断装置に比べて患者および操作者を，通常より高いレベルの照射にさらす可能性がある. その結果，患者の特定の領域に多くの X 線を照射させたとき

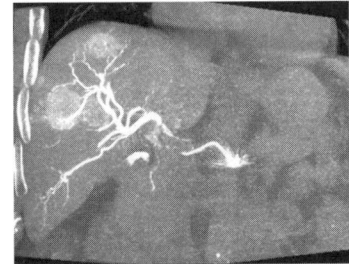
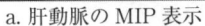
a. 肝動脈の MIP 表示

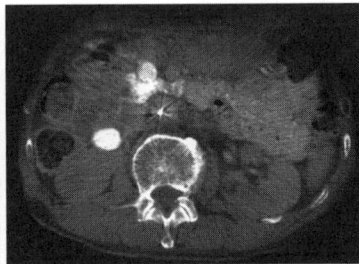
b. 腹部軟部組織の MPR 表示

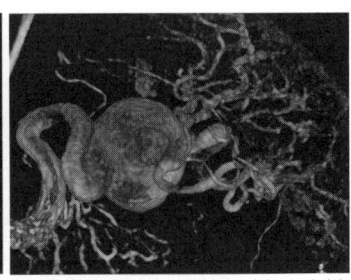
C. 内臓動脈瘤の VR 表示（脾動脈瘤）

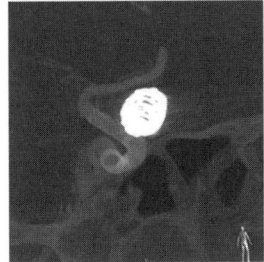
d. 頭蓋内留置ステントと
塞栓コイルの高解像度画像

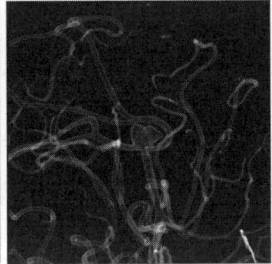
e. 脳動脈瘤の透過表示

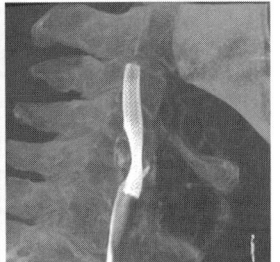
f. 頸動脈ステントの MIP 表示

図 1.6 IVR 三次元再構成画像（大阪大学医学部附属病院提供）

に確定的障害が発生する場合がある．また，特に患者への放射線がん（癌）などを誘発する確率的障害のリスクを高める場合もある．これらの健康への懸念は，操作者にも当てはまる．その他に，これらの装置には，重要な機能の損失を最小限の時間にする必要性がある．ここで扱う IVR は，次のような臨床分野において広く確立されているものである．

　— 侵襲的心臓疾患治療

　— X 線透視下で行う治療

　— X 線透視下で血管の中から行う，脳疾患に対する治療」

とある．

1.3.6　X 線 CT 装置

　1972 年に発明された X 線 CT 装置は，当初，撮影時間を早くするスキャン方式の技術革新が行われてきた．それにより，スキャン方式は，被検者のスキャン形式，照射 X 線形状，機構などにより第 1 世代から第 5 世代に分類されている．現在では，X 線 CT 装置のほとんどがヘリカルスキャン（らせん回転）とマルチデクタ（多列検出器）を組み合わせた rotate/rotate の第 3 世代装置となっている．

rotate/rotate：30〜40°の扇状ビームを出す X 線管と 500〜900 個の検出器が一体となって回転しながらスキャンする．

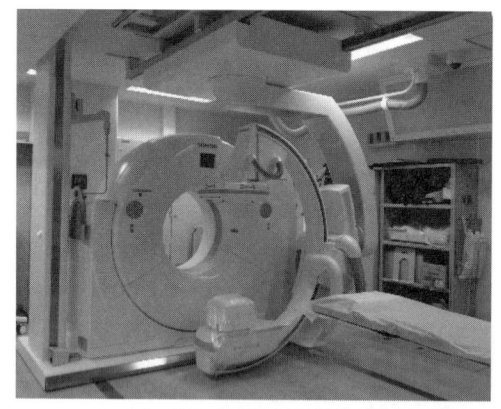
（a）　CT 血管造影 X 線装置

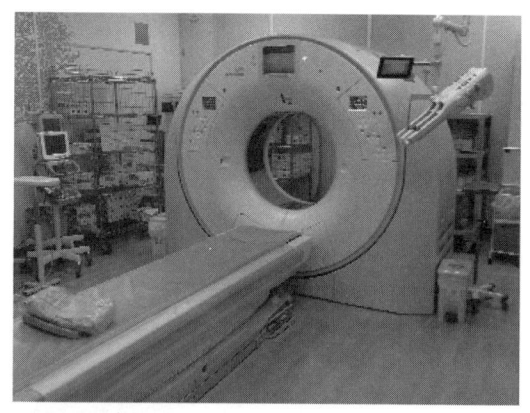
（b）　320 列 X 線 CT 装置

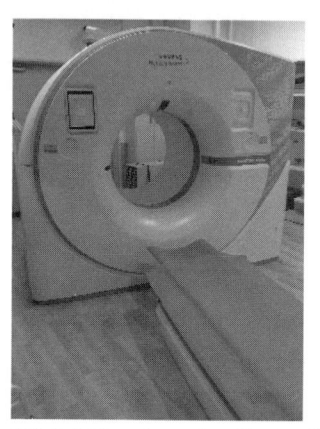
（c）　DS 方式デュアルエネルギーCT 装置

図 1.7　最新技術を搭載した種々の X 線 CT 装置
（大阪大学医学部附属病院提供）

　　X 線 CT 装置の技術の進歩は著しく，最近のシステムでは，最小回転時間 0.25 秒/回転で最大 320 列の検出器（検出素子幅：0.5 mm）の装置がある（図 1.7（b））．この装置では 1 回転の撮影で心臓全域（16 cm 幅）の画像収集が可能である．また，わずかな X 線吸収差の組織をより鮮明に検出するためにデュアルエネルギーで撮影できる X 線 CT 装置もある（図 1.7（c））．さらに，フォトンカウンティングディテクタ CT（PCD-CT）という検出器の新しい技術が開発されている．これまでの X 線→光→電気信号変換の検出器とは異なり，X 線光子を半導体検出器で直接電気信号に変換する．そのため，画像コントラストや空間分解能の向上，被ばく線量の低減，マルチエネルギー情報の取得が可能となり臨床応用への大きな期待が寄せられている．

〔参考文献〕

1) Röntgen WC：Über eine Neue Art von Strahlen. Vorläufige Mittheilung. Sitzungsberichte Physik-Med Gesellschaft, Würzburg, No.9, 132-141, 1895

2) 中崎昌雄：放射能発見における写真の役割（上）レントゲン線とベクレル線，中京大学教養論叢，37(1)，87-127，1996

3) McClure's Magazine, Vol.16, No5, April, 1896

4) 大場　覚：レントゲンのX線発見前後―ノーベル物理学賞受賞100周年に因んで―，日獨医報，47，226-250，2002

5) W. Robert Nitske（山崎岐男訳）：レントゲンの生涯，考古堂，p.2，1989，

6) 大場　覚：X線発見後間もないウィーンと日本の対応，日獨医報，48，4，568-586，2003

7) 玉木正男：RöntgenのX線に関する論文と最初に出版物に出たX線写真（特に人体病変のX線写真），健康文化，9，1-11，1994

8) 青柳泰司：レントゲンとX線の発見，恒星社厚生閣，p106-109，2000

9) W. Robert Nitske（山崎岐男訳）：レントゲンの生涯，考古堂，p92-93，1989

10) Röntgen WC：Über eine Art von Strahlen. Zweitc Mittheilung. Sitzungsberichte Physik-Med Gesellschaft, Würzburg, S. 1-9, 1896

11) Röntgen WC：Weitere Beobachtungen über die Eigenschaften der X-Strahlen, Sitzungsberichte der Königlich Preußischen Akademie der Wissenschaften zu Berlin, Erster Halbband, 576-592, 1897

12) W. Robert Nitske（山崎岐男訳）：レントゲンの生涯，考古堂，p106，1989

13) 森　雄兒：レントゲンのリスク意識（1），v6.07，サイエンスの森

14) ウィキペディア，放射線障害の歴史，〔注釈35〕

15) 森　洋久編集：レントゲン―新種の光線について，インターメディアテク博物館シリーズ〈6〉，東京大学総合研究博物館

16) F. L. ネーエル：レントゲン，東京天然社，1943

17) 瀬木嘉一：レントゲン先生の生涯，新聞月報社，1966

18) 山崎岐男：レントゲンの生涯，X線発見の栄光と影，富士書院，1986

19) 山崎岐男：孤高の科学者W. C. レントゲン，医療科学社，1995

20) 滝内政治郎，加藤弥次郎：診断X線装置取扱の実際，223-225，オーム社，1970

21) 青柳泰司：医療X線装置発達史，112，恒星社厚生閣，2001

22) 柳瀬敏幸，木村幾生，森川　進：レントゲンの取扱い方，236，裳華房，1970

23) 町田治彦：医用画像情報学会雑誌, Vol.30, No.4, 76-82, 医用画像情報学会, 2013

24) JIS Z 4751-2-43：2012 IVR 用 X 線装置—基礎安全及び基本性能, 日本規格協会, 2018.

2 診断用 X 線の物理

診療用 X 線システムの原理を理解するためには，その原理の基盤となる物理学や電気・電子工学に関する幅広い事前知識を必要とする．読者は既にこれらに関する基礎知識を修学していることを前提としているが，特に重要な X 線管の原理，X 線撮影の原理および被ばく線量の評価を理解するために必要な基礎的事項をこの章で復習する．具体的には，X 線の実体と発生原理，X 線管の動作特性を理解するための基礎事項，X 線と物質との相互作用過程および線量の測定に必要な基礎事項について整理する．

2.1 荷電粒子と静電界

2.1.1 粒子とは

放射線の分野では，離散的に 1 個，2 個，…と数えることができるものを粒子（particle）と呼ぶ．すべての物質は原子（atom）と呼ばれる粒子の集合体である．原子は原子核（nuclear）と電子（electron）と呼ばれる粒子で構成され，さらに原子核は陽子（proton）と中性子（neutron）と呼ばれる粒子で構成されている．電子，陽子および中性子は基本粒子（elementary particle）と呼ばれ，特殊な分野を除けば，これ以上分割できない粒子と考えてよい．

粒子の物理的性質は質量（mass）と電荷（charge）で決まる．電荷とは粒子が帯びている電気量（quantity of electricity）のことである．電気量の SI 単位には C（coulomb：クーロン）を用いる．電荷には正と負があるが，電荷の絶対値は必ず素電荷量（elementary charge, e）

の整数倍となる．$e = 1.602 \times 10^{-19}$ C である．

　電荷を有する粒子を荷電粒子（charged particles）という．電子は静止質量 $m_0 = 9.109 \times 10^{-31}$ kg，電荷 $-e = -1.602 \times 10^{-19}$ C の荷電粒子である．特殊相対性理論による質量とエネルギーの同等性より，電子の質量等価エネルギー（mass equivalent energy）は，$m_0 c^2 = 511$ keV となる．c は真空中の光速（$c = 2.998 \times 10^8$ m·s^{-1}）である．

2.1.2　静　電　界

　X 線管は電界を利用して電子を加速し，ターゲットに衝突させて X 線を発生させる．X 線管の原理を理解するためには，静電界に関する基礎知識が不可欠である．ここでは，X 線管の原理や動作特性を理解するために必要な静電界に関する基本的事項を整理しておく．

(1)　電　流

　電荷の流れを電流（current）という．導体のある断面を Δt 秒間に ΔQ [C] の電荷が通過するとき，電流 I を次式で定義する．

$$I = \frac{\Delta Q}{\Delta t} \tag{2.1}$$

導体のある断面を 1 秒間に 1 C の電荷が通過したとき，その電流を 1 A（ampere：アンペア）と定義する．1 A＝1 C·s^{-1} である．たとえば，ある導体の断面を 100 mA の直流の電流が流れているとき，1 秒当たりに約 6.3×10^{17} 個の自由電子がその断面を通過していることになる．

(2)　電界と電位（差）

　荷電粒子が電気的な力を受ける空間を電界（electric field）という．電界はベクトル量である．電界内のある点に ＋1C の電荷を置いたとき，その電荷が受ける力の大きさと向きを電界と定義する．ある点で Q [C] の電荷が受ける力の大きさが F [N] のとき，その点の電界の大きさ E [N·C^{-1}] は次式で与えられる．

$$E = \frac{F}{Q} \tag{2.2}$$

　電界内の単位電荷当たりの位置エネルギーを電位（electric potential）といい，電界内の 2 点間の電位の差を，電位差（electric potential difference）または電圧（voltage）という．電界内の 2 点間で 1 J の電荷を運ぶのに 1 J の仕事を必要とするとき，その 2 点間の電位差を 1 V（volt：ボルト）と定義する．J（joule：ジュール）は仕事の SI 単位で，1 V＝1 J·C^{-1} である．

(3) 電力（仕事率）

Δt 秒間に電荷 ΔQ [C] が電位差 V [V] の 2 点間を移動したとき，電界が電荷にした仕事（work）W [J] は

$$W = V\Delta Q \tag{2.3}$$

である．このとき，電界の毎秒当たりの仕事 P は次式で表される．

$$P = \frac{W}{\Delta t} = \frac{V\Delta Q}{\Delta t} = VI \tag{2.4}$$

P を仕事率（power）または電力（electric power）といい，SI 単位は W（watt：ワット）を用いる．$1\,\mathrm{W} = 1\,\mathrm{J \cdot s^{-1}}$ である．たとえば，100 mA の直流の電流が流れる導体の 2 点間で消費される電力が 1 W であるとき，その 2 点間の電位差は 10 V である．

(4) 荷電粒子の加速

電界が荷電粒子にした仕事 W は，その荷電粒子の運動エネルギー K に転換される．静止している電荷 q [C] の荷電粒子を電位差 V [V] で加速（acceleration）したとき，荷電粒子が得る運動エネルギー K [J] は次式で与えられる．

相対論的効果を考慮する必要がない場合（重荷電粒子など），

$$K = qV = \frac{1}{2}mv^2$$

が成り立つ，ただし，m と v は荷電粒子の静止質量と速度である．

$$K = W = qV \tag{2.5}$$

たとえば，電子 1 個を 1 kV の電位差で加速したとき，電子が得る運動エネルギーは，$K = 1.6 \times 10^{-19}\,\mathrm{C} \times 10^3\,\mathrm{V} = 1.6 \times 10^{-16}\,\mathrm{J}$ である．また，100 kV の電位差の中を 100 mA の電子ビームが 0.05 秒間だけ流れたとき，消費電力は 10 kW であり，この電子ビームが運んだ総エネルギーは 500 J である．

(5) エレクトロンボルト（eV）

放射線の分野ではエネルギー（仕事）の単位にエレクトロンボルト（electron volt；eV）を用いると便利である．1 eV は電子 1 個を 1 V の電位差で加速したとき，電子が得る運動エネルギーと定義されている．

たとえば，α 粒子（電荷 $+2e$）を 1 MV で加速したときの α 粒子の得る運動エネルギーは 2 MeV である．

電子の電荷の絶対値は素電荷 e に等しいから，式（2.5）より，$1\,\mathrm{eV} = 1.602 \times 10^{-19}\,\mathrm{J}$ で換算できる．たとえば，電子 1 個を 100 kV の電位差で加速したとき，電子が得る運動エネルギーは 100 keV である．

2.2 二極管の特性

一般的な X 線管は二極管（diode）と呼ばれる真空管（vacuum tube）である．図 2.1 に X 線管の模式図を示す．X 線管は，真空容器の中に，電子を発生させる陰極（cathode）と電子ビームを衝突させる陽極

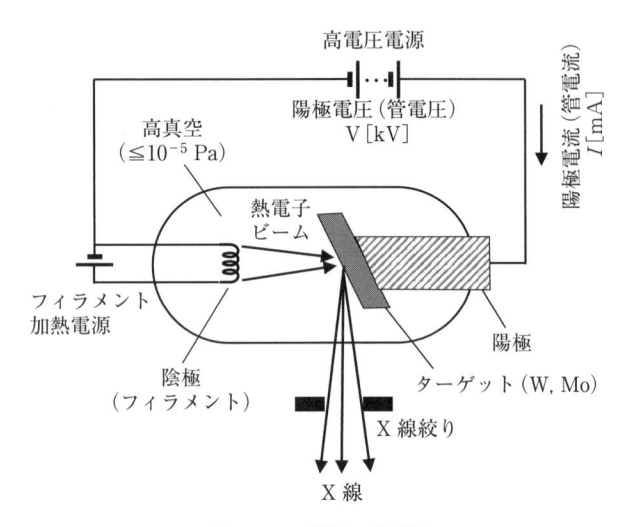

図2.1　X線管の模式図

（anode）が封入されている．陰極から放出された電子は電極間電圧で
加速されて陽極に衝突し，陽極からX線（X-ray）が発生する．陰極
と陽極（ターゲット）との間の電位差を陽極電圧（anode voltage,
plate voltage：管電圧），ターゲットに到達した電子ビームにより陽極
に流れる電流を陽極電流（anode current, plate current：管電流）と呼
ぶ．

　X線管でX線を発生させるためには，何らかの方法で電子を供給し
なければならない．金属からの電子放出には次の4つの方法がある．
① 熱電子放出，② 2次電子放出，③ 光電子放出，④ 電界放出
ここでは，現在の一般的なX線管の電子供給に用いられている熱電子
放出について説明する．

2.2.1　熱電子放出

　金属を加熱して温度を上昇させることにより，金属内部の自由電子を
空間に飛び出させる場合を熱電子放出（thermionic emission）といい，
飛び出した電子を熱電子（thermions）という．真空中で熱電子を放出
するためには，金属内の自由電子が金属表面の電位障壁（potential bar-
rier）を超える必要がある．電位障壁の高さを仕事関数（work funct-
ion）という．金属表面の電位障壁と仕事関数の概念を**図2.2**に示す．

　金属を絶対温度 T [K] に加熱したとき，単位時間に金属の表面から
放出される電子流 I_s は次式で表される[1]．

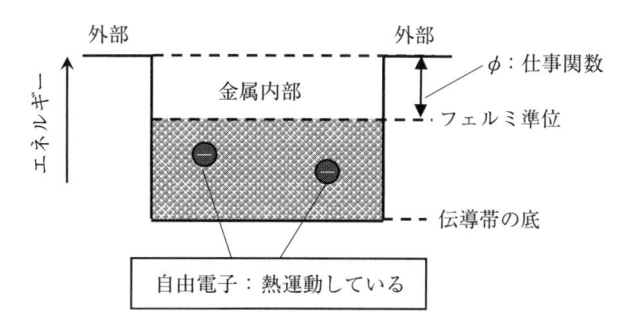

図2.2　金属の仕事関数とフェルミ準位

表2.1　主な金属の仕事関数と融点（文献 1））

金属	原子番号	仕事関数 [eV]	融点 [℃]
Mo	42	4.27	2 622
Rh	45	4.65	1 966
Ta	73	4.10	3 027
W	74	4.52	3 400
Pt	78	5.29	1 773

$$I_s = SA_0 T^2 \exp\left(-\frac{e\phi}{kT}\right) \tag{2.6}$$

ここで，ϕ は仕事関数 [eV]，k はボルツマン定数（Boltzmann constant；$k = 1.381 \times 10^{23}$ J·K^{-1}），S は電子放出の面積 [m^2] である．A_0 は熱電子放出定数（thermionic emission constant）と呼ばれ，純金属に対する理論値は $A_0 = 1.2 \times 10^6$ A·m^{-2}·K^{-2} である．この式は Richardson–Dushman の式と呼ばれる．I_s を飽和電流（saturation current）といい，その金属からその温度で取り出せる最大の電流を表している．式（2.6）から明らかなように，I_s は陽極電圧には関係せず一定の値をとる．また，陰極の温度が高いほど，陰極材料の仕事関数が小さいほど I_s は大きくなるが，動作温度を高くするためには，その金属の融点が高くなければならない．**表2.1** に代表的な金属の仕事関数と融点を示す．一般的な X 線管のフィラメント（陰極）材料には融点が高く，仕事関数が比較的小さいタングステンを用いている．

2.2.2　空間電荷効果

二極管の電圧-電流特性を**図2.3** に示す．二極管の陽極電流 I_p は陽極電圧 V_p の増加に伴い，はじめのうちは急速に増加するが，V_p がある値

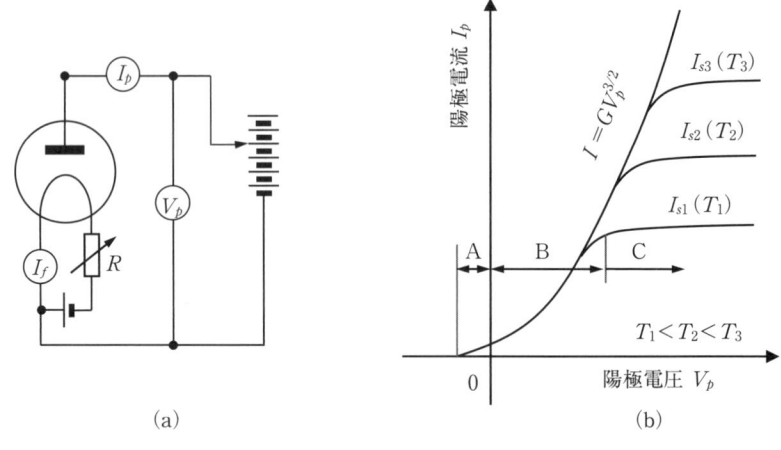

(a)　　　　　　　　　　　　　　　　　(b)

図2.3　(a) 二極管の電圧-電流特性の測定回路　(b) 二極管の電流-電圧特性（文献9））
領域Aを初速度領域，領域Bを空間電荷制限領域，領域Cを温度制限領域という．
Gは電極の幾何学的形状と寸法で決まる定数で，パービアンス（perveance）という．

実際は温度制限領域であっ
ても，陽極電流はわずかな
傾斜を示す．これは，陽極
電圧が上昇するにつれ，
ショットキー効果と呼ばれ
る電界放出による電子流が
増加するためである．

を超えると V_p に関係なくほぼ一定の飽和値を示す．I_p が飽和を示す領
域（図2.3のCの領域）を温度制限領域（temperature limited area）
といい，この電流を飽和電流（式 (2.6)）という．飽和電流は陰極の材
質，面積および温度で決まり，陽極電圧には概ね関係しない．

　これに対して，I_p が V_p とともに変化する領域（図2.3のBの領域）
では，陽極電流は陰極温度に無関係である．この理由は，陰極から放出
された多数の電子が陰極前面付近の空間に滞留するため，空間の電位を
低下させ，これが陰極からの熱電子放射を抑制するからである．この滞
留した電子群を空間電荷（space charge）といい，このときの陽極電流
を空間電荷制限電流（space charge limited current）という．この領域
（空間電荷制限領域という）では空間電荷の抑制作用により，陰極温度
を上げても陰極からの電子放射量は変化せず一定となる．

　空間電荷制限領域（space charge limited area）における陽極電流密
度 I_p は次の Child-Langmuir の式で表される[1]．

式 (2.7) を Langmuir-
Child の式と表記している
文献もある．式 (2.7) の
誘導に関しては，陰極は十
分な電子放出能力をもって
いることと，電子の初速度
は0であることの仮定が
入っている．定数 K の値
は，平行平面電極の場合，
$2.33 \times 10^{-2} A \cdot m^{-2}$ である[1]．

$$I_p = K \frac{V_p^{\frac{3}{2}}}{d^2} \tag{2.7}$$

ここで，V_p は陽極電圧，d は陽極-陰極間距離，K は電極構造で決ま
る陰極温度に無関係な定数である．この式によれば，空間電荷制限電流
は陽極電圧の3/2乗に比例し，電極間距離の2乗に反比例することにな
り，陰極の温度や材質には無関係である．この関係を3/2乗則

（three-halves power law）と呼んでおり，これがX線管の特性の基礎となるきわめて重要な法則である．

2.3 光の性質

2.3.1 電磁波

光の実体は電磁波（electromagnetic wave）である．電磁波は，マクスウェル（Maxwell）の理論から導かれたように，電場と磁場が進行方向と垂直方向に規則的に振動しながら空間を伝播する横波である（図2.4）．空間を伝わる波動の1周期分の長さを波長（wavelength），1秒当たりの振動の回数を振動数（frequency）という．光の真空中の光速 c [m·s^{-1}] と波長 λ [m] は次の関係で結ばれる．

$$c = \nu \cdot \lambda \tag{2.8}$$

ここで，ν は振動数 [s^{-1}]，c は真空中の光速（$c = 2.998 \times 10^8$ m·s^{-1}）である．つまり，電磁波の真空中の伝播速度は，波長や振動数には関係しない定数である．振動数のSI単位にはHz（hertz：ヘルツ）を用いる．1 Hz＝1 s^{-1} である．たとえば，波長が500 nmの青色光の振動数は600 THz（テラヘルツ）である．

電磁波は，波長によって用途が異なり，**図2.5**に示すように波長が長い方から，電波，マイクロ波，遠赤外光，赤外光，可視光，紫外光，X線・γ線と波長帯に応じて名称が区分されている．我々の目に見える可視光（visible light）の波長帯は，800 nm（赤）から400 nm（紫）の範囲である．現在の医療機器には，電波からX・γ線に至るまで，実に広範囲の電磁波が多用途に利用されている．

照明学会では，色に関する場合の可視光の波長範囲を380 nm〜780 nm と規定している[11]．

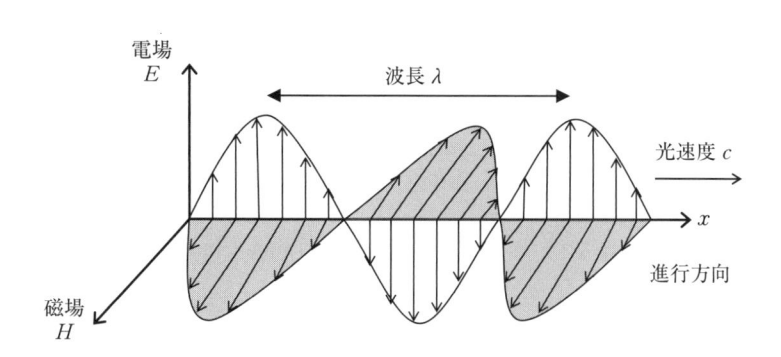

図2.4　電磁波の伝播

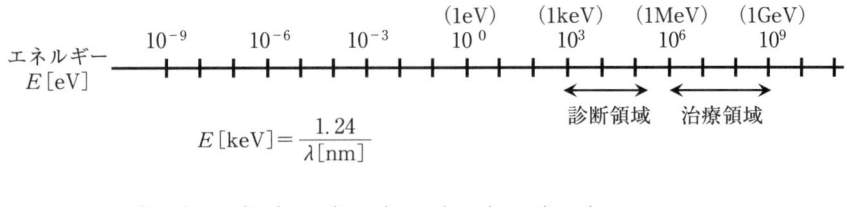

$$E[\mathrm{keV}] = \frac{1.24}{\lambda[\mathrm{nm}]}$$

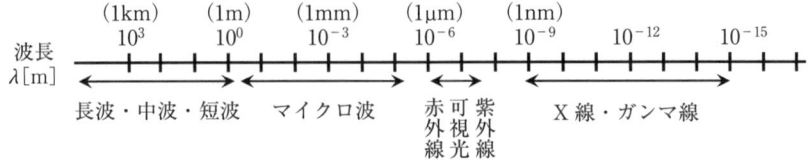

図 2.5　光子の波長・振動数・エネルギーと名称

2.3.2　光　　　子

　光は波動性と粒子性の二面性を有する. 紫外光より波長が長い光は波としての性質が前面に表れ, 回折性や干渉性と呼ばれる波動共通の物理特性をもっている. また光は横波 (transverse waves) であり, 偏光性を示す. 一方で, X 線や γ 線などの波長が短い電磁波は波動性より粒子性としての性質が特に強く表れる. 光を粒子として扱うとき, 光子 (photon) と呼ぶ. X 線・γ 線は光子としての挙動を示す.

　光子は静止質量 0, 電荷 0 の粒子として振る舞い, 1 個, 2 個, …とその個数を数えることができる. 波長 λ, 振動数 ν の光子 1 個のエネルギー $E[\mathrm{J}]$ と運動量 $p[\mathrm{N\cdot s}]$ は, それぞれ

$$E = h\nu = \frac{hc}{\lambda} \tag{2.9}$$

$$p = \frac{h}{\lambda} = \frac{h\nu}{c} \tag{2.10}$$

で表される. ここで, h はプランク定数 (Planck constant; $h = 6.626 \times 10^{-34}\,\mathrm{J\cdot s}$) である. たとえば, 波長が 1 pm の光子 1 個のエネルギーは $E = 1.2\,\mathrm{MeV}$, 運動量は $p = 6.6 \times 10^{-22}\,\mathrm{N\cdot s}$ である.

2.3.3　電離放射線

たとえば, 荷電粒子や光子が軌道電子に衝突すると, 軌道電子にエネルギーの一部またはすべてが転移され, 軌道電子は原子の束縛から解放されて, 自由空間に飛び出していく.

　ICRU (International Commission on Radiological Units and Measurements) は電離放射線 (ionizing radiation) を, 「直接または間接的に空気を電離する能力を有する電磁波または粒子線」と定義している[2]. 電離 (ionization) とは, 原子に束縛されている軌道電子が原子外から何

らかのエネルギーを受けて，電子軌道からはじき出される現象をいう．電離を受けた原子はエネルギーの高い状態となる．物質は原子の集合体であるから，放射線が物質を電離するということは，放射線が物質（原子）にエネルギーを付与するということと同義である．

　荷電粒子線（charged particle）は電荷を有するので，物質中で飛跡に沿って電離を繰り返しながら進むことで，物質にエネルギーを付与する．このような放射線を直接電離放射線（direct ionizing radiation）という．一方で，X線の実体は光子である．光子は電荷を有しないので，直接物質を電離しながら進むことができない．光子から物質へのエネルギー付与は次のようにして行われる．光子は，物質原子との相互作用により発動する電子（二次電子；secondary electron）に自らのエネルギーの一部またはすべてを転移する．その結果，運動エネルギーを得た二次電子が物質を電離しながら進むことで，物質にエネルギーが付与される．このように，非荷電粒子が二次荷電粒子にエネルギーを転移することで間接的に物質にエネルギーを付与する電離放射線を間接電離放射線（indirect ionizing radiation）という．

2.4　X線の発生

2.4.1　制動放射

　高速に加速した電子を金属に衝突させると，金属原子からX線が放射される．この現象は1895年にW. C. Röntgen博士によって発見された．荷電粒子は加速運動をすると，その加速度の大きさの2乗に比例した強さの電磁波を放出する．高速の荷電粒子が，原子核の近傍で電界による制動を受けて電磁波を放出する現象を制動放射（bremsstrahlung）といい，放出される光子を制動X線（bremsstrahlung X-ray）と呼ぶ．これ以後は簡単のために加速する荷電粒子を電子に限定する．

　図2.6に制動放射の原理を示す．金属に入射した電子の運動エネルギーが同じでも，原子核と電子の通過位置との距離（衝突径数；impact parameter）の違いにより制動の程度が異なるため，制動X線のエネルギー分布は連続スペクトル（polychromatic X-ray：多色X線）を示す．ただし，発生する光子の最大エネルギーは制動を受ける前の電子の運動エネルギーに等しく，これより大きなエネルギーの光子が放出され

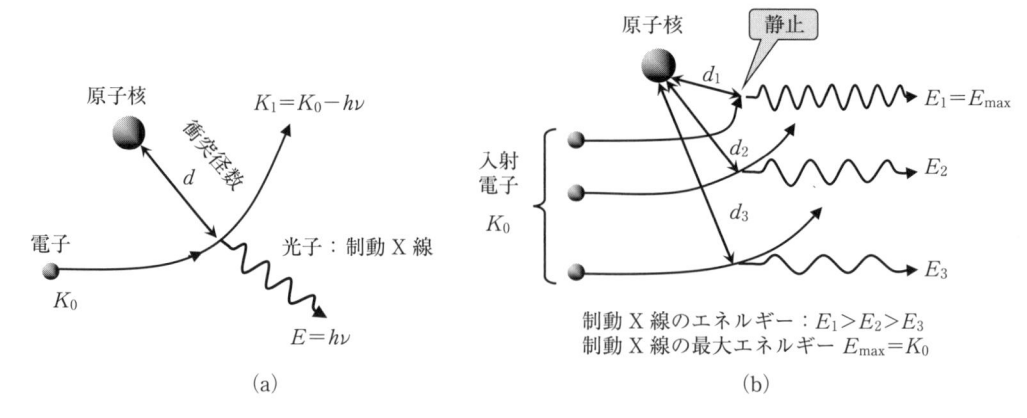

図2.6　(a) 制動X線の発生原理　(b) 運動エネルギー K_0 の電子による制動X線の
エネルギー(E)と衝突径数(d)の関係　($d_1 < d_2 < d_3$)

ることはない．すなわち，発生する制動X線のエネルギー $h\nu$ と電子の
加速電圧 V との間には，次の不等式が成立する．

$$h\nu \leq K_0 = eV, \quad h\nu_{max} = eV \tag{2.11}$$

ここで，K_0 は加速電子の運動エネルギーである．制動放射の場合，発
生するX線の最大振動数 ν_{max} は電子の加速電圧だけで決定される．つ
まり，X線管の場合（図2.1参照），発生X線の最大エネルギーは管電
圧だけで決まり，ターゲットの材質（元素組成，密度）や管電流には一
切関係しない．このことをデュエン・フントの法則（Duane-Hunt's
law）という．たとえば，管電圧が100kVの定電圧で加速された電子
ビームのエネルギーは100keVであるから，この電子ビームが放出可
能な制動X線の最大エネルギーは100keVである．

2.4.2　制動X線のスペクトル

粒子のエネルギーごとの頻度分布を表したものをスペクトル
（spectrum）という．スペクトルの表示には，粒子の個数分布を表して
いるスペクトル（粒子フルエンススペクトル）と，強度（個数×エネ
ルギー）分布を表したスペクトルがあることに注意する．

制動X線の単位時間当たりの放射エネルギーをX線強度（X-ray
intensity）という．Kramars は，非常に薄いターゲット層内で発生す
るX線の強度分布は均一分布を示すと考え，薄いターゲット層を積み
重ねることにより，電子1個当たりが発生するX線の強度スペクトル
$I(E)$ が次式で与えられることを理論的に示した[3]．この考え方を**図2.7**
に示す．

立体角 $d\Omega$ 内の粒子のエネ
ルギーフルエンス率が $d\dot{\Phi}$
であるとき，

$$\dot{\Phi}_\Omega = \frac{d\dot{\Phi}}{d\Omega} [\text{J} \cdot \text{m}^2 \cdot \text{s}^{-1} \cdot \text{sr}^{-1}]$$

をエネルギーラジアンスと
いう．ここでのX線強度
はエネルギーラジアンスと
同義である．

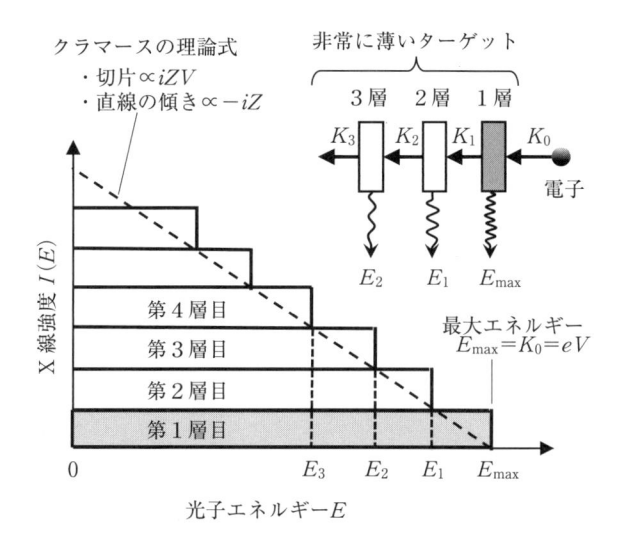

図2.7 薄層ターゲットの重ね合わせによるX線強度スペクトルの理論式の説明図（文献3））

薄層のX線強度は均一な矩形分布を示す．破線は式（2.12）を示している．破線の三角形の底辺は管電圧 V に比例し，高さは管電流(i)×管電圧(V)×原子番号(Z) に比例する．

$$I(E)=CZ(E_{max}-E) \tag{2.12}$$

ここで，Z はターゲットの原子番号，E は発生X線のエネルギー，E_{max} は発生X線の最大エネルギー，C は比例定数である．発生X線の最大エネルギー E_{max} は管電圧 V に比例し，発生光子数はターゲットに衝突した電子の個数，すなわち管電流 i に比例するから，毎秒当たりの制動X線の全放射エネルギー（X線強度）I_{tot} は式（2.12）を E について積分して最終的に

$$I_{tot}=kiV^2Z \tag{2.13}$$

式（2.13）の i を熱電子流密度 J [A·m^{-2}] で置き換えると，全X線強度 I_{tot} はエネルギーフルエンス率 $\dot{\phi}$ [J·m^{-2}·s^{-1}] となる．

と与えられる．ただし，管電圧を V として，$E_{max}=eV$ の関係を用いた．k は比例定数であり，一般的なX線管ではおよそ 10^{-9} V^{-1} 程度の値となる．たとえば，比例定数 $k=1.0\times10^{-9}$ V^{-1} とすると，陽極がタングステン（$Z=74$）のX線管で管電圧 80 kV，管電流 200 mA でX線を発生させたとき，発生X線強度はおよそ 95 W となる．

　図2.8に管電圧 60 kV と 100 kV で発生させたX線の強度スペクトルを示す．破線は式（2.12）の直線 $I(E)$ を表している．破線の三角形の底辺の長さは管電圧 V に比例し，高さ（縦軸の切片）は管電流，管電圧および陽極材質の原子番号の積 iVZ に比例している．破線の三角形の面積が式（2.13）の全X線強度を表している．実際のX線管の場合，陽極から放射されたX線はX線管の放射口を出るまでの間に介在

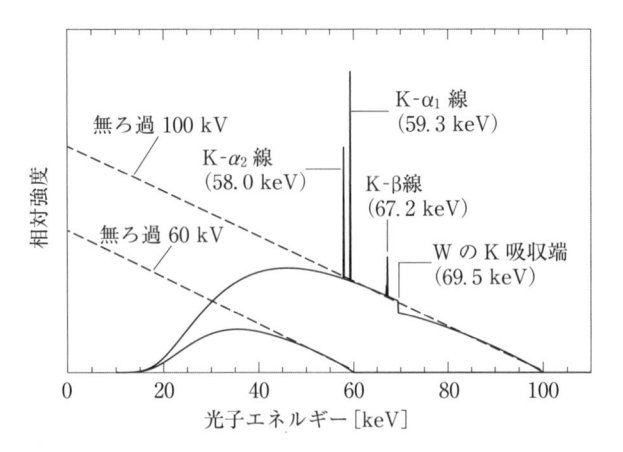

図 2.8　X 線管から放射される X 線強度のスペクトル例（文献 10））
（ターゲット材質：100% W，固有ろ過：2.0 mmAl）

する物質との光電効果（後述）により，低エネルギー成分がかなり吸収
される．これを X 線管の固有ろ過（inherent filtration）といい，X 線
放射口から取り出した X 線の強度スペクトルは，図 2.8 の実線で示す
ようななだらかな凸型の分布となる．

2.4.3　X 線発生効率

　X 線を発生させるために陽極に加える電力を陽極入力（anode input
power）という．陽極入力は電子ビームを陽極に流すために消費され
る．陽極入力に対する発生 X 線強度（式（2.13））の比を X 線の発生
効率（efficiency in X-ray generation）η といい，次式で表される．

$$\eta = \frac{kV^2iZ}{Vi} = kVZ \tag{2.14}$$

この式は，X 線の発生効率はターゲット材質と管電圧の積に比例し，
管電流には関係しないことを示している．一般的な診断用 X 線装置に
用いられる X 線管の陽極材質にはタングステン（$Z=74$）が用いられて
おり，管電圧 40 kV〜150 kV の範囲で X 線撮影を行う．この場合，管
電圧が 140 kV の場合であっても，入力した電力に対する X 線発生効率
は，$\eta \fallingdotseq 1.0\%$ にすぎない．電子ビームエネルギーのうち，残りの 99%
は陽極原子の電離・励起に消費され（衝突損失：collision loss という），
最終的には陽極材料の温度上昇へと帰する．そのため，X 線管のター
ゲットには大きな熱負荷（heat load）がかかることになることから，X
線管にはターゲットの熱損傷を防ぐためのさまざまな冷却機構が備わっ

ている.

2.4.4　特性 X 線とオージェ電子

　原子の最もエネルギーの低い定常状態を基底状態（ground state）という. 基底状態にある原子の内殻軌道電子が外から何らかのエネルギー（荷電粒子や光との軌道電子との衝突など）を受け取って電離すると，内殻の軌道が空席になる. 内殻軌道が空席になると，その原子は励起状態（excited state）と呼ばれるエネルギー準位の高い状態になる. 励起状態の原子はエネルギー的に不安定で，外殻の軌道電子が空席となった内殻に遷移（transition）することで，すぐに基底状態に戻る. このとき，遷移前後の軌道のエネルギー準位差が，光子の放出または外殻軌道電子の放出のどちらかのエネルギーに転換される.

　励起状態にある原子の外殻軌道電子が内殻の軌道に遷移するとき放出される光子を特性 X 線（characteristic x-ray）という. 特性 X 線の発生原理を**図 2.9** に示す. 軌道電子のエネルギー準位は量子化（quantization）されているので，特性 X 線はその元素に固有の線スペクトル（monochromatic X-ray：単色 X 線）を示す. 特性 X 線の名称は遷移前後の軌道に対応しており，たとえば，L 殻から K 殻への遷移で放出される特性 X 線は K_α 線，M 殻から K 殻への遷移で放出される特性 X 線は K_β 線と命名している.

　図 2.10 に $_{74}W$ の軌道電子のエネルギー準位図を示す. L 殻は副殻の L_1，L_2，L_3 の 3 つの微細構造のエネルギー準位があるが，L_1 から K への遷移は禁止遷移（forbidden transition）と呼ばれ，特性 X 線は放出されない. K_α 線については，L_3 から K への遷移を $K_{\alpha 1}$ 線，L_2 から K への遷移を $K_{\alpha 2}$ 線と呼んでいる. W 原子の K 殻と L 殻（L_3）のエネ

> Bohr の水素原子類似模型によれば，原子番号 Z，主量子数 $n(n=1, 2, \cdots, \infty)$ の軌道（殻）のエネルギー準位 E_n は，近似的に
> $$E_n[\text{eV}] = -13.6\frac{Z^2}{n^2}$$
> で与えられる. $n=1$，$n=2$，$n=3$ に対応するそれぞれの軌道（殻）を K 殻，L 殻および M 殻という.

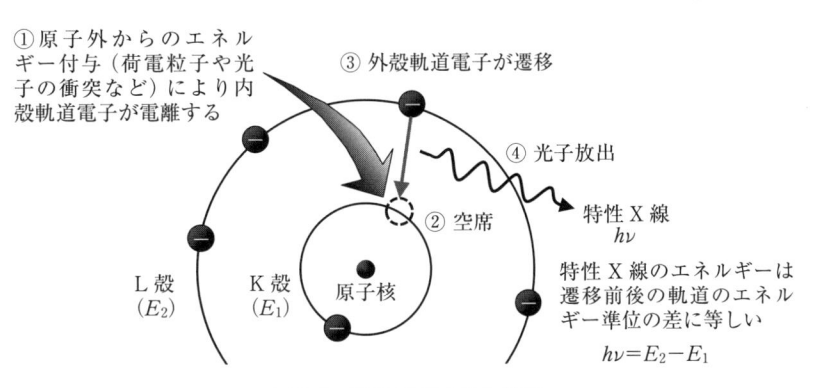

図 2.9　特性 X 線の発生原理

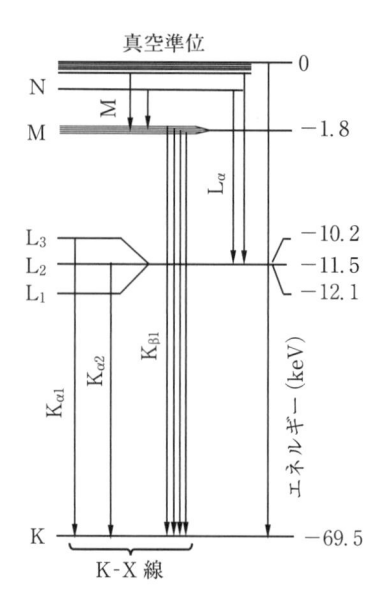

図2.10　タングステン原子（Z=74）のエネルギー準位と発生する特性X線

表2.2　主な元素の軌道電子の結合エネルギー（吸収端エネルギー）と特性X線エネルギー（文献4））

原子番号	元素名	K 系列 [keV]				L 系列 [keV]	
		K	$K_{\beta 1}$ X線	$K_{\alpha 1}$ X線	$K_{\alpha 2}$ X線	L_3	$L_{\alpha 1}$ X線
13	Al	1.5596	1.554	1.487	1.486	0.0727	
42	Mo	19.9995	19.607	17.479	17.374	2.5202	2.293
45	Rh	23.2199	22.724	20.216	20.074	3.0038	2.697
53	I	33.1694	32.295	28.612	28.317	4.5571	3.938
56	Ba	37.4406	36.378	32.194	31.817	5.2470	4.466
74	W	69.5250	67.244	59.318	57.981	10.2068	8.398
82	Pb	88.0045	84.938	74.969	72.805	13.0352	10.551

ルギー準位はそれぞれ，−69.5 keV と −10.2 keV である[4]．たとえば，W 原子の K 殻が空席になって，L_3 の軌道電子が K 殻に遷移した場合，−10.2−(−69.5)＝59.3 keV の $K_{\alpha 1}$ 線が観測される．**表2.2**に主な元素の軌道電子の結合エネルギー（吸収端エネルギー）と特性X線エネルギーの一覧を示す[4]．

　実際のX線管では，図2.8に示すようにターゲットから制動X線と特性X線が重なって放出される．この特性X線は，加速された電子ビームがタングステン原子の内殻軌道電子に衝突してその軌道電子を電離させ，内殻に空席が生じるために発生する．

　励起状態の原子が特性X線を放出せずに，遷移前後のエネルギー差を外殻軌道電子に直接与えて，そのエネルギーを受け取った軌道電子が

ただし，特性X線の発生は，管電圧がターゲット元素の吸収端エネルギーより大きい場合に限る．

電離する現象をオージェ効果（Auger effect）といい，電離した電子を
オージェ電子（Auger electron）という．前述の W 原子の例で 59.3
keV の特性 X 線が放出されずに，このエネルギーを L_3 電子が受け取っ
て電離した場合，$59.3-10.2=49.1$ keV のオージェ電子が観測される．
オージェ電子のエネルギー分布も特性 X 線と同様の理由で，その元素
に固有の線スペクトルを示す．

2.5 光子と物質の相互作用

2.5.1 相互作用の種類

X 線と物質との相互作用は，散乱過程と吸収過程に分けられる．散
乱過程には，干渉性散乱（coherent scattering）とコンプトン散乱
（Compton scattering）がある．吸収過程には，光電効果（photo-
electric effect），電子対生成（electron-pair production），光核反応
（photonuclear reaction）の 3 タイプがある．電子対生成と光核反応は，
診断用 X 線のエネルギー範囲では考慮する必要がないため，本書では
扱わない．

光子と物質原子との相互作用により，光子のエネルギーの全部または
一部を受け取って発動する電子を二次電子（secondary electron）とい
う．X 線撮影における被ばくの影響を考える上で，これらの相互作用
により発動した二次電子（直接電離放射線）の初期運動エネルギーを知
ることが重要である．X 線による人体組織の生物学的損傷は，この二
次電子による組織分子の電離・励起という物理的過程が起点となる．や
がて，この電離・励起により組織分子が吸収したエネルギーが，時間を
経て化学的過程および生物学的過程へと進展していくことで生物学的損
傷が顕在化することになる．

（1） 干渉性散乱（コヒーレント散乱）

干渉性散乱（コヒーレント散乱）は，光子による軌道電子を主対象と
した相互作用であり，散乱前後で光子のエネルギー（波長）は変化しな
い．すなわち二次電子は発生しないため，干渉性散乱により物質が直接
エネルギーを吸収することはない．また，医療用 X 線のエネルギー範
囲では散乱の確率は低く，散乱角度も比較的小さいため，診断用の X
線ビームを取り扱う場合には，通常，コヒーレント散乱は無視して考え
てよい．

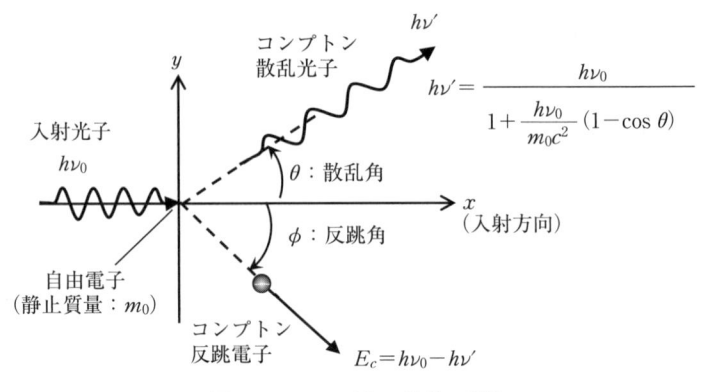

図 2.11　コンプトン散乱の現象

(2)　コンプトン散乱

コンプトン散乱は，光子が自由電子あるいは比較的結合の緩い軌道電子と衝突する現象である．入射光子は，エネルギーの一部を電子の運動エネルギーに転移し，自らは進行方向を変えて散乱していく．散乱した光子を散乱光子（scattered photons），エネルギーを付与されて発動した二次電子をコンプトン反跳電子（Compton recoil electron）（以下，反跳電子という）という．コンプトン散乱の現象を**図 2.11** に示す．図より，エネルギー $h\nu_0$ の光子が散乱角 θ（$0 < \theta \leq 180^\circ$）でコンプトン散乱したとき，散乱光子のエネルギー $h\nu'$ は次式で表される[12]．

$$h\nu' = \frac{h\nu_0}{1 + \dfrac{h\nu_0}{m_0 c^2}(1 - \cos\theta)} \tag{2.15}$$

$m_0 c^2$ は電子の質量等価エネルギー（$m_0 c^2 = 511\,\text{keV}$）である．エネルギー保存則から，反跳電子の運動エネルギー E_c は，入射光子と散乱光子とのエネルギー差

$$E_c = h\nu_0 - h\nu' \tag{2.16}$$

に等しい．たとえば，エネルギー $100\,\text{keV}$ の光子が散乱角 90° でコンプトン散乱した場合，散乱光子と反跳電子の運動エネルギーはそれぞれ $83.6\,\text{keV}$ と $16.4\,\text{keV}$ となる．

散乱角 θ は 0 から 180° の連続した値をとるので，散乱光子と反跳電子の運動エネルギー分布は，ともに連続スペクトルとなる．また，式（2.15）より，散乱角 $\theta = 180^\circ$ のとき，散乱光子のエネルギーは最小となり，反跳電子の運動エネルギーは最大となる．反跳電子の最大エネルギー $E_{c,\text{max}}$ をコンプトン端エネルギー（Compton edge energy）とい

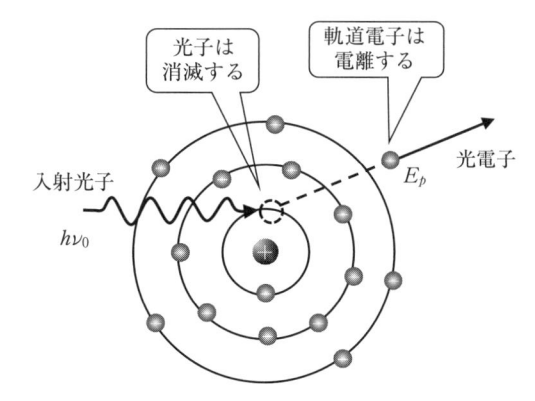

図2.12 光電効果の現象

う．たとえば，100 keV 光子に対する散乱光子の最小エネルギーは 71.9 keV，コンプトン端エネルギーは 28.1 keV である．

（3） 光電効果

光電効果は，入射光子が内殻軌道電子に全エネルギーを与え，軌道電子が電離して光子自身は消滅する現象である．エネルギーを付与されて電離した電子を光電子（photoelectron）という．入射光子のエネルギーから軌道電子の結合エネルギーを差し引いた残りのエネルギーが，光電子の運動エネルギーに転移される．したがって，入射光子のエネルギーが軌道電子の結合エネルギーより小さい場合には，その軌道電子に対する光電効果が生起することはない．光電効果の現象を**図2.12**に示す．

軌道電子の結合エネルギー ε_n を X 線物理学の分野では吸収端エネルギー（critical absorption energy）という．エネルギー $h\nu_0$ の入射光子が放出する光電子の運動エネルギー E_p は，$h\nu_0$ と ε_n の差に等しい．

$$E_p = h\nu_0 - \varepsilon_n \tag{2.17}$$

ただし，ε_n は主量子数（principal quantum number）n $(n=1, 2, \cdots)$ の電子軌道にある軌道電子の結合エネルギーである．$n=1$ は K 殻，$n=2$ は L 殻を指す．たとえば，エネルギー 60 keV の光子がヨウ素原子（$Z=53$）の K 殻軌道電子（K 吸収端エネルギー 33.2 keV）に対して光電効果を起こすとき，放出される光電子の運動エネルギーは 26.8 keV である．また，エネルギーが 33.2 keV より小さな光子はヨウ素の K 軌道電子と光電効果を起こすことはない．

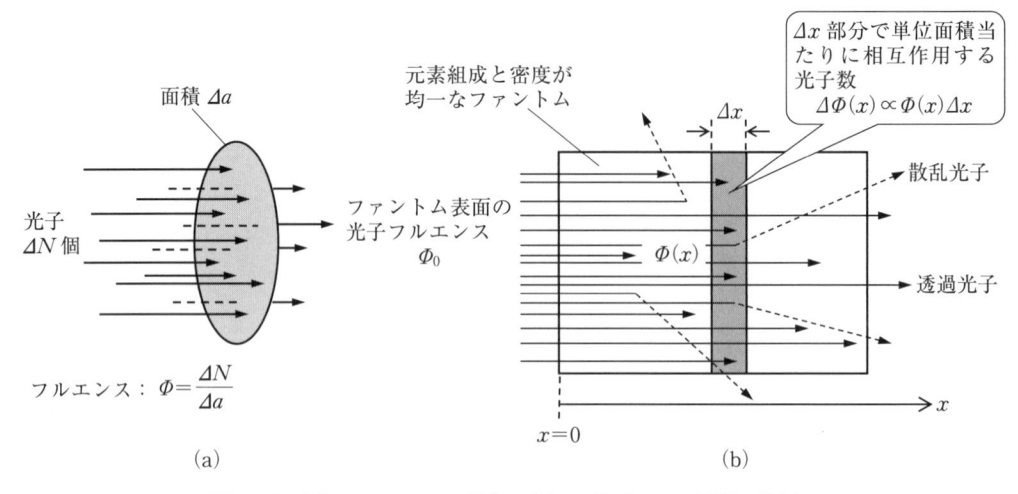

図 2.13　(a) フルエンスの概念　(b) X 線ビームの減弱の法則

2.5.2　X 線ビームの減弱

(1)　フルエンスとエネルギーフルエンス

　放射線が飛び交う空間を放射線場（radiation field）という．放射線場を定量的に記述する量として，ICRU はフルエンス（fluence）とエネルギーフルエンス（energy fluence）を定義している[2]．フルエンス Φ とは，任意空間のある点 P において，P 点を含む近傍の単位面積当たりを通過する粒子の個数をいう．**図 2.13** (a) にフルエンスの概念を示す．点 P を中心とする断面積 Δa の球に入射する粒子数が ΔN であるとき，P 点の Φ を次式で定義する．

$$\Phi=\frac{\Delta N}{\Delta a} \tag{2.18}$$

Φ の単位は m^{-2} である．たとえば，X 線ビームの中心軸上のある一点に半径 $0.1\,\mathrm{mm}$ の円状断面を想定し，その断面を垂直に 50 個の光子が通過したとすれば，その点の光子フルエンスは，$\Phi=1.6\times10^{9}\,\mathrm{m}^{-2}$ である．

　エネルギーフルエンス Ψ とは，粒子によって点 P の近傍に運ばれてきた単位面積当たりの総エネルギーをいう．点 P を通過する粒子がエネルギー E の単色光子であって，そのフルエンスが Φ の場合は，P 点でのエネルギーフルエンスは，$\Psi=E\Phi$ となる．Ψ の単位は $\mathrm{J\cdot m}^{-2}$ である．たとえば，媒質中のある点で，$60\,\mathrm{keV}$ 光子のフルエンスが $10^{9}\,\mathrm{m}^{-2}$ のとき，その点でのエネルギーフルエンスは，$\Psi=9.6\times$

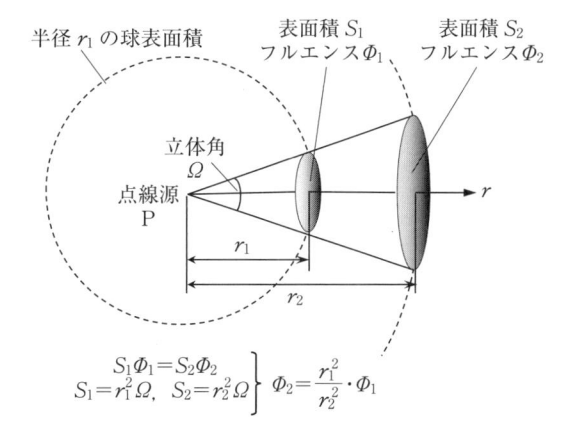

図 2.14 距離の逆二乗則の概念

立体角が切り取る球の表面積は半径の 2 乗に比例する. 立体角内の光子の総数は半径によって変化しない（直進する）.

10^{-6} J·m^{-2} である.

(2) 距離の逆二乗則

点線源から等方的に放射された光子のフルエンスは線源からの距離の 2 乗に反比例する. これを距離の逆二乗則（inverse square law）という. **図 2.14** に示すように, 点線源 P から距離 r_1 と r_2 の位置における光子フルエンスをそれぞれ Φ_1, Φ_2 とするとき, $r_1^2 \Phi_1 = r_2^2 \Phi_2$ が成立するので, 次式が得られる.

$$\Phi_2 = \left(\frac{r_1}{r_2}\right)^2 \Phi_1 \tag{2.19}$$

たとえば, 点線源から 50 cm の位置での X 線ビームのフルエンスが 2×10^5 cm^{-2} のとき, その点線源から 100 cm, 200 cm の位置における X 線ビームのフルエンスはそれぞれ, 5×10^4 cm^{-2}, 1.25×10^4 cm^{-2} である.

X 線ビームで距離の逆二乗則が成立するためには, ① X 線源が点線源に近似できること, ② 空気による X 線の減弱が無視できること, ③ X 線ビームの断面積とビーム立体角が切り取る球の表面積とが近似的に等しいと見なせることが前提である. したがって, X 線撮影に平面検出器を用いる場合は, 極端に線源に近い場合や, 逆に極端に線源から離れている場合には, 距離の逆二乗則からのずれが生じる.

(3) X 線減弱の法則

診断用の X 線ビームが物質中を通過するとき, ビーム中の光子は前述の 3 つの相互作用のどれかを起こすか, それとも, どの相互作用も起

こさずそのまま直進して物質を通り抜けるかのどちらかでしかない．物質中で光子が入射ビームパス上の直線から外れる，または消滅することをX線ビームの減弱（attenuation）という．一方で，どの原子とも相互作用を起こさずにビームパス上を直進してきた光子を透過光子（transmitted photon）という．

　元素組成と密度が均一なスラブ状ファントム内の微小厚 Δx の部分に，フルエンス $\Phi(x)$ の単色光子（monochromatic photon）（平行ビーム）が一様に入射した場合を考える（図2.13（b）参照）．このとき，Δx 部分で減弱する単位面積当たりの光子数 $\Delta \Phi$ は $\Phi(x)$ と Δx の積に比例する．

ここでは，X線ビームは平行ビームを仮定しているため，距離の逆二乗則は考慮する必要はない．

$$\Delta \Phi = -\mu \Phi(x)\Delta x \qquad (2.20)$$

この関係をX線減弱の法則（Lambert–Beers law）といい，比例定数 μ [m^{-1}] を線減弱係数（linear attenuation coefficient），μ の逆数 $l=1/\mu$ を平均自由行程（mean free path）という．Δx が同じとき，μ の値が大きくなるほど Δx 部分での光子の減弱率 $\Delta \Phi / \Phi(x)$ は大きくなる．

X線ビームが平均自由行程 l を通過すると，フルエンスは最初の $1/e(\fallingdotseq 37\%)$ まで減弱する．

　巨視的厚さのファントムに対する透過光子フルエンス $\Phi(x)$ は，厚さ x とともに指数関数的な減弱特性を示す．フルエンス Φ_0 の単色光子がファントムの表面（$x=0$）に入射したとき，深さ x の位置における透過光子フルエンス $\Phi(x)$ は，式（2.20）の微分方程式を解いて次式で与えられる．

$$\Phi(x) = \Phi_0 e^{-\mu x} \qquad (2.21)$$

　線減弱係数 μ は，物質の種類（元素組成および密度）に固有の値をとる．また，光子エネルギーの関数でもある．たとえば，50 keV 光子と 100 keV 光子に対する線減弱係数は，水に対しては，それぞれ，$\mu(50\,\text{keV})_{\text{水}}=0.227\,\text{cm}^{-1}$，$\mu(100\,\text{keV})_{\text{水}}=0.171\,\text{cm}^{-1}$ であり，一方，Al に対しては，それぞれ $\mu(50\,\text{keV})_{\text{Al}}=0.993\,\text{cm}^{-1}$，$\mu(100\,\text{keV})_{\text{Al}}=0.460\,\text{cm}^{-1}$ である[4]．

（4）減弱曲線と半価層

数学では，常用対数 $\log_{10}x$ は $\log x$ と表し，自然対数 $\log_e x$ は $\ln x$ と表す約束である．
$\ln 2=0.693$，$\log 2=0.301$ は技術者として覚えておく必要がある．

　任意物質に対して，式（2.21）の物質層の厚さを変化させて，厚さ x とX線ビームの透過率 $\Phi(x)/\Phi_0$ との関係を示したグラフを減弱曲線（attenuation curve）という．減弱曲線で，X線透過率がちょうど半分になる物質層の厚さを半価層（half-value layer）という．単色光子に対して，半価層 H と線減弱係数 μ との間には次式の関係が成り立つ．

$$\mu = \frac{\ln 2}{H} = \frac{0.693}{H} \qquad (2.22)$$

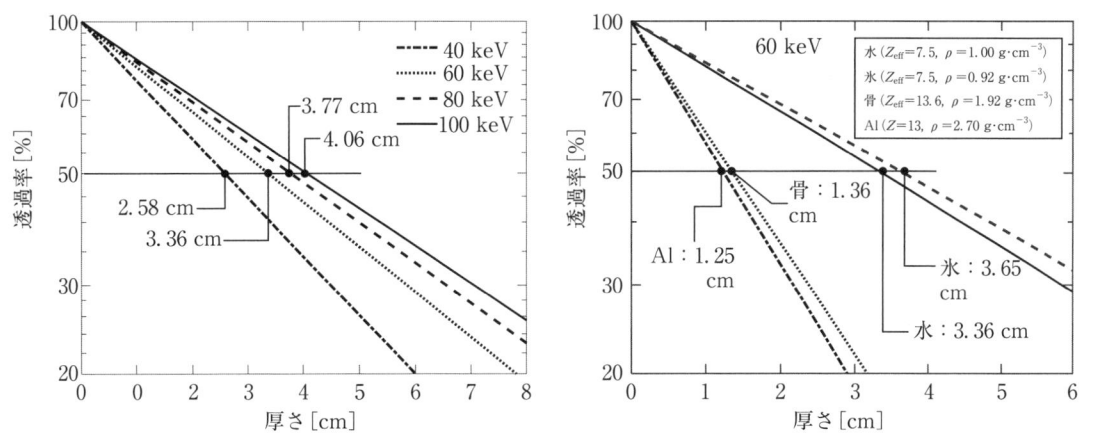

(a) 水に対する光子エネルギーと半価層(cm)との関係　(b)　単色光子(60 keV)に対する物質と半価層(cm)との関係

図2.15　単色光子エネルギーと媒質の違いによる減弱曲線の変化（文献6))（グラフの縦軸は対数目盛）
(a) 同一物質に対して光子エネルギーが大きくなるほど直線の傾きは緩やかになる（半価層は大きくなる）.
(b) 同一光子エネルギー（単色）に対して，物質の実効原子番号（Z, Z_{eff}) が大きくなるほど直線の傾きは大きくなる（半価層は小さくなる）. また，物質の実効原子番号がほぼ同じとき，物質の密度（ρ）が大きくなるほど直線の傾きは大きくなる（半価層は小さくなる）.

　　　　　半価層と線減弱係数とは反比例の関係にある. 半価層の単位は長さの次元であり，cm や mm がよく用いられる. 入射光子エネルギーが同じでも，吸収体の種類によって半価層の値は変わるため，半価層の単位には必ず吸収体を明示する必要がある. 光子エネルギーが大きくなるほど線減弱係数の値は小さくなるから，光子エネルギーの増大とともに半価層の値は大きくなる. また，物質の原子番号と密度が大きくなるほど線減弱係数は大きくなるから，光子エネルギーが同じ場合は，物質の原子番号が大きくなるほど，また密度が大きくなるほど半価層の値は小さくなる. 図2.15 に，光子エネルギーの違いによる減弱曲線の挙動(a)と物質の原子番号と密度の違いによる減弱曲線の挙動(b)をそれぞれ示す.

(5)　線質硬化（ビームハードニング）

　　　　　線減弱係数は光子エネルギーによって変化するから，制動 X 線のような多色 X 線ビームによる透過光子のフルエンスは，式（2.21）の μ を光子エネルギー E の関数 $\mu(E)$ として，$\Phi(x, E)$ を E について積分する必要がある. 光子エネルギーが 10 keV〜150 keV の範囲では，光子エネルギー E が大きくなるほど $\mu(E)$ は小さな値を示す（表2.4参照）. したがって，多色 X 線は，物質層を通過するにつれ，低エネルギー成分が高エネルギー成分よりも相対的に多く減弱されていくことで，物質層の深さとともに透過 X 線ビームの平均エネルギーが徐々に大きくな

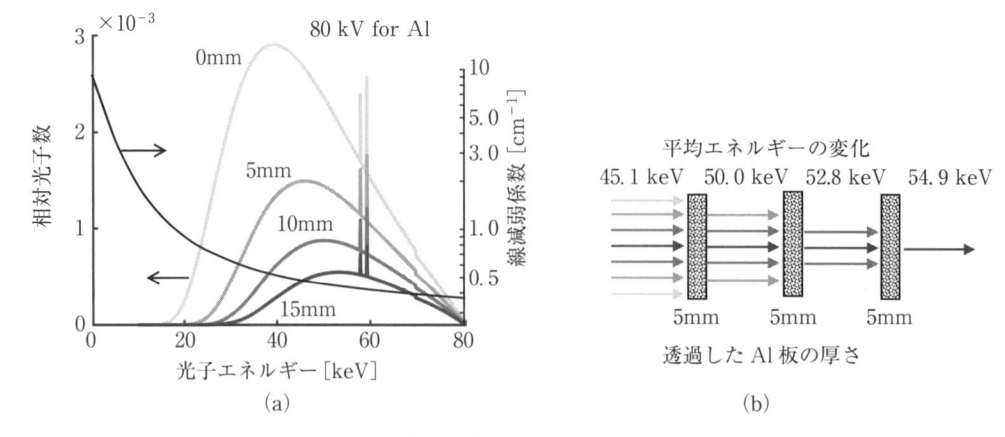

図 2.16　線質硬化（ビームハードニング）の現象
(a) スペクトルの変化　(b) 平均エネルギーの変化

っていく．この現象を線質硬化（beam-hardening）という．このこと
は，連続スペクトルの X 線ビームの場合，物質の元素組成や密度が均
一であっても，物質層の深さとともに，実効線減弱係数（後述）が小さ
くなることを意味している．

　図 2.16 は管電圧 80 kV（平均エネルギー 45.1 keV）で発生させた X
線を Al 板に入射させたときの，表面から 5 mm，10 mm，15 mm の深
さでの光子スペクトルの変化の様子である．平均エネルギー 45.1 keV
の多色 X 線ビームは，通過する Al 板の厚さとともに 50.0 keV，52.8
keV，54.9 keV と平均エネルギーが徐々に大きくなり，スペクトルの
ピークが高エネルギー側にシフトしていくのがよくわかる．図には，光
子エネルギーと Al の線減弱係数との関係もあわせて示している．

　(6)　実効エネルギー

　図 2.17 は，管電圧 80 kV（最大エネルギー 80 keV，平均エネルギー
45.1 keV）の多色 X 線と，エネルギー 80 keV の単色 X 線を，それぞ
れ吸収体である Al 板に入射させたときの減弱曲線の挙動である．式
(2.21) から，ファントム厚 x の部分で単位面積当たりに散乱または吸
収される光子数は $\Phi_0 - \Phi(x)$ である．$\Phi(x)$ に散乱線は含めない
（narrow beam）．よって，単色光子の場合，透過光子のエネルギーは入
射光子のエネルギーと等しく，単色ビームの減弱により透過光子のエネ
ルギーが変化することはない．

　X 線管から発生する制動 X 線は，たとえ管電圧が同じであってもス
ペクトル分布は装置の種類や付加ろ過によって異なるため，X 線の線

連続 X 線の相対的な平均
エネルギーの差異を表す定
性的表現に線質という用語
がよく用いられる．

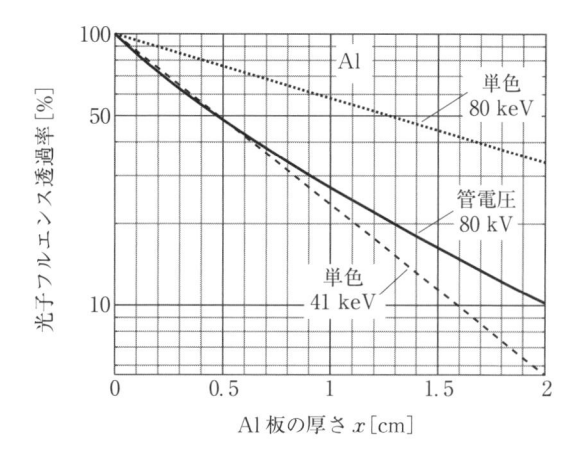

図 2.17　X 線ビームの Al 板による減弱曲線の例（文献 6））
管電圧 80 kV の連続 X 線の実効エネルギーは 41 keV である.

実効線減弱係数が 1.44 cm⁻¹, Al の密度が 2.7 g· cm⁻³ であるから, データブック（文献 4））の Al の質量減弱係数表から対応する単色光子エネルギーを直線内挿によって計算すると 41 keV となる.

質（beam quality）を管電圧のような単一の指標で表すことはできない. 連続 X 線の減弱曲線から得られる半価層と等しい半価層を有する単色光子のエネルギーを, その連続 X 線の実効エネルギー（effective energy）といい, その半価層と一致する線減弱係数の値を実効線減弱係数（effective attenuation coefficient）という. 連続 X 線の線質の評価には管電圧とともに半価層または実効エネルギーを明示することが望ましい. 図 2.17 の例では, 80 keV 単色 X 線の半価層は 13 mmAl, 管電圧 80 kV の連続 X 線の半価層は 4.8 mmAl である. また, 図に示す管電圧 80 kV の連続 X 線の実効エネルギーを半価層から計算すると, 41 keV となる. 図には 41 keV の単色 X 線の減弱曲線も併せて示しているので, 線質硬化の現象を確認されたい.

2.5.3　光子の相互作用係数

　光子の相互作用の起こりやすさは統計的現象として取り扱う必要がある. 放射線場にある媒質（media）が, その放射線に対してどれくらい相互作用を起こすかの期待値を表す係数を相互作用係数（interaction coefficient）という. ICRU は放射線場の量と線量計測量を相互作用係数で関係させて種々の線量計測量を定義している. 放射線量の測定や被ばく線量の評価をする上で, 相互作用係数を正しく理解しておくことが重要である. ここでは, ICRU の定義する光子に対する種々の相互作用係数について, 簡単に整理する[2]. ただし, 診断領域の光子エネルギーでは電子対生成は起こらないため, 本章では電子対生成は考慮に入れな

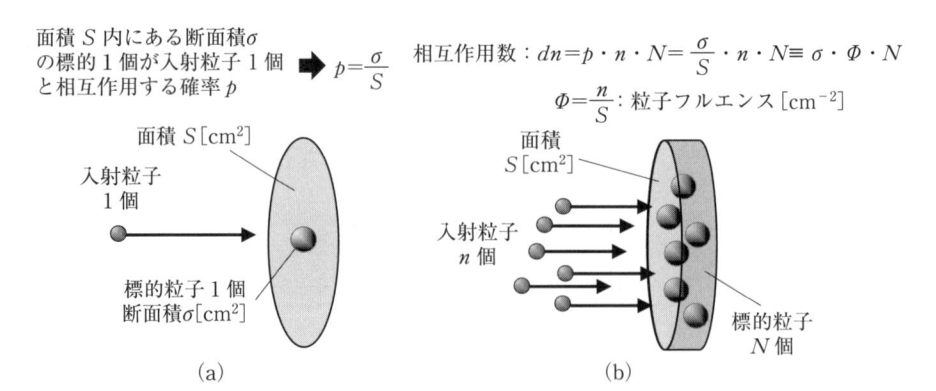

$$p = \frac{\sigma}{S}$$

面積 S 内にある断面積 σ の標的 1 個が入射粒子 1 個と相互作用する確率 p

相互作用数：$dn = p \cdot n \cdot N = \dfrac{\sigma}{S} \cdot n \cdot N \equiv \sigma \cdot \Phi \cdot N$

$$\Phi = \frac{n}{S}：粒子フルエンス \,[\mathrm{cm}^{-2}]$$

面積 $S\,[\mathrm{cm}^2]$

入射粒子 1 個

標的粒子 1 個 断面積 $\sigma\,[\mathrm{cm}^2]$

(a)

面積 $S\,[\mathrm{cm}^2]$

入射粒子 n 個

標的粒子 N 個

(b)

図 2.18　原子断面積の概念と相互作用数の考え方

い.

(1)　断面積の定義

　光子 1 個がフルエンス当たりの電子 1 個と相互作用する期待値 $_e\sigma$ を電子断面積（electronic cross section）という．また，光子 1 個がフルエンス当たりの原子 1 個と相互作用する期待値 $_a\sigma$ を原子断面積（atomic cross section）という．断面積の単位は面積の次元となるが，断面積の特別単位としてバーン（barn, b）が用意されている．1 b = $10^{-24}\,\mathrm{cm}^2 = 10^{-28}\,\mathrm{m}^2$ で換算する．断面積の概念を図 2.18 に示す．原子番号 Z の中性原子は Z 個の軌道電子を有するから，電子断面積と原子断面積との間には

$$_a\sigma = Z_e\sigma \tag{2.23}$$

の関係が成立する．光子の相互作用の原子断面積は，相互作用する光子のエネルギー（$h\nu_0$）と，標的となる原子の原子番号（Z）が定まれば一意的に決定される．

(2)　光子の相互作用の断面積

K 吸収端エネルギーより小さいエネルギー領域の光子は，K 殻軌道電子と光電効果を起こすことはない（$_e\sigma_{\mathrm{pho}}(\mathrm{K}) = 0$）.

　光電効果の原子断面積は光子エネルギーが大きくなるほど，また，物質の原子番号が小さくなるほど，急激に小さくなる．C，Al，I および Pb に対する光電効果の原子断面積 $_a\sigma_{\mathrm{pho}}$ のエネルギー依存性を図 2.19 に示す．図に示すように，$_a\sigma_{\mathrm{pho}}$ は概ね $h\nu_0^{-3}$ に比例し，$Z^{3.8}$（低 Z 原子）$\sim Z^3$（高 Z 原子）に比例して変化する[5]．ただし，$h\nu_0$ が大きくなるにつれ比例性が $h\nu_0^{-2} \sim h\nu_0^{-1}$ へと徐々に緩やかになる．また，ヨウ素や鉛のような高原子番号原子の場合，光子エネルギーが吸収端エネルギーを超えると，光電効果の原子断面積は不連続的に急激に増加することに留

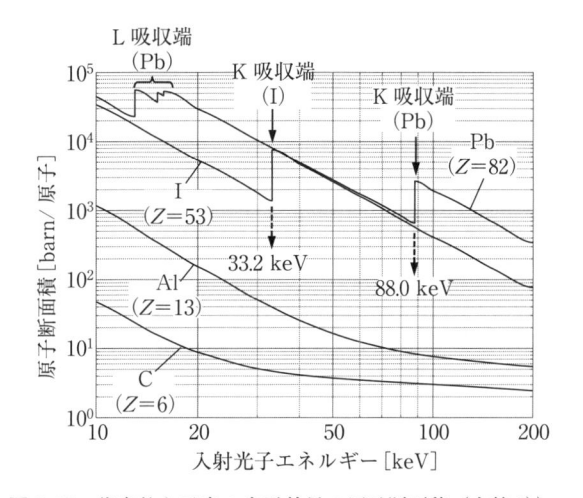

図2.19 代表的な元素の光電効果の原子断面積（文献6））

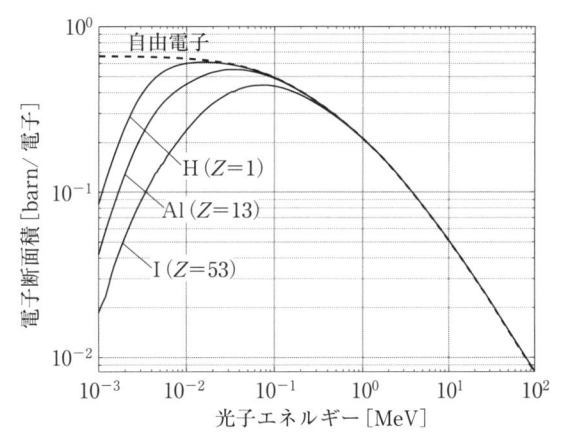

図2.20 コンプトン散乱の電子断面積のエネルギー依存性（文献6））
電子断面積は，光子エネルギーが100 keVを超えると概ね光子エネルギーに反比例する．100 keV程度までは，軌道電子の結合エネルギーに対する補正が必要．破線は自由電子に対するKlein-Nishinaの式を示す．

意すべきである．

　光電効果は圧倒的に内殻軌道電子に対して起こりやすい．入射光子エネルギーがK吸収端エネルギーを超えている場合は，全軌道電子に対する光電効果生起数のおよそ80％はK殻軌道電子に対して起こる．

　コンプトン散乱の自由電子に対する電子断面積 $_e\sigma_{\mathrm{Com}}$ は，Klein-Nishinaの式[12]で表される．自由電子，水素，アルゴンおよびヨウ素に対するコンプトン散乱の電子断面積のエネルギー依存性を**図2.20**に示す．自由電子に対する電子断面積は，光子エネルギーに対して緩やかな

依存性を示し，光子エネルギーの増加とともに減少していく．自由電子以外の媒質に対しては，低エネルギー領域において Klein-Nishina の式を補正する必要がある．これは，低エネルギー領域では，媒質分子の電子に対する結合エネルギーが無視できないためである．光子エネルギーが 100 keV を超えるあたりからは，元素の種類に無関係に光子のエネルギーにほぼ逆比例して減少している．式（2.23）の関係から，コンプトン散乱の原子断面積 $_a\sigma_{Com}$ は原子番号に比例することになる．

　コンプトン散乱線の角度分布については，Klein-Nishina の式から入射光子エネルギーが大きくなるほど，後方散乱に対する前方散乱の割合が相対的に増加することが示される．

　光子 1 個が，フルエンス当たりの原子 1 個と相互作用を起こす期待値 $_a\sigma_{tot}$ を全原子断面積（total atomic cross section）という．全原子断面積は各相互作用に対する原子断面積の和となる．

$$_a\sigma_{tot} = {_a\sigma_{coh}} + {_a\sigma_{Com}} + {_a\sigma_{pho}} \tag{2.24}$$

ここで，$_a\sigma_{coh}$，$_a\sigma_{Com}$，$_a\sigma_{pho}$ はそれぞれ，コヒーレント散乱，コンプトン散乱および光電効果に対する原子断面積である．

（3）　原子密度と電子密度

　媒質中の単位体積当たりの原子数を原子密度（atomic density），単位体積当たりの電子数を電子密度（electron density）という．原子番号 Z の原子は Z 個の軌道電子を有するから，原子密度 N_0 と電子密度 N_e の間には次の関係が成立する．

$$N_e = ZN_0 = \frac{Z\rho}{M}N_A \tag{2.25}$$

ここで，ρ と M はそれぞれ，物質の質量密度（g·cm^{-3}）と原子量，N_A はアボガドロ定数（Avogadro constant：$N_A = 6.022 \times 10^{23}$ mol^{-1}）である．たとえば，前述の Al（$Z=13$，$\rho=2.7$ g·cm^{-3}，$M=27.0$）の原子密度は 6.0×10^{22} cm^{-3}，電子密度は 7.8×10^{23} cm^{-3} である．高原子番号物質を除くと $Z/M \cong 1/2$ と近似できるから，式（2.25）は，人体軟部組織を対象にする上では，電子密度は物質の質量密度にほぼ比例すると考えてよいことを示している．

　原子密度 N_0 [cm^{-3}] の物質に対して，線減弱係数 μ [cm^{-1}] と全原子断面積 $_a\sigma_{tot}$ [cm^2] および全電子断面積 $_e\sigma_{tot}$ との間には，次式の関係が成り立つ．

$$\mu = {_a\sigma_{tot}} \cdot N_0 = {_e\sigma_{tot}} \cdot N_e = {_e\sigma_{tot}} \cdot \frac{Z}{M} \cdot N_A \cdot \rho \tag{2.26}$$

日本医学物理学会（標準計測法 12）では，治療計算上の混乱を生じさせないために，単位質量当たりの電子数に"電子密度"という用語を当て，体積当たりの電子数を"電子濃度"（carrier concentration）と表記して区別しているので，電子密度という用語には注意されたい．

たとえば，60 keV 光子の Al（$\rho=2.7\,\mathrm{g\cdot cm^{-3}}$，$M=27.0$）に対する全原子断面積が $_a\sigma_{\mathrm{tot}}=12.5\,\mathrm{b}$ のとき，$\mu=0.751\,\mathrm{cm^{-1}}$ である．この関係を理解しておくことは，診断用 X 線 CT の CT 値（CT number）と人体組織の密度との関係を理解する上で重要である．

（4）　全線減弱係数

X 線減弱の法則（式 2.20）で，X 線の減弱の程度を表す比例定数を線減弱係数と呼んだ．式（6.26）は，フルエンス当たり 1 個の光子に対する，媒質中の単位体積当たりに存在する原子のどれかと相互作用する期待値が線減弱係数の本質であることを示している．

式（2.24），（2.26）より，物質の全線減弱係数 μ_{tot} は，各相互作用に対する線減弱係数の成分の和となる．

$$\mu_{\mathrm{tot}}=\mu_{\mathrm{coh}}+\mu_{\mathrm{Com}}+\mu_{\mathrm{pho}} \tag{2.27}$$

ここで，μ_{coh}，μ_{Com}，μ_{pho} はそれぞれ，コヒーレント散乱，コンプトン散乱および光電効果に対するそれぞれの線減弱係数成分である．水の線減弱係数成分のエネルギー依存性を**図 2.21** に示す．10 keV 以上の光子エネルギーに対して，コヒーレント散乱の寄与は非常に少ない．また，コンプトン散乱のエネルギー依存性は，光電効果と比較してかなり緩やかな変動を示すため，光子エネルギーが 50 keV を超えるとコンプトン散乱の割合が全相互作用の 80％ 以上を占めることになる．このことは，腹部などの人体軟部組織の X 線撮影における散乱線の影響を考える上で特に重要である．

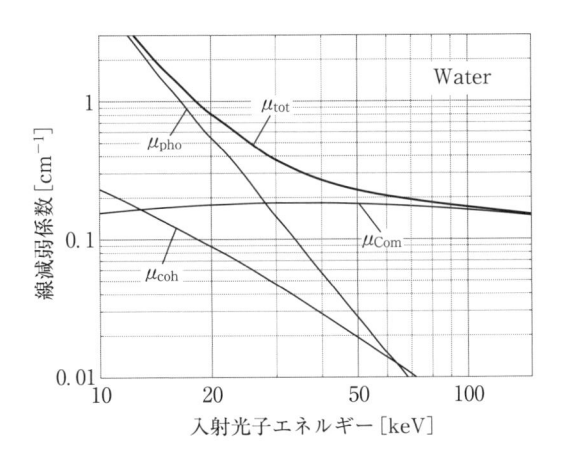

図 2.21　水の線減弱係数成分のエネルギー依存性（文献 6））
μ_{coh}：コヒーレント散乱，μ_{Com}：コンプトン散乱，μ_{pho}：光電効果，μ_{tot}：全線減弱係数

表 2.3　主な人体組織の元素組成と実効原子番号
（ICRU の元素組成データ（文献 2）を用いて，式(2.28)に基づいて実効原子番号を計算（$n=3.5$））

組織	元素組成 w_i（質量分率（%））													実効原子番号 Z_{eff}	電子密度 [cm^{-3} ×10^{23}]	質量密度 [g·cm^{-3}]
	H	C	N	O	Na	Mg	P	S	Cl	K	Ar	Ca	Fe			
空気＊			0.755	0.232							0.013			7.78	3.120	0.930
水	11.2			88.8										7.51	3.340	1.000
脂肪	11.6	68.1	0.2	19.8	0.1			0.1	0.1					6.27	3.120	0.930
乳腺	10.9	50.6	2.3	35.8	0.1		0.1	0.1	0.1					6.70	3.300	0.990
水晶体	9.6	19.5	5.7	64.6	0.1		0.1	0.3	0.1					7.35	3.530	1.070
筋	10.2	14.3	3.4	71.0	0.1		0.2	0.3	0.1	0.4				7.63	3.480	1.050
肝	10.2	13.9	3.0	71.6	0.2		0.3	0.3	0.2	0.3				7.65	3.510	1.060
脳	10.7	14.5	2.2	71.2	0.2		0.4	0.2	0.3	0.3				7.65	3.460	1.040
肺	10.3	10.5	3.1	74.9	0.2		0.2	0.3	0.3	0.2				7.66	0.862	0.260
血液	10.2	11.0	3.3	74.5	0.1		0.1	0.2	0.3	0.2			0.1	7.74	3.510	1.060
肋骨(6th)	6.4	26.3	3.9	43.6	0.1	0.1	6.0	0.3	0.1	0.1		13.1		12.00	4.500	1.410
腰椎(L3)	7.0	28.7	3.8	43.7		0.1	5.1	0.2	0.1	0.1		11.1	0.1	13.16	4.270	1.330

＊STP（0℃，101.3 kPa）

式（2.28）の n の値については，Mayneord は文献 7）で $n=2.94$ を与えている．しかし，文献によって n の値はまちまちである．本書では文献 5）で与えている $n=3.5$ を用いて表 2.3 の計算を行った．

化合物や混合物の線減弱係数の原子番号依存性を考える場合，X 線の減弱特性を反映した Mayneord の式[7]による実効原子番号（effective atomic number）Z_{eff} を用いると都合がよい．

$$Z_{eff} = \sqrt[n]{a_1 Z_1^n + a_2 Z_2^n + \cdots + a_i Z_i^n + \cdots} \qquad (2.28)$$

ここで，a_i と Z_i はそれぞれ，組成元素 i の電子数分率（単位質量当たりの媒質の全電子数に対する組成元素 i の電子数の割合）と原子番号である．n は光電効果に対する電子断面積の原子番号依存性を反映した指数である．Johns らは $n=3.5$ を用いて，30 keV から 80 keV の光子に対して，空気の $Z_{eff}=7.78$，水の $Z_{eff}=7.51$ をそれぞれ算出している[5]．主な人体組織の元素組成と式（2.28）で計算した実効原子番号を**表 2.3**に示す．

(5)　質量減弱係数

線減弱係数 μ を物質の質量密度 ρ で除した相互作用係数 μ/ρ を質量減弱係数（mass attenuation coefficient）という．質量減弱係数の単位は m^2·kg^{-1}，cm^2·g^{-1} となる．μ/ρ は，物質の密度には関係せず，光子エネルギーと物質の原子番号だけに依存して変化する．光子の全原子断面積，全線減弱係数および質量減弱係数の光子エネルギー E および原子番号 Z との間には，概ね**表 2.4**に示す依存関係がある[5]．

媒質が 2 種類以上の元素で構成された化合物や混合物の場合，その媒質の質量減弱係数は，組成元素それぞれの質量減弱係数の加重和で与え

表 2.4　低原子番号物質に対する光子の相互作用係数と光子エネルギー E および原子番号 Z との関係
（文献 5)）（$_a\sigma_{tot}$ と μ_{tot} の関係は，$Z/M \fallingdotseq 1/2$ の近似を用いた.）

光子の相互作用	原子断面積 $_a\sigma_{tot}$	線減弱係数 μ_{tot}	質量減弱係数 μ/ρ
コヒーレント散乱	$_a\sigma_{coh} \propto \dfrac{Z^2}{E^2}$	$\mu_{coh} \propto \dfrac{Z}{E^2} \cdot \rho$	$\dfrac{\mu_{coh}}{\rho} \propto \dfrac{Z}{E^2}$
コンプトン散乱	$_a\sigma_{Com} \propto \dfrac{Z}{E}$	$\mu_{Com} \propto \dfrac{1}{E} \cdot \rho$	$\dfrac{\mu_{Com}}{\rho} \propto \dfrac{1}{E}$
光電効果	$_a\sigma_{pho} \propto \dfrac{Z^4}{E^3}$	$\mu_{pho} \propto \dfrac{Z^3}{E^3} \cdot \rho$	$\dfrac{\mu_{pho}}{\rho} \propto \dfrac{Z^3}{E^3}$

られる[5].

$$\frac{\mu}{\rho} = \sum_i a_i \left(\frac{\mu}{\rho}\right)_i \tag{2.29}$$

ここで，a_i と $(\mu/\rho)_i$ はそれぞれ，組成元素 i の質量分率と質量減弱係数である．たとえば 60 keV 光子の水素と酸素に対する質量減弱係数はそれぞれ，0.3260 cm$^2 \cdot$g^{-1}，0.1907 cm$^2 \cdot$g^{-1}，水の組成重量％は H$_2$ が 11.2％，O が 88.8％ であるから，水の質量減弱係数は 0.2058 cm$^2 \cdot$g^{-1} と計算できる.

(6)　転移係数と吸収係数

　質量減弱係数に光子から二次電子へのエネルギー転移率を乗じた係数を，質量エネルギー転移係数（mass energy transfer coefficient）という．光子のエネルギーを $h\nu_0$，発生した二次電子の初期運動エネルギーの平均を $\overline{E}$ とするとき，質量エネルギー転移係数 μ_{tr}/ρ を次式で定義する.

$$\frac{\mu_{tr}}{\rho} = \frac{\mu}{\rho}\left(\frac{\overline{E}}{h\nu_0}\right) \tag{2.30}$$

　コンプトン散乱で発生した反跳電子の平均初期運動エネルギーを $\overline{E}_{Com}$，光電効果で発生した光電子の平均初期運動エネルギーを $\overline{E}_{pho}$ とすると，質量エネルギー転移係数の成分表示は

$$\frac{\mu_{tr}}{\rho} = \left(\mu_{Com}\frac{\overline{E}_{Com}}{h\nu_0} + \mu_{pho}\frac{\overline{E}_{pho}}{h\nu_0}\right) \cdot \frac{1}{\rho} \tag{2.31}$$

となる.

　質量エネルギー転移係数から二次電子の放射損失の割合を除いた相互作用係数を，質量エネルギー吸収係数（mass energy absorption coefficient）という．二次電子が制動放射で失う運動エネルギーの割合を g とすると，質量エネルギー吸収係数 μ_{en}/ρ は次式で与えられる.

$$\frac{\mu_{en}}{\rho} = \frac{\mu_{tr}}{\rho}(1-g) \tag{2.32}$$

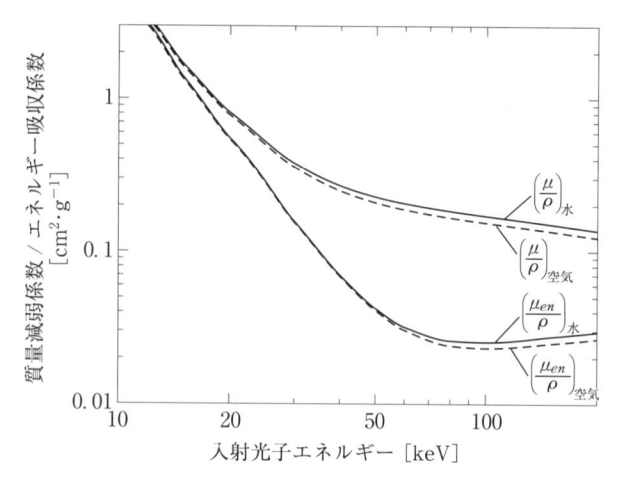

図 2.22　水と空気の質量減弱係数と質量エネルギー吸収係数の比較（文献 8)）
実線：水，破線：空気

二次電子の放射損失がほぼ無視できるとき，$g=0$ により，$\mu_{en}/\rho=\mu_{tr}/\rho$ と近似してよい.

　X 線診断領域の被ばく線量の測定では，空気と人体組織の質量エネルギー吸収係数の比を空気衝突カーマに乗じて吸収線量を推定する. **図 2.22 に空気と水に対する質量減弱係数と質量エネルギー吸収係数のエネルギー依存性の比較を示す**[8]. 60 keV 光子に対する空気と水の質量エネルギー吸収係数の比は 1.05 である.

2.5.4　光子の線量計測量

(1)　カーマ

　カーマ（kerma）は，非荷電粒子線が，媒質内の微小領域内で発生させた二次荷電粒子に転移するエネルギーの総和である. 媒質中の任意の点 P において，点 P を含む質量 dm の微小領域内で，一次非荷電粒子によって発生した二次荷電粒子の初期運動エネルギーの総和を dE_{tr} とするとき，P 点におけるカーマ K は次式で定義される.

$$K=\frac{dE_{tr}}{dm} \tag{2.33}$$

　カーマは任意の物質に対して定義されている. カーマの SI 単位は J・kg^{-1} となるが，特別単位として Gy（Gray）を用いる. 1 Gy$=1$ J・kg^{-1} である. 二次荷電粒子のエネルギー損失には，電離による衝突損失と制動放射による放射損失があるから，全カーマ K_{tot} は，衝突カーマ K_{col} と放射カーマ K_{rad} の和となる.

$$K_{\text{tot}} = K_{\text{col}} + K_{\text{rad}} \tag{2.34}$$

質量エネルギー転移係数は，入射光子1個当たりが媒質の微小領域内で二次荷電電子へ転移するエネルギーの割合を表している．したがって，エネルギー $h\nu_0$ の単色の X 線ビームが媒質に入射したとき，媒質中の点 P を通過する光子フルエンスを Φ とすると，点 P における全カーマ K_{tot} は次式で与えられる．

$$K_{\text{tot}} = \Phi h\nu_0 \frac{\mu_{tr}}{\rho} = \Psi \frac{\mu_{tr}}{\rho} \tag{2.35}$$

ただし，$\Psi = \Phi h\nu_0$ は点 P における光子のエネルギーフルエンスである．

(2) 吸収線量

吸収線量（absorbed dose）は，電離放射線が媒質内の微小領域に付与するエネルギーの総和である．媒質中の任意の点 P について，P を含む質量 dm の微小領域に電離放射線によって付与された平均エネルギーが $d\bar{\varepsilon}$ のとき，P 点における吸収線量 D は次式で定義される．

$$D = \frac{d\bar{\varepsilon}}{dm} \tag{2.36}$$

吸収線量は任意の電離放射線に対して，また，任意の物質に対して定義されている．吸収線量の SI 単位は J·kg^{-1} となるが，カーマと同じ Gy の単位を用いる．$1\,\text{Gy} = 1\,\text{J·kg}^{-1}$ である．

質量エネルギー吸収係数は，入射光子1個当たりが媒質中の微小領域に付与するエネルギーの割合を表している．したがって，エネルギー $h\nu_0$ の単色の X 線ビームが媒質に入射したとき，媒質中の点 P を通過する光子フルエンスを Φ とすると，点 P の吸収線量 D は次式で与えられる．

$$D = \Phi h\nu_0 \frac{\mu_{en}}{\rho} = \Psi \frac{\mu_{en}}{\rho} \tag{2.37}$$

ただし，$\Psi = \Phi h\nu_0$ は点 P における光子のエネルギーフルエンスである．

媒質中のある点での吸収線量とは，微小領域 dm に入射したすべての電離放射線によって dm 内に運び込まれた総エネルギー ε_{in} から，その微小領域 dm から外へ運び出された総エネルギー ε_{out} を差し引いたエネルギーである．

点 P で荷電粒子平衡（charged-particle equilibrium）が成立しており，二次荷電粒子の制動放射が無視できる場合，点 P での吸収線量は全カーマに近似できる．吸収線量の概念図を**図2.23**に示す．

(3) 照射線量

照射線量（exposure）は，光子が空気中で発生させた二次電子が完

媒質内のある微小領域に着目するとき，荷電粒子によってその領域外から領域内に運び込まれるエネルギーと，その領域内から領域外へ運び出されるエネルギーが等しいと見なせる状態にあるとき，その領域では荷電粒子平衡が成立しているという．

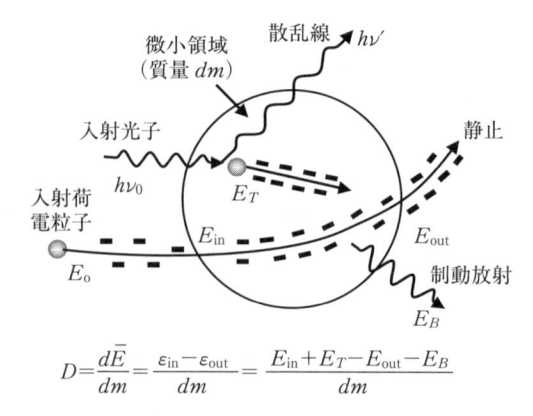

$$D=\frac{d\overline{E}}{dm}=\frac{\varepsilon_{in}-\varepsilon_{out}}{dm}=\frac{E_{in}+E_T-E_{out}-E_B}{dm}$$

図2.23 吸収線量の概念図

領域外に出たエネルギー E_B, $h\nu'$, E_{out} は dm 内の吸収線量には含まれない. 領域外で発生した荷電粒子が dm 内に付与したエネルギー E_{in} は dm 内の吸収線量に含まれる. $E_T=h\nu_0-h\nu'$ である.

生成したイオン対の正または負の電荷の絶対値の総和のこと.

全に静止するまでに電離した電気量の総和である. 空気中の任意の点P について, 点Pを含む質量 dm の微小領域で光子が発生させた二次電子が空気中で完全に静止するまでに生成した電離電荷の総和を dQ とするとき, P点における照射線量 X は次式で定義される.

$$X=\frac{dQ}{dm} \tag{2.38}$$

照射線量は, 定義放射線を光子に限定し, 定義物質を空気に限定している. 照射線量の単位は $C \cdot kg^{-1}$ を用いる. たとえば, 標準状態 (0℃, 1気圧) の空気 (密度 $1.3\,kg \cdot m^{-3}$) 中のある点を含む $0.1\,cm^3$ の微小体積部分に光子が入射し, その領域内で光子が発生させた二次電子群のすべてが完全に静止するまでの空気中の電離量の総和が $1.0\,pC$ であったとき, その点での照射線量は, $X=7.7\,\mu C \cdot kg^{-1}$ である.

放射線測定器には照射線量の旧単位であるR (roentgen) が用いられることがある. その場合は

$$1\,R=2.58\times10^{-4}\,C/kg \tag{2.39}$$

で換算する.

照射線量は二次電子の電離によるエネルギー損失だけを対象にするから, 二次電子の制動放射によるエネルギー損失は照射線量には含まれていない. この観点からは, 照射線量は空気中の衝突カーマと同じ概念である. したがって, 照射線量 X を, 次式により空気衝突カーマ $K_{col,air}$ に換算することができる.

$$K_{col,air}=\overline{W}_{air}X \tag{2.40}$$

ここで，$\overline{W}_{\text{air}}$ は空気分子に対して電子が 1 イオン対を生成するのに必要な平均エネルギーであり，W 値（W value）と呼ばれる．ICRU は乾燥空気に対して $\overline{W}_{\text{air}}=33.97\,\text{eV}\cdot\text{ionpair}^{-1}(=33.97\,\text{J}\cdot\text{C}^{-1})$ を与えている[2]．たとえば，空気中のある点での照射線量が $X=0.1\,\text{mC}\cdot\text{kg}^{-1}$ のとき，その点での空気衝突カーマは $K_{\text{col,air}}=3.4\,\text{mGy}$ である．

〔参考文献〕

1) 濱田成徳他：標準電気工学講座 電子管工学，コロナ社，1968

2) ICRU report 60：Fundamental Quantities and Units for Ionizing Radiation Journal of ICRU, 1998

3) Kramers, Hendrik A.：XCIII On the theory of X-ray absorption and of the continuous X-ray spectrum. The London, Edinburgh, and Dublin Philosophical Magazine and Journal of Science, 46.275（1923）：836-871

4) （公社）日本アイソトープ協会編：アイソトープ手帳12版，丸善出版，2020

5) Bezak, Eva, et al.：Johns and Cunningham's the Physics of Radiology, Charles C Thomas Publisher, 2021

6) Berger, Martin J.：XCOM：NIST Standard Reference Database 8（XGAM), 2010

7) W. Mayneord：The significance of roentgen, Acta Unio Int Conta Cancrum, Vol. 2, 271-282, 1937

8) J. H. Hubbell and S. M. Seltzer：X-Ray Mass Attenuation Coefficients, NIST Standard Reference Database 126, 1996

9) 酒井善雄：改訂2版 電気電子工学概論，p.162，丸善出版，1995

10) Tucker, Douglas M., Gary T. Barnes, and Dev P. Chakraborty：Semi-empirical model for generating tungsten target x-ray spectra, Medical physics, 18.2, 211-218, 1991

11) （社・法）照明学会，基礎事項解説（https://www.ieij.or.jp/what/you go.html，最終確認：2024年11月）

12) Evans, R. D.：The atomic nucleus, New York：McGraw-Hill, 1955

3 X線用蛍光体

蛍光体（phosphor）にX線を照射すると，X線と蛍光体を構成する原子との相互作用によって発生した二次電子（主に光電子）の運動エネルギーが蛍光体によって可視光に変換される．可視光に変換されたX線の情報は利用目的に対応した電気信号に変換される．X線を検出して電気信号に変換する方法には，半導体を用いてX線強度を直接電気信号に変換する方法もあるが，蛍光体材料を用いて電気信号に変換する方がその後の処理が便利な場合も多く，X線用蛍光体がX線撮影や線量測定などの各種用途に用いられている．

本章では，蛍光体の発光メカニズム，蛍光現象の種類，X線用蛍光体の特性と用途について概観する．

3.1 蛍光体の概要

物質中の原子が外部からの種々の刺激により基底状態から励起状態に遷移し，再び基底状態に戻るときに遷移前後のエネルギー準位の差を光として放出する現象，あるいはその際に放出される光をルミネセンス（luminescence）という．蛍光現象（ルミネッセンス現象）の多くは物質内でエネルギー変化を起こすが，最終的には物質的な変化（物理的，化学的変化等）は伴わないで発光する．ルミネセンスを発する物質を蛍光体と呼ぶ．蛍光体は紫外線などの光，電子線などの荷電粒子線，電位などのさまざまなエネルギーを光に変換する性質を有し，その特性を各種目的に利用している．無機・有機物質の固体，液体の種々の蛍光体が存在するが，本章では固体無機材料の蛍光体を取り扱う．

放射線を照射すると発光する蛍光体をシンチレータ（scintillator）と

放出される光は減衰時間の短い蛍光（fluorescence）と減衰時間の長い燐光（phosphorescence）に分類されているが，蛍光という用語がルミネセンスと同義に用いられることが多い．

呼ぶ．X線やγ線などの光子によるシンチレータの発光現象は，結晶内で光子と相互作用して発生した二次電子（主に光電子）のエネルギー損失が基底状態にある母体結晶や不純物の電離・励起に消費されることに起因している．その結果，励起状態となったシンチレータが再び基底状態に遷移する際に，二次電子の運動エネルギーに比例した強度の光を発する．この現象をシンチレーション（scintillation）という．

3.1.1　固体結晶のバンドモデル

蛍光のメカニズムを理解するためには，まず固体結晶のエネルギー帯構造（以下バンドモデル；band model という）について知る必要がある．図3.1に純粋な固体結晶と不純物を添加した結晶のそれぞれのバンドモデルを示す．バンドモデルでは価電子帯（valence band）と呼ばれるエネルギー帯と伝導帯（conduction band）と呼ばれるエネルギー帯とが，電子が存在できない禁止帯（forbidden band）によって隔てられている．禁止帯のエネルギー幅をバンドギャップ（band gap）という．

禁止帯は禁制帯とも呼ばれている．

半導体と絶縁体のバンド構造はまったく同じだが，半導体のバンドギャップは $1\,\mathrm{eV}$ 程度（Si で $1.08\,\mathrm{eV}$，Ge で $0.66\,\mathrm{eV}$[11]）と，絶縁体のバンドギャップ $6\sim7\,\mathrm{eV}$ に比べて極端にバンドギャップが小さい．

絶対零度とは熱力学的に考えうる最低の温度をいい，この温度を $0\,\mathrm{K}$（kelvin）とする．$0\,\mathrm{K}$ はセ氏の $-273.15\,℃$ に相当する．

半導体や絶縁体の価電子帯は，絶対零度（absolute zero-point）では電子に満たされた充満帯（filled band）となっており，外部電界が働いても電子は動くことができない．一方で，半導体や絶縁体の伝導帯は，絶対零度では電子が存在しない空帯（empty band）となっている．

価電子帯の電子が外部から熱などの何らかのエネルギーを受けて伝導帯に上がると，自由電子として電気伝導を担うことができる．さらに

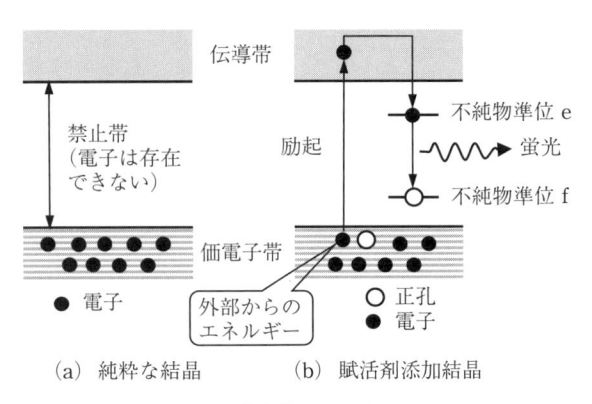

図3.1　蛍光体のバンドモデル

は，電子が価電子帯から伝導帯に上がると，価電子帯にはその数だけの電子の抜けた孔が空く．このような電子が抜けた孔を正孔（hole）と呼ぶ．正孔は外部電界に対して見かけ上動くことができるため，電子と同様に電気伝導を担うことができる．

半導体はバンドギャップが小さいため，常温で充満帯の電子が伝導帯に上がり，電気伝導を担うことができる．絶縁体は，バンドギャップが大きいため，常温では伝導帯に電子が存在できず，電流は流れない．

半導体は真性半導体（intrinsic semiconductor）と不純物半導体（impurity semiconductor）に分類される．常温で価電子帯から熱励起されて伝導帯に上がった電子数と価電子帯に生じた正孔の数が等しい半導体を真性半導体という．真性半導体に極微量の不純物をドープした半導体を不純物半導体という．添加する不純物のうち，過剰の電子を与える不純物をドナー（doner）といい，この種の不純物半導体を n 型半導体（n-type semiconductor）という．一方で，過剰の正孔をつくる不純物をアクセプタ（acceptor）といい，この種の不純物半導体を p 型半導体（p-type semiconductor）という．ドナーやアクセプタは禁止帯の中にそれぞれ，ドナーレベル（donor level）やアクセプタレベル（acceptor level）と呼ばれる不純物のエネルギー準位を形成する．

3.1.2 蛍光体の発光メカニズム

(1) 賦活剤と発光中心

蛍光体を形成する純粋物の素材結晶を母体結晶（host crystal），母体結晶に添加する微量の希土類イオン，遷移金属イオンなどの不純物を賦活剤（アクチベータ：activator）という．純粋な結晶に微量の賦活剤を添加すると，半導体のドナーレベルやアクセプタレベルのように禁止帯の中に電子や正孔の存在できる不純物のエネルギー準位が形成される．

蛍光は，賦活剤のエネルギーレベルで電子と正孔が再結合することによって生じる．蛍光体の価電子帯と伝導帯は，母体結晶の電子が取り得るエネルギー準位を示している．その母体結晶に賦活剤が含まれているか，あるいは純粋な母体結晶でも格子欠陥（lattice defect）があると，そこでは図3.1（b）のように禁止帯中に特定のエネルギー準位をとる局部的な電子状態が存在する．その中で発光に関与するエネルギー準位をつくる原子や格子欠陥などの特異部分を発光中心（luminescent center）という．

格子欠陥とは結晶を形成する原子またはイオンの周期的配列の局所的な乱れのこと．

(2) 準安定蛍光

格子欠陥や結晶中の不純物原子は電子や正孔を捕獲する性質がある．禁止帯に形成された不純物や格子欠陥によるエネルギー準位を捕獲中心（trapping center）という．一般にエネルギー的に真の安定状態ではないが，安定状態への転移，もしくは遷移が比較的長時間を要する状態を準安定状態（metastable state）という．捕獲中心は電子や正孔を捕え，結晶を準安定状態に保つ．基底状態にある結晶原子が外部からのエネルギーで励起されると，電子が伝導帯に遷移する（同時に正孔が形成される）．遷移した電子の一部は禁止帯中の捕獲中心の準位に留まる．これに外部からの刺激を加えると電子が捕獲中心から解放され，再び励起されて伝導帯に上がる．そして捕獲中心よりエネルギー準位の低い禁止帯の蛍光中心（再結合中心）の準位で正孔と電子が再結合して光を発する．これは準安定蛍光（metastable fluorescence）と呼ばれる蛍光のメカニズムである．発光量は捕獲中心の準位にある電子と正孔の数に比例する．

3.2　種々の蛍光現象

蛍光現象は蛍光材料を励起する刺激の種類によって以下に示すように異なる名称が与えられている．

3.2.1　フォトルミネッセンス（PL）

蛍光体が光によって励起されて発光する現象をフォトルミネッセンス（photoluminescence：PL）と呼ぶ．バンドギャップより大きな光のエネルギーを吸収して価電子帯から伝導体に励起された電子は発光中心を介して蛍光を発生する．蛍光体の発光波長は励起光波長よりも長波長側にシフトする．これは光で励起された物質中の電子が基底状態に遷移する前に，周囲の原子との相互作用によってそのエネルギーの一部を原子振動のエネルギーなどで失うことによるもので，ストークスシフト（Stokes shift）と呼ばれる．

フォトルミネッセンスの代表的な応用例は蛍光灯である．蛍光灯では蛍光管の内側の壁に蛍光体が塗布されている．蛍光灯に高電圧を印加すると，蛍光管の中に封入された水銀・アルゴン気体が放電によって紫外線を発生し，その紫外線が蛍光灯の管壁の内側に塗布されている蛍光体の電子を励起し，その電子が発光中心の基底状態に戻るときに可視光が

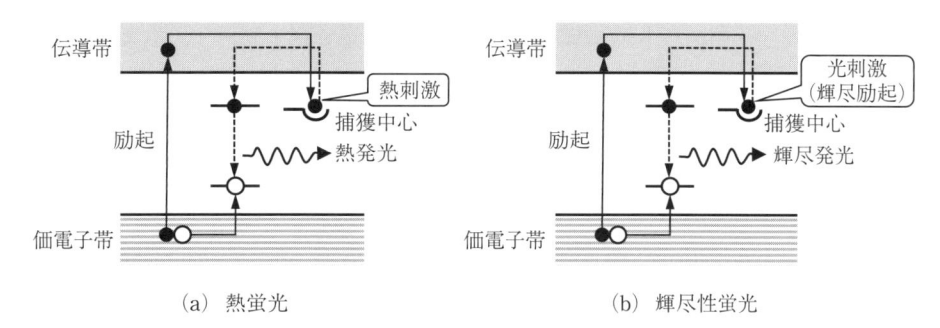

(a) 熱蛍光　　　　　　　　　(b) 輝尽性蛍光

図 3.2 熱蛍光と輝尽性蛍光のバンドモデル

発せられる．蛍光灯用蛍光体は酸化物・ハロゲン化物を母体とし，発光中心となる希土類や遷移元素が添加されている．

3.2.2 熱蛍光（TL）と輝尽性蛍光（PSL）

フォトルミネッセンスでは，励起された価電子帯の電子は通常，10^{-8}〜10^{-5} 秒程度のきわめて短い時間で発光中心を介してエネルギーを解放して発光し，励起を止めれば急速に発光は消滅する．しかし，ある種の蛍光体では励起された電子が一旦，捕獲中心にトラップされ準安定状態として存在し，その後，熱や長波長光などのエネルギーで再度励起され発光することがある．トラップされた電子が熱で再励起されて発光する現象は熱蛍光（thermal luminescence：TL）と呼ばれ，長波長の光で再励起されて発光する現象は輝尽性蛍光（photo stimulable luminescence：PSL）と呼ばれる．熱蛍光と輝尽性蛍光の機構を**図 3.2**に示す．

熱蛍光は放射線計測用の熱蛍光線量計（thermoluminescent dosimeter：TLD）に応用されている．輝尽性蛍光は二次元 X 線受像器であるイメージングプレート（imaging plate；IP）に応用されている（8.2.2 参照）．

3.2.3 カソードルミネッセンス（CL）

高電圧で加速された高エネルギー電子を蛍光体に照射することによって価電子帯の電子が励起されて発光する現象をカソードルミネッセンス（cathodoluminescence；CL）と呼ぶ．

カソードルミネッセンスの代表的な応用例として CRT（cathode ray tube）がある．CRT では 20 kV 程度の電圧で加速した電子ビームを蛍光体に当てて発光させる．電子線は磁界や電界で偏向するので，2 次元

特にエネルギー位置がバンド端から比較的離れた深い準位では，低温ではキャリアの再放出率が低く，キャリア（電子や正孔）がこの準位に滞在したままとなる．

輝尽性蛍光体を用いた X 線検出デバイスをイメージングプレートという．

の画像データに基づいて電子線を制御すると 2 次元画像を蛍光面に映し出すことができる.

CRT（cathode ray tube）はブラウン管と呼ばれ, それに用いる三原色の蛍光体は, 青色（Blue）蛍光体として銀付活硫化亜鉛（ZnS:Ag, Al）, 緑色（Green）蛍光体として銅付活硫化亜鉛（ZnS:Cu, Al）, 赤色（Red）蛍光体としてユーロピウム付活酸硫化イットリウム（Y_2O_2S:Eu^{3+}）などの粉末蛍光体を用いている.

3.2.4　エレクトロルミネッセンス（EL；電界発光）

電圧をかけて電気エネルギーを与えると蛍光体が発光する現象をエレクトロルミネッセンス（electroluminescence：EL）と呼ぶ.

エレクトロルミネッセンスには, 無機 EL のように固体中で電界によって放出された電子を加速して発光中心に衝突させて発光させる真性 EL（Intrinsic EL）と, 発光ダイオードのように p 型層と n 型層の接合部に電子と正孔を注入して発光させる注入型 EL（Injection type EL）とがある. 真性 EL の例としては酸化亜鉛などの無機化合物の蛍光体に電圧を印加するデバイスが知られているが, 主には注入型 EL が LED（light emitting diode）や有機 EL として応用されている.

LED は, 図 3.3 のように p 型と n 型の半導体を接合した構造になっており, 順方向バイアスを加えると, 正孔が n 型半導体の方向へ, 電子が p 型半導体の方向へ向かって流れる. この正孔と電子が接合部で再結合すると, 電子がもっていたエネルギーが光として放出される. すなわち, 電気エネルギーを直接光に変換することができる.

発光する色の違いは電子と正孔の間のエネルギー差で決まり, その差が大きいと波長の短い光, 差が小さいと波長の長い光になる.

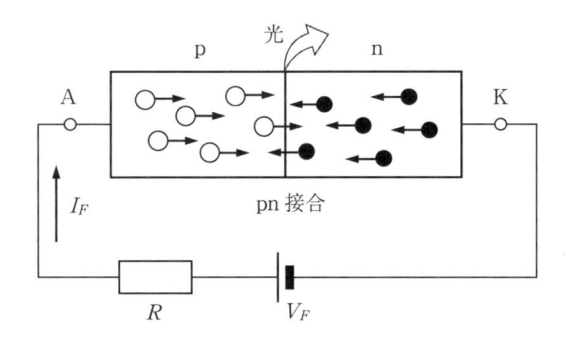

図 3.3　LED の発光プロセス

3.2.5　ケミカルルミネッセンス

化学反応のエネルギーが発光に変換される現象は化学発光（chemi-luminescence）と呼ばれる（生物由来のものは生物発光とも呼ばれる）．生物発光の例としてはホタルの緑色発光がある．ホタルの発光器の中にはルシフェリン（luciferin）という発光する物質と，発光を助けるルシフェラーゼ（luciferase）という酵素があり，この 2 つの物質と体の中の酸素が反応して光を放出する．また，化学発光の応用例で有名なものには，ルミノール発光（luminol luminescence）があり，血液の鑑識に利用されている．

血痕にルミノールのアルカリ溶液と過酸化水素水の混合液を吹きかけると青白く光る．この反応をルミノール反応といい，非常に高感度で希釈されていても反応が起こるため犯罪捜査に用いられている．

3.3　X 線用蛍光体の特性と用途

3.3.1　X 線用蛍光体の特性

(1)　X 線用蛍光体の要件

X 線診断用の蛍光体に特に要求される性能は，X 線による被ばく線量を可能な限り抑制しつつ（高感度），診療に必要な X 線画像の空間分解能をできるだけ維持する（発光光が拡散しない）ことである．よって，X 線診断用のシンチレータは基本的に以下の要件を満たす必要がある．

① 　X 線吸収効率が大きいこと
② 　発光効率が高いこと
③ 　受光系（ホトダイオードなど）の分光感度と合致した発光スペクトルを有すること
④ 　誘起したルミネセンスの発光減衰時間が短いこと
⑤ 　経年的劣化が少ないこと

医療画像分野では多くの用途に X 線用蛍光体が用いられているが，それぞれの用途に応じた特性の蛍光体を選択することが重要である．現在 X 線撮影用に用いられている代表的な蛍光体の特性を**表 3.1** に示す．蛍光体の発光波長や減衰時間などを考慮して，用途や受光素子に適した蛍光体が X 線受像システムに組み込まれている．主な X 線用蛍光体の発光スペクトルを**図 3.4** に示す[9]．

ここでの X 線吸収効率とは蛍光体の質量エネルギー吸収係数と同義である（2.5.3 (6) 参照）．

(2)　X 線吸収効率

X 線が蛍光体に入射すると，結晶中で発生した光電子が価電子帯の

表3.1　主なX線用蛍光体の特性

| 蛍光体 | 発光スペクトル | | 実効原子番号 | K吸収端 keV | 密度 g/cm^3 | 減衰定数 μs | 用途 | 検出器 |
	発光色	ピーク波長 nm						
$CaWO_4$	青	425[1]	61.8[1]	69.5	6.1[1]	1.0[5]	S/F	X線フィルム
$Gd_2O_2S:Tb$	緑	545[1]	59.5[1]	50.2	7.3[1]	700[2]	S/F FPD	X線フィルム PD/TFT
CsI:Tl	緑	540[1]	54.0[1]	36.0 33.2	4.5[1]	1.1[5]	FPD	PD/TFT
BaFX:Eu (X;Br,I)	紫	390 ～420[4]	48.3[1] BFBの値	37.4	5.0[1] BFBの値	0.6～0.8[4]	CR	PMT
CsBr:Eu	青	450[6]	47.1 計算値	36.0	4.4	0.58[7]	CR	PMT
CsI:Na	青	420[1]	54.0[1]	36.0 33.2	4.5[1]	0.65[5]	I.I.	光電面 （バイアルカリ）
$Gd_2O_2S:Pr$	緑	515[1]	59.5[1]	50.2	7.3[1]	3.0[2]	CT	PD
$Bi_4Ge_3O_{12}$	青	480[1]	71.5[1]	90.5	7.1[1]	0.3[3]	PET	PD

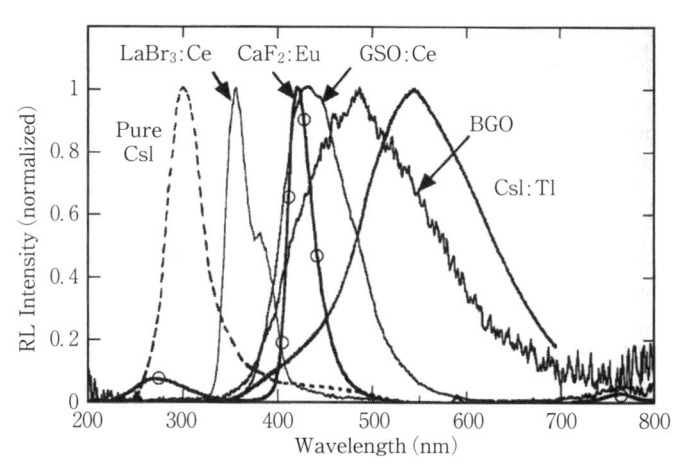

図3.4　主なX線用蛍光体の発光スペクトル（文献9））
（GSOは$Gd_2SO_5:Ce^{3+}$, BGOは$Bi_4Ce_3O_{12}$）

多数の電子を伝導帯へ上げることにより，結晶中に数多くの電子正孔対が発生する．発生する電子正孔対の数は光電子の運動エネルギーに比例する．したがって，蛍光体のX線吸収効率は光電効果の生起割合によって決まる．

実効原子番号と密度が大きい蛍光物質ほど光電効果が起こりやすいため，X線吸収効率は良い（表2.4参照）．また，X線吸収効率は入射X

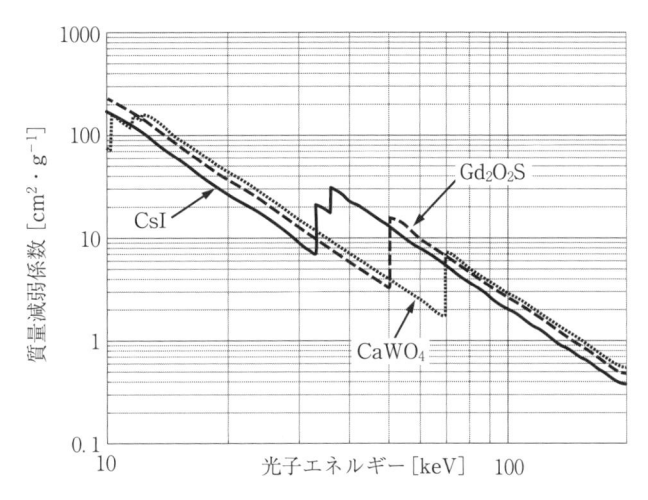

図3.5 X線診断用の代表的シンチレータの質量減弱係数のエネルギー依存性

光子のエネルギーがK吸
収端エネルギーを超える
と，K殻電子に対する光
電効果が可能となる．同様
にL殻電子を電離するの
に必要なエネルギーはL
吸収端と呼ばれるが，一般
に医療目的に関してはK
吸収端のエネルギーが重要
である．吸収端エネルギー
については2.5.1（3）を
参照のこと．

半導体中で，一対の電子正
孔対を生成するのに必要な
平均エネルギーをε値とい
う．また気体中に1イオン
対を生成するのに必要な平
均エネルギーをW値とい
い，固体のε値とは区別す
る．

線のエネルギーによって変化する．一般的な傾向として，X線のエネ
ルギーが大きくなるほど光電効果が起こりにくくなるため，X線の吸
収効率は小さくなる．ただし，吸収効率には蛍光材料の吸収端エネルギ
ーが深く関わってくる．

　シンチレータのX線減弱特性を知っておくことは被ばく線量抑制の
観点から重要である．特に，吸収端エネルギーはX線吸収特性を大き
く変化させる．**図3.5**にCsI:Tl，GOSおよび$CaWO_4$の質量減弱係数
のエネルギー依存性を示す．光子エネルギーがK吸収端エネルギーを
超えると光電効果の生起確率が不連続的に急激に増加するため，X線
吸収効率の変化に付随して蛍光強度が急激に変化する．X線撮影装置
の受像器に用いる蛍光体としてはK吸収端エネルギーがX線撮影に用
いるX線ビームの実効エネルギーより低い蛍光体が望ましい．

（3）　発光効率

　蛍光体の発光量はX線画像の検出量子効率（detective quantum
efficiency：DQE）を決定するため重要である．蛍光体が吸収した光子
エネルギーに対する蛍光体の放出光量子のエネルギーの比を発光効率
（luminescence efficiency）という．多くの無機シンチレータの発光効率
は10〜20％程度である[9]．

　無機シンチレータで一組の電子正孔対を生成するエネルギーは概ねバ
ンドギャップエネルギーの3倍程度である．たとえばCsI:Tlの場合，
一対の電子正孔対を生成するのに平均15 eVのエネルギーを消費する

ので，50 keV 光子 1 個のエネルギーが結晶に付与されると約 3.3×10^3 個の電子正孔対が生成する．

　生成された電子正孔対の再結合エネルギーのすべてが放射遷移に転移するわけではない．CsI:Tl の発光効率は 11% であるから[9]，50 keV 光子 1 個のエネルギーがすべて結晶に付与された場合，およそ 5.5 keV の光量子を発生させる．表 3.1 から CsI:Tl の発光ピーク波長は 540 nm であるから，放出される光量子 1 個の平均エネルギーは 2.3 eV である．よって CsI:Tl 蛍光体は，50 keV 光子 1 個のエネルギー吸収により 2.4×10^3 個の光量子を放射することになる．生成された電子正孔対数に対する放射光量子数の比を量子収率（quantum yield）または，量子変換効率（quantum efficiency）という．CsI:Tl の場合，前述の計算結果から量子収率はおよそ 72% と推定できる．

（4）　発光減衰時間

　X 線が遮断された後も発光が継続する蛍光を残光（after grow）という．X 線遮断後のシンチレータの時刻 t における発光強度 $I(t)$ は次式のような指数関数的減衰として表される．

$$I(t) = I_0 e^{-\frac{t}{\tau}} \tag{3.1}$$

ここで，I_0 は $t=0$ における蛍光強度である．τ は減衰定数（mean life time）と呼ばれ，蛍光強度が最初の $1/e$ すなわち 36.8% まで減衰するのに要する時間を表しており，蛍光体に固有の定数である．

　X 線撮影用蛍光体では，減衰定数が小さい蛍光体ほど時間分解能が優れている．減衰定数が大きいと発光減衰が長くなることで，連続撮影や動態の観察時に残光によるアーチファクトが発生する．発光減衰時間は主には賦活剤の種類で決定される．

3.3.2　X 線用蛍光体の用途と特徴

（1）　FPD 用蛍光体

　平面検出器（flat panel detector；FPD）には直接変換方式と間接変換方式があり（8.1 参照），間接変換方式の FPD は，シンチレータ層で一旦 X 線パターンを可視光像に変換した後，TFT（Thin Film Transistor）上にあるフォトダイオードで電荷に変換する．

　FPD 用シンチレータには原子番号が大きく X 線吸収が大きく，発光効率が高く，温度・湿度環境によって劣化しないなどの特性が要求される．また，フォトダイオードの受光ピーク波長との整合性の観点から

シンチレータと TFT を用いた X 線検出デバイスを間接変換方式 FPD という．TFT は液晶デバイス技術で培った 2 次元データを切り替えて取り出し，転送する技術である．詳細は 8.1.1 参照.

は，緑色発光系のシンチレータが望ましい．

これらの条件を満たすシンチレータとして，$CsI:Tl^+$ と $Gd_2O_2S:Tb^{3+}$（GOS）が実用化されている．$Gd_2O_2S:Tb^{3+}$ シンチレータは，X線増感スクリーンでも使用されており，比較的容易に作成可能であるが，粉体の蛍光体で散乱が多い．このため，X線吸収を増加しようと一定以上厚いものを作成しても発光光を取り出すことが難しく厚さに限界がある．一方，$CsI:Tl^+$ シンチレータは真空蒸着技術を使って柱状結晶（columnar crystal）を作成することが可能で，厚膜にしても比較的散乱が少なく，高感度で高空間分解能の撮影システムを構築することができる．

(2) イメージングプレート（IP）用蛍光体

CRシステムのイメージングプレート（8.2参照）に用いる蛍光体は輝尽性蛍光体（photostimulable phosphor）と呼ばれている．輝尽性蛍光体としては $BaFX:Eu^{2+}$（X:Br, I）と $CsBr:Eu^{2+}$ が実用化されている．

これらの輝尽性蛍光体はX線吸収の大きい元素であるBaあるいはCsを含んでおり，赤色半導体レーザー光（波長 $660 \sim 680$ nm）やHe-Ne レーザー光（波長 633 nm）で効率よく励起（輝尽励起）することが可能である．発光波長は青色で，ダイナミックレンジやSN比が優れている光電子増倍管（photomultiplier tube；PMT）の受光ピーク波長と整合している．

輝尽性蛍光体の賦活剤としては Eu^{2+} が用いられている．その理由は，一般にこの賦活剤は励起されたときの応答特性が優れている（応答が速い）ためである．

光電子増倍管は高感度で低暗電流の光検出器．真空中で光を光電子に変換して高電圧で加速して電子を増幅する．

(3) X線CT検出器用蛍光体

X線CTの検出器としては，従前はXeガスを用いるガス電離方式や単結晶の $CdWO_4$ などが用いられた時期もあったが，現在はセラミック形成されたシンチレータとフォトダイオードの組み合わせによる固体検出器が一般的である．X線CT用シンチレータとしては，高い検出効率すなわちX線の吸収効率（これによってCT画像のSNRが決まる）が高い，残光が少ない，安定性が良い，十分なダイナミックレンジを有することが必要である．このようなシンチレータとしては $Gd_2O_2S:Pr$ などの蛍光体が用いられている．

(4) I.I. 入力蛍光面用蛍光体

イメージインテンシファイアー（imaging intensifier：I.I.）（9.2参

光電面とは金属表面に可視光が入射すると自由電子が放出される金属面をいう．光電面にはアルカリ金属が用いられる．

照）では，入射した X 線像は I.I. 入力蛍光面で可視光に変換され，その可視光は金属の光電面に入射する．可視光は光電面で光電子に変換された後，高電圧によって加速，収束されて出力蛍光面に投影される．

　I.I. の入力蛍光面には CsI:Na シンチレータが用いられている．CsI:Na は柱状結晶（図 8.14（b）参照）で作成されており，入射 X 線によって発光した多くの光は結晶中で全反射を繰り返して光電面に達するため光伝導の効率性が良い．結晶成長条件の最適化によって太さ 5 μm 程度，厚さ 500 μm 程度の高解像度の入力蛍光面を形成している．発光波長は光電面に適した青色発光である．

〔参考文献〕

1）（社）日本画像医療システム工業会監修：医用画像・放射線機器ハンドブック，JIRA，2007
2）西村孝司：東芝レビュー，Vol.73，No.2，電子デバイス 材料，2018
3）石井満他：日立評論，単結晶データ，1980 年 11 月号
4）中野寧他：日本写真学会誌，Vol.64，No.2，PSL 応答，2001
5）三枝健二他：改定版 放射線基礎計測学，第 3 章表 3.4，医療科学社，2011
6）木村大海他：第 80 回応用物理学会秋季学術講演会，講演予稿集，2019
7）佐伯啓一郎他：第 62 回応用物理学会春季学術講演会，講演予稿集，パルス X 線，2015
8）古川克治他：放射線写真学 アナログからデジタルへ（第 2 版），富士メディカル，2019
9）S. Shigeo, W. M. Yen, and H. Yamamoto, eds.：Phosphor handbook, CRC press, 2018
10）P. Dorenbos：Nucl. Instr. & Meth. in Phys. Res., A486, 1-2, 208-213, 2002
11）黒沢達美：物性論，基礎物理学選書 9，裳華房，1979

4 X線撮影の原理

　臨床では画像診断・治療の目的に応じて構造や機能を分化させた多様なX線撮影システムが利用されている．本章では，第6章以降のX線撮影機器学の各論に入る前にX線撮影の全体像を把握するために，代表的な一般撮影用のデジタルX線システムの構成を例にとり，X線撮影の基本原理を俯瞰する．続いて，X線撮影における被ばく線量の評価法を概観する．

　なお，本章においては媒質（medium），組織（tissue），ファントム（phantom），オブジェクト（object）という用語はX線物理学の論点からは同義とする．また，線量（dose）という用語はICRUが定義する線量計測量の空気カーマ（air kerma）と同義とする．

4.1 放射線診療従事者

　電離放射線に対する防護と放射線源の安全のための国際基本安全基準（International Basic Safety Standards for Protection against Ionizing Radiation and for the Safety of Radiation Sources：BSS）では，放射線防護および医療被ばくにおける安全性に関わる医療従事者の責任を定めている[1]．BSSでは，放射線診療従事者（radiological medical practitioner：RMP）を「患者への放射線照射に責任を持ち，特定の専門領域における医療被ばくを伴う検査や手技を自ら行う能力を有する，もしくは監督する能力を有する，放射線医療の専門教育と訓練を受けた医療従事者」と定義している．放射線診療従事者は，放射線防護および患者の安全に対して主たる責任を負う者である．

　医療法施行規則では，病院等の管理者は，放射線を用いた医療の提供

に関して安全管理のための体制を確保することを定めており，診療用放射線の安全管理のための責任者（医療放射線安全管理責任者）を配置することを義務づけている．

4.2　画質と線量の最適化

現在の診療用X線撮影の目的は，健康者に対する検診や患者に対する画像診断，IVRなどのカテーテル治療および放射線治療計画など多岐にわたるため，本書では診療でX線の照射を受ける対象者を被検者という用語に統一した．

　診療におけるX線撮影（X-ray imaging）の目的は，被検者または患者（以下総称して被検者という）の被ばく線量（patient dose）を可能な限り抑制しつつ，得られたX線画像（X-ray image）から臨床上有益な体内情報を最大限に抽出することにある．

　デジタルX線画像の画質（image quality of digital X-ray image）とは，画像雑音（image noise）に埋もれた画像信号（image signal）の中から如何に忠実に目的とする体内情報を人の眼で識別できるかの能力である．画像雑音に対する信号強度の比を信号対雑音比（signal to noise ratio：SNR）という（5.3.4（3）参照）．被検者に照射するX線ビーム（X-ray beam）の出力（フルエンス）を増大すれば，信号強度に対して画像雑音が相対的に抑制されるため，得られるX線画像のSNRは立ち所に改善する．しかし，それは同時に被検者の被ばく線量の増大につながる．

基本的にはICRPの提唱するALARA（As Low As Reasonably Achievable）の原則に基づく．

　X線撮影には，診療に要求される画像のSNRを最低限に担保し，その上で被検者の被ばく線量の最小化を図る義務が課せられている．本書ではこの義務を「画質と線量の最適化（optimization of image quality and exposure）」と呼ぶことにする．診療用のX線撮影機器の開発・研究および利用に関わる人々の永続的な課題は，X線画像の画質を劣化させることなく，X線ビームの線量を容赦なく抑制するように進化を続けることにある．

4.3　診断用X線装置の構成

　日本産業規格（Japanese Industrial Standards；以下JIS規格という）では，X線装置（X-ray equipment）を「X線発生装置，関連機器および付属品の組み合わせによって構成される機器」と定義し，X線発生装置，X線機械装置，X線映像装置，X線画像処理装置および関連機器などに区分している．JIS規格によるX線装置の構成を図4.1に示す[2]．

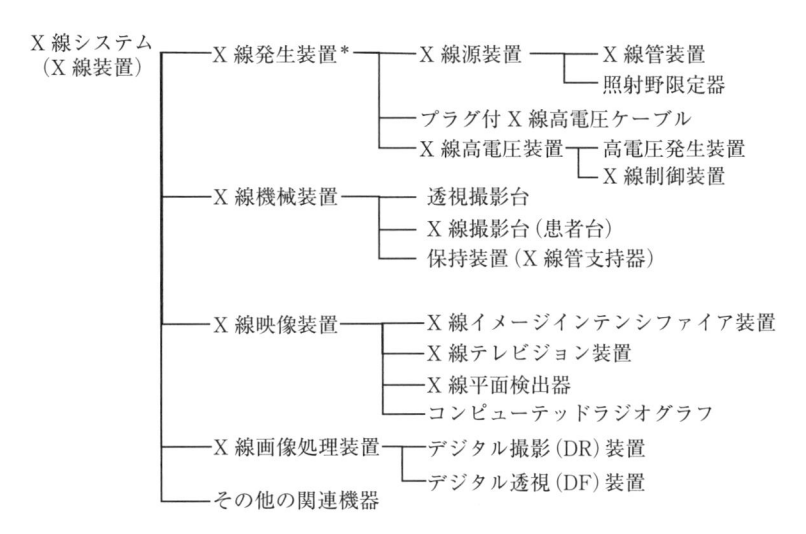

＊：照射野限定器を備えた一体形 X 線発生装置を含める.

図 4.1 診断用 X 線装置の構成（文献 2））

　X 線発生装置（X-ray generator）とは，X 線の発生および制御のためのすべての機器を組み合わせた装置で，X 線源装置（X-ray source assembly）に接続した X 線高電圧装置（X-ray high-voltage generator）を含む．X 線源装置は X 線管装置（X-ray tube assembly）と照射野限定器（beam limiting device）で構成される．X 線高電圧装置は，X 線管（X-ray tube）に供給する電気エネルギーの発生と制御のすべての構成要素を組み合わせたもので，通常，高電圧発生装置（high-voltage transformer assembly）と X 線制御装置（control unit）から構成される．X 線高電圧装置の種類は，インバータ式（inverter type）と変圧器式（transformer type）に分類される[2].

4.4　X 線の発生と制御

4.4.1　イメージングチェーン

　X 線撮影から画像診断（image diagnosis）に至るまでには，X 線の発生，X 線ビームの形成，X 線パターンの形成，X 線受像器（X-ray image receptor）による電気信号への変換，デジタル画像処理，医用ディスプレイへの転送と表示，そして人の視覚特性などのさまざまな画像形成過程（信号伝達過程）が存在する．これらの構成要素の連鎖をイメ

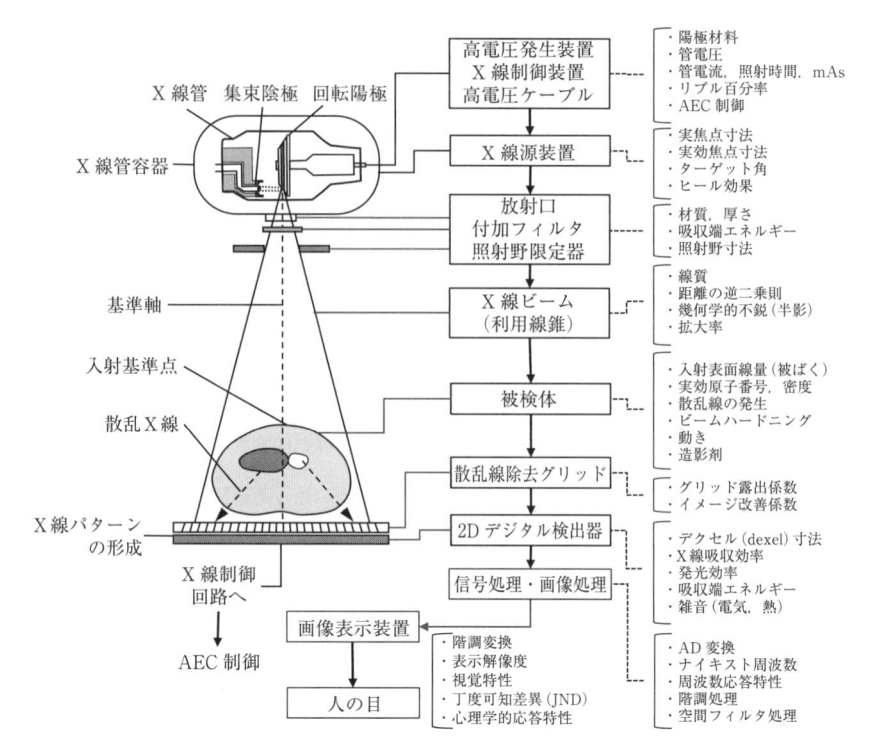

図 4.2　投影デジタル X 線撮影のイメージングチェーンと X 線画像の画質と線量の最適化に影響する主な因子（文献 3)）（X 線管軸方向は実際の撮影とは異なる）

ージングチェーン（imaging chain）という[3]．

　典型的な投影 X 線によるデジタル画像（digital radiography：DR）形成のイメージングチェーンと，それぞれの構成要素が画質と線量の最適化に影響を与える主な因子を**図 4.2**に示す．X 線診療における被検者の被ばく線量の最小化を図る上で，イメージングチェーンに介在する一つ一つの影響因子を正しく把握し，適切な撮影パラメータを設定すること，そしてイメージングチェーンを構成する個々のリンク要素の品質管理（quality control：QC）を適切に行うことが，X 線撮影機器を取り扱う者に課された責務である．

4.4.2　X 線管の概要

　X 線管は正電位となる陽極（anode）と負電位となる陰極（cathode）を 10^{-5} Pa 以下[4]の超高真空（ultra-high vacuum）のガラスまたは金属の外囲器（envelope）内に封入した真空管である．陰極と陽極の間に 40〜150 kV の電圧を印加して X 線を発生させる．**図 4.3**に一般的な回

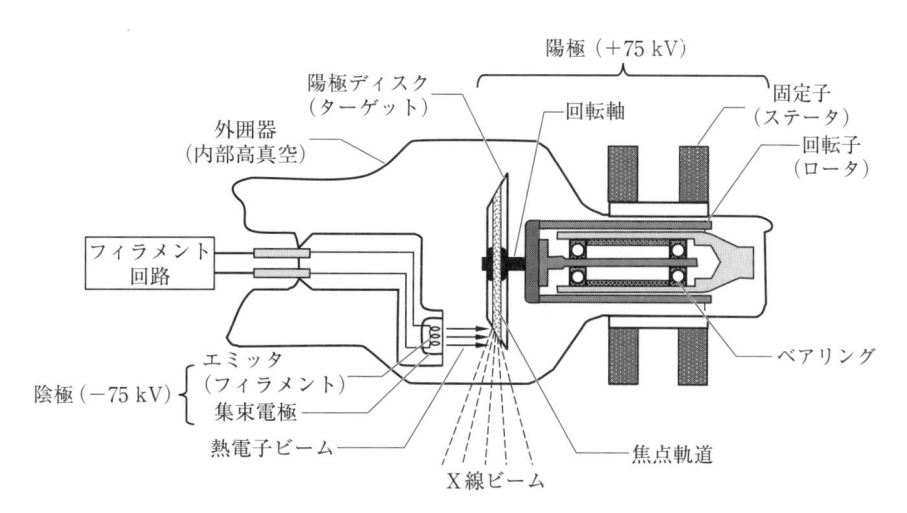

図 4.3　回転陽極線管の構成

転陽極 X 線管（rotating anode X-ray tube）の断面模式図を示す.

　陽極は，熱対策のために誘導電動機（induction motor）で高速回転しながら電子ビーム（electron beam）を受けて X 線を照射する回転陽極（rotating anode）と呼ばれる構造となっている. 陽極のうち，加速集束した電子ビームを衝突させて X 線を発生させる部分をターゲット（target）という. 一般的な X 線管のターゲット材質には W（$Z=74$）を用いている. ターゲットからは制動 X 線と特性 X 線が重なって放出される（図 2.8 参照）. ターゲットで発生した X 線は X 線管軸と直角方向に多く放出されるため，ターゲット面は電子ビームの入射方向に対して傘状に傾斜した構造となっている.

　陰極は，熱電子（thermoelectron）の供給源となるエミッタ（emitter）と，発生した熱電子をターゲットの焦点（focus）に集束させる集束電極（focusing cup）から構成される. 一般用 X 線管のエミッタにはフィラメントと呼ばれる，タングステンワイヤのコイルが用いられている. フィラメントは大焦点用と小焦点用が並列して配置してあり，X 線管の負荷（loading）に応じて切り替えて撮影する. フィラメントの代わりに電界放出型の平面型電子エミッタ（flat electron emitter）を用いた X 線管もある.

4.4.3　X 線ビームの形成と漏れ X 線の遮へい

　X 線管容器（X-ray tube housing）に X 線管を封入したものを X 線管装置という. 一般撮影用の X 線管装置の内部構造を**図 4.4**に示す.

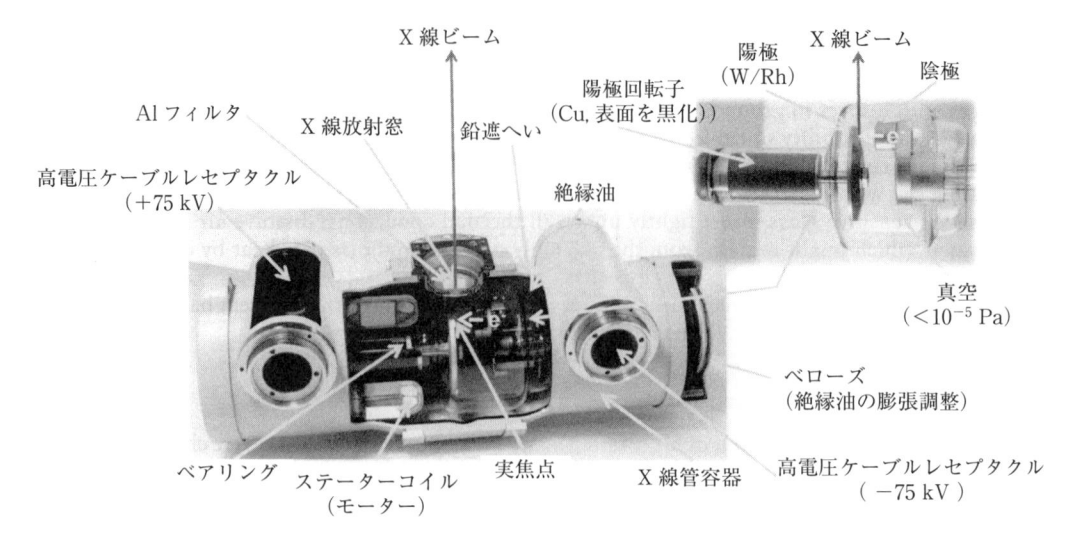

図 4.4　一般的な X 線装置の管容器の内部構造と X 線管の外観（文献 4））

　X 線管容器の主な役割は，X 線放射口以外の漏れ X 線（leakage radiation）を遮へいすること，高電圧ケーブルを接続すること，電気的絶縁と X 線管の冷却のための絶縁油（insulation oil）を充填することである．管容器中央には X 線ビームを取り出すための樹脂製の放射口（tube port）が取り付けられ，さらに放射口には照射野限定器が取り付けられる．

　点線源と見なせる X 線源から放射される X 線束のうち，照射野限定器の形成する立体角によって限定された空間領域を X 線ビーム（X-ray beam）または利用線錐という．X 線ビームによって受像面に形成される X 線の照射範囲を X 線照射野（X-ray field）という．照射野限定器は可動絞りともコリメータ（collimator）とも呼ばれ，X 線の放射角を制限（コリメート）して撮影に必要な X 線ビームを形成し，X 線照射野を調整する装置である．X 線照射野の表示は照射野限定器内に装備している投光照準器の LED（light-emitting diode）光によって受像面に光照射野（light field）を投射する．医療法施行規則では，利用する焦点受像器間距離（focal spot to image receptor distance：FID）において，受像面を超えないように X 線ビームをコリメートする照射野限定器を装備することを義務づけている．

FID は SID，source to image receptor distance ともいう．

　X 線ビーム（利用線錐）外の X 線を漏れ X 線と呼ぶ．X 線管容器の内壁には，漏れ X 線を遮へいするための鉛板が張られている．医療法施行規則では，X 線管容器の漏れ X 線量は X 線管焦点から 1 m の距離

で空気カーマ率が $1.0\,\mathrm{mGy\cdot h^{-1}}$ 以下に遮へいすることを義務づけている.

4.4.4 焦点の形成

X線管焦点（X-ray tube focus）の寸法はX線画像の空間分解能を左右する重要な因子である．図 4.5 に一般的な回転陽極X線管の焦点形成の原理を示す．回転陽極X線管において，加速された電子ビームが衝突するターゲットディスクの表面部分を実焦点（actual focal spot）といい，ターゲットディスクの回転により形成される実焦点の軌道を焦点軌道（focal track）という．線状陰極（フィラメント型陰極）の場合は実焦点の形状はフィラメントの長さと幅で決まり，概ね長方形を形成する．

X線管軸に垂直で実焦点の中心を通る線を基準軸（reference axis），基準軸に垂直な面を基準面（reference plane）という．実焦点面と基準軸とがなす角 θ をターゲット角（target angle）という．基準面に対して実焦点を垂直投影した焦点形状を実効焦点（effective focal spot）といい，通常は，X線撮影における焦点寸法は実効焦点の寸法で表示する．

実効焦点の寸法は，X線管軸と平行な方向（長さ方向）とX線管軸に垂直な方向（幅方向）の寸法で表す．フィラメント形状が同じでもターゲット角 θ によって実効焦点寸法は変化する．図 4.5 に示すように，

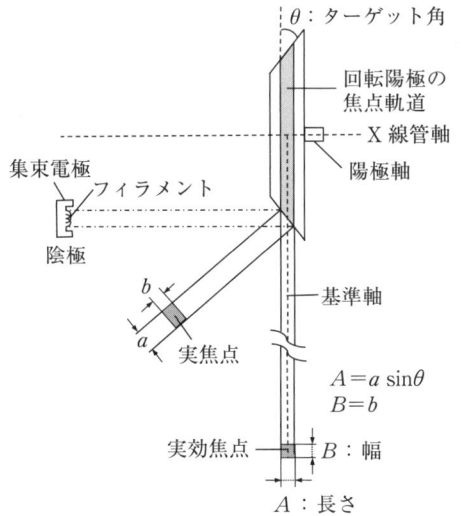

図 4.5 回転陽極X線管の焦点形成の原理

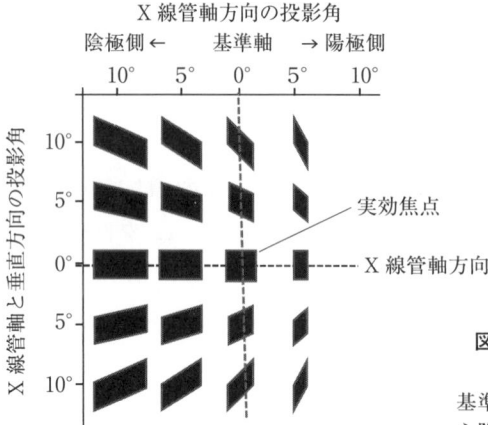

図 4.6 実焦点の基準面上への幾何学的投影
（文献 7））
基準面上から見た実焦点の投影寸法は陽極側から陰極側に向かって大きくなっていく.

実焦点の長さ方向と幅方向の寸法をそれぞれ，a と b，実効焦点の長さ方向と幅方向の寸法をそれぞれ A と B とするとき，実焦点寸法と実効焦点寸法との間には次の関係がある.

$$\begin{cases} A = a \sin \theta \\ B = b \end{cases} \tag{4.1}$$

たとえば，実焦点寸法が 5.0 mm×1.2 mm，ターゲット角が 15° のときの実効焦点寸法は 1.3 mm×1.2 mm である.

　フィラメント寸法が同じであれば，ターゲット角が小さくなるほど実効焦点の長さ方向の寸法が小さくなるので X 線画像の空間分解能は向上するが，ターゲットのヒール効果（heel effect）の影響（6.1.4 参照）で利用可能な X 線ビーム角（照射野寸法）が制限される. 一般撮影用 X 線管のターゲット角は 12°～15° 程度で，実効焦点寸法は 0.3～1.2 mm 程度である.

　実焦点を基準面上に投影したときの幾何学的形状の変化を**図 4.6** に示す. 実焦点の長さ方向の投影寸法は，X 線管軸方向に沿って変化するが，幅方向の投影寸法は変化しない. これは，ターゲット角の影響で，基準面上に投影される実焦点の長さ方向の寸法が，陰極側から陽極側に向けて徐々に小さくなるためである. X 線装置の仕様書記載の公称焦点値（nominal focal spot value）は実効焦点寸法で表示している.

4.4.5　X 線ビームのろ過

　X 線管焦点から受像面までの中間層には，さまざまな X 線吸収媒体

が存在する．X線ビーム内に介在する吸収体によるビーム断面の強度分布の変化を総称してろ過（filtration）という．

　焦点からX線ビームの被検者入射面までの間に介在する，正常な使用状態では取り外しのできない物質によるX線管装置の線質等価ろ過を固有ろ過（inherent filtration），取り外し可能な物質による線質等価ろ過を付加ろ過（additional filtration）という．

　X線管装置の固有ろ過にはターゲットの自己吸収，X線管のガラス管，絶縁油，放射口の材料などがある．付加ろ過には，照射野限定器内の光投光ミラーおよび撮影目的に応じて装着・脱着可能な付加フィルタなどがある．固有ろ過と付加ろ過との総計を総ろ過（total filtration）という．固有ろ過や総ろ過は，指定の線質（管電圧，リプル百分率）の下で，半価層（half value layer, HVL）に換算して同じ線質を与えるAlなどの参照物質の厚さで表す（例：2.0 mmAl当量）．

　X線撮影では一定の総ろ過を確保することが，被ばく線量抑制の観点から非常に重要である．エネルギーが10 keV以下の低エネルギーX線はわずか数cmの水でもほとんど完全に吸収されてしまうため（10 keV光子の水に対する半価層は1.3 mm），X線撮影としての利用価値がないばかりか，被検者の入射皮膚線量だけを無用に増加させてしまう．このため，X線撮影時はX線ビームに含まれる低エネルギーX線をろ過してから被検者に入射させなければならない．医療法施行規則では，X線ビームの総ろ過が，一般撮影用X線装置の場合，2.5 mmAl当量以上，乳房撮影用X線装置の場合，0.5 mmAl当量以上または0.03 mmMo当量以上となるような付加ろ過板の装着を義務づけている．

4.4.6　発生X線の制御

(1)　管電圧・管電流・照射（負荷）時間

JIS規格で定義している「照射時間」，「撮影時間」および「負荷時間」は本章では同義として扱う．

　X線管の陽極と陰極との間に加える電位差を管電圧（tube voltage）という．管電圧波形は時間的に変動しているので，管電圧の値は最大値（波高値，peak value）をkVの単位で表示する．管電圧がX線ビームの最大エネルギーとエネルギー分布（スペクトル）を決定する（図2.8参照）．X線ビームの出力線量（エネルギーフルエンス）は概ね管電圧の2乗に比例する（式（2.13）参照）．特殊な専用撮影装置を除けば，管電圧の調節は，高電圧変圧器の一次側電圧を調整することで，変圧器二次側で発生する高電圧を40 kVから150 kVの範囲で変化させてい

金属外囲器のX線管を用いた場合は陰極側回路に流れる電流を管電流とする.

る.

　X線管のターゲットに入射する電子ビームによる陽極電流を管電流（tube current）という. 管電流も時間的に変動するので, 管電流の値は平均値（average value）をmAの単位で表示する. 管電流はターゲットで1秒当たりに発生する光子の個数を決定するので, X線ビームのフルエンスは管電流に比例する. 管電流がX線ビームのエネルギー分布（線質）を変化させることはない.

　管電流の調節は, フィラメント回路でフィラメント加熱電流を調節して陰極の熱電子放射量を変化させる. フィラメント加熱電流を3〜7A程度変化させることにより, 管電流を数mAから1,000mA程度まで調節することができる.

　X線撮影時の照射X線量は照射時間（irradiation time）に比例する. 照射時間の調節は制御回路内に組み込まれたマイクロ秒（μs）の正確度を有するデジタルタイマによって行い, 1msからの撮影が可能である. 管電流と照射時間との積を管電流時間積（current time product：mAs）といい, mAsの単位で表示する. X線ビームのフルエンスは管電流と照射時間の両方に比例することから, 管電流時間積値に比例する.

(2)　X線高電圧装置の概要

　X線高電圧装置は, 高電圧発生装置とX線制御装置で構成される. 高電圧発生装置は電源回路（supply circuit）, インバータ回路（inverter circuit）, 高電圧変圧器（high voltage transformer）, 高電圧整流回路（high voltage rectification circuit）およびフィラメント加熱変圧器（filament heating transformer）などから構成される. X線制御装置は, ロータ駆動回路（rotor drive circuit）, フィラメント加熱回路（filament heating circuit）, 焦点切替え回路（focus switching circuit）, 撮影/透視切替回路（exposure/fluoroscopic switching circuit）および自動露出制御回路（automatic exposure control circuit）などを装備しており, 発生X線の制御は遠隔のコントロールパネルから操作可能となっている. 一般的なX線発生装置の制御と操作卓で設定可能な制御パラメータを図4.7に示す.

　従来の変圧器式のX線高電圧発生装置は, 単相2ピーク装置や三相X線装置を用いていたが, インバータ装置が開発されてから, フィードバック制御による高速で再現性（reproducibility）の良い制御が可能になったこと, 装置を大幅に小型化できることなどの理由により, 現在の高電圧発生装置は高周波インバータ式高電圧発生装置（high-fre-

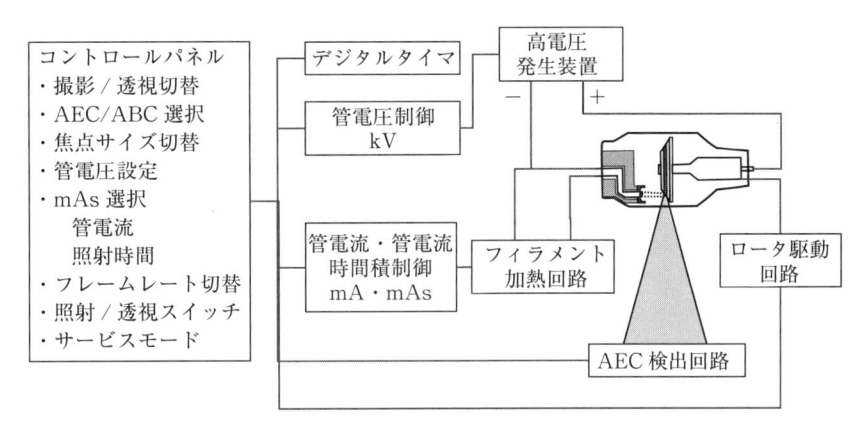

図 4.7 一般的な X 線発生装置の制御と操作パネルで設定可能な制御パラメータ

quency inverter generators）が圧倒的に主流となっている．

(3) インバータ式高電圧発生回路

　高電圧変圧器と整流回路の例を**図 4.8** に示す．高電圧変圧器は主変圧器（main transformer）とも呼ばれる．変圧器はファラデーの電磁誘導の法則（Faraday's law of electromagnetic induction）によりコイルの一次側と二次側の巻数比（turns ratio）に比例した二次電圧を発生するので，高電圧変圧器の一次側に入力した高周波交流（high frequency alternating current）の低電圧は変圧器により高周波交流の高電圧に昇圧される．高電圧変圧器の二次側は耐絶縁を考慮して中性点接地方式（neutral grounding system）としている．

　直流電力（DC power）を交流電力（AC power）に変換する装置をインバータ（inverter）または逆変換器という．インバータ式 X 線装置の管電圧制御方法は，パルス幅変調（pulse-width modulation）方式や位相シフト角制御（phase-shift control）方式など多岐にわたるが，電源電圧から管電圧変換までの電圧変換過程の基本的な考え方は同じである．一例として，インバータ式高電圧発生装置の代表的な電圧変換過程の例を**図 4.9** に示す[5]．

　電源回路に入力された正弦波交流電圧（50/60 Hz，100～200 V）を整流回路（rectifier circuit）と平滑回路（smoothing circuit）に通して直流波形に変換する．直流電圧に変換する理由は高周波のパルス電圧を得るためである．得られた直流電圧をインバータ回路でインバータ周波数に比例した高周波交流（500～50 kHz）のパルス電圧に変換し，高電圧変圧器の一次側に入力する．目標とする管電圧に対応した一次電圧に

中性点接地：X 線管に管電圧 150 kV の負荷をかけたとき陽極側には+75 kV，陰極側には−75 kV の電位差ができる．

直流：direct current：DC
交流：alternating current：AC

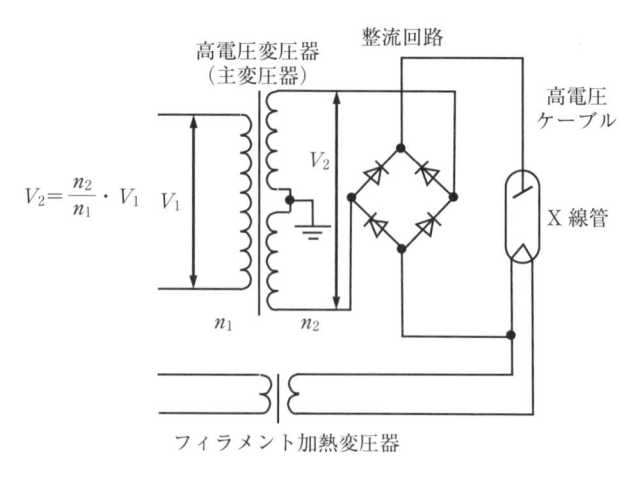

高電圧変圧器
（主変圧器）

整流回路

高電圧
ケーブル

$$V_2 = \frac{n_2}{n_1} \cdot V_1$$

X線管

フィラメント加熱変圧器

図4.8   高電圧変圧器と整流回路

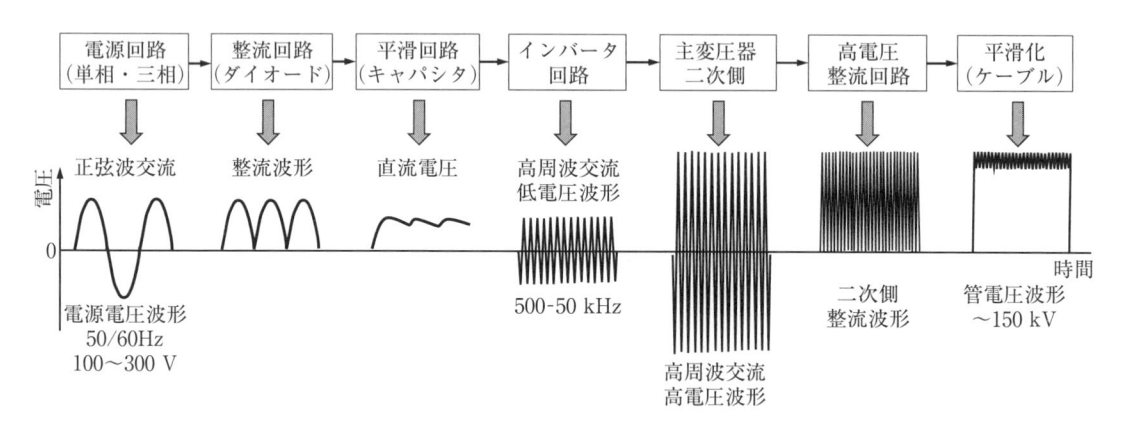

図4.9   インバータ式高電圧発生装置の電圧変換過程（文献5))

なるように，インバータ駆動周波数が調整される．

　高電圧変圧器の一次側に入力した高周波交流の低電圧は，管電圧に対応した高周波交流の高電圧（40〜150 kV）に昇圧されて二次側に出力される．この二次側の高周波交流電圧を高電圧整流回路で整流した後，高電圧ケーブルを介してX線管の陽極と陰極に印加する．高電圧整流回路で整流する目的は，X線管の陽極に時間的に常に正の電圧を印加するためである．整流直後の高電圧波形は脈動（voltage ripple, リプル）が大きいが，高電圧ケーブルの静電容量（capacitance）により電圧波形がかなり平滑化されるため，X線管に印加する管電圧のリプル百分率は数％まで低下する．

リプル百分率の定義については，図7.7参照．

　高電圧発生装置は，高電圧変圧器とは別に管電流調整のためのフィラ

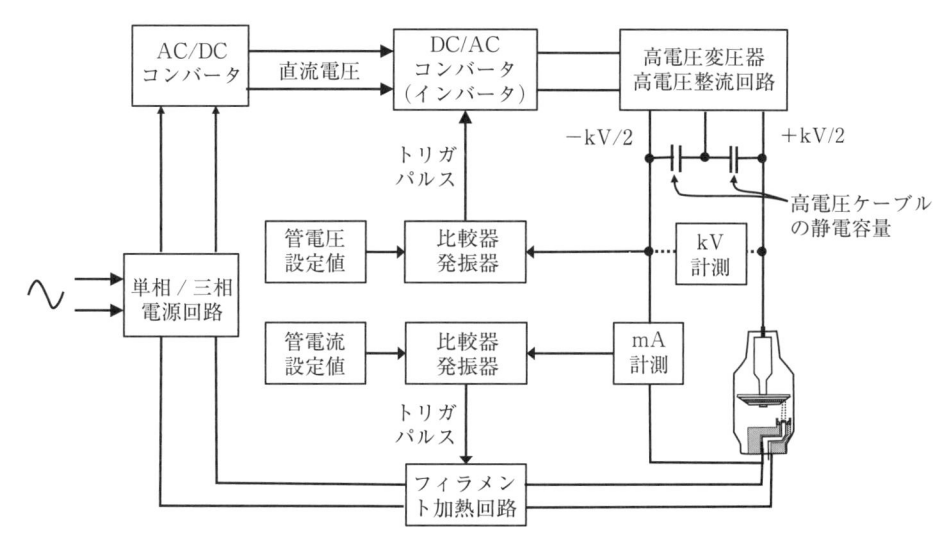

図4.10 インバータ式高電圧発生装置の管電圧・管電流のフィードバック制御（文献5))

メント加熱変圧器を備えている．インバータ式X線装置では，フィラメントの加熱もインバータによって高周波交流で加熱することで，管電流を制御している．

(4) フィードバック制御

　診療用X線装置では，画質と線量の最適化の観点から，管電圧，管電流および照射時間の再現性は非常に重要な要素となる．インバータ式高電圧装置は，X線照射時の管電圧値および管電流値をリアルタイムに検出し，目標値と一致するように瞬時にインバータ周波数をフィードバック制御（feedback control）するため，管電圧，管電流の高速・高精度の制御が可能である．**図4.10**にインバータ式高電圧発生装置の管電圧・管電流のフィードバック制御のブロック図を示す[5]．

　管電圧のフィードバック制御は，高電圧変圧器の二次側で分圧器（voltage divider）により管電圧値を検出し，検出信号を比較器（comparator）で設定値と比較して高電圧変圧器一次側のインバータ周波数の調整をする．

　管電流のフィードバック制御は特に重要となる．管電流の調整はフィラメント電流を変化させることで，フィラメントの温度を調整している．X線装置では，フィラメント加熱変圧器の一次側の電流（2〜5 A程度）の変化に対して，管電流を0.5〜1,000 mA程度と大幅に変化させて使用するため，一次側電流の1%程度のわずかな変動でも許容できない管電流の変動をもたらすことになる．また，同じフィラメント電流

でも管電圧を変化させると，空間電荷の影響で管電流が変動する（2.2.2 参照）．このため，非常に高い精度でフィラメント加熱電流を瞬時にフィードバック制御する必要がある．

　管電流のフィードバック制御は，フィラメント電流と管電流の両方をリアルタイムに検出し，検出信号を比較器で設定値と比較してフィラメント加熱回路のインバータ周波数の調整をする．

4.5　デジタル X 線画像の形成

4.5.1　X 線パターンの形成

　JIS 規格では，X 線撮影法を「別の時間の間に解析することを意図して，受像面における X 線パターンに含まれる情報を取得し，記録し，直接または転送後，随意に処理するための技法」と定義している[6]．また，X 線パターン（X-ray pattern）を「X 線ビームに含まれる，被検体を透過することによって変化した強度分布の情報」と定義している．被検体を透過した X 線とは，被検体に入射した光子束のうち，体内組織を構成する原子（電子）集団と一切の相互作用をせずに直進して受像面に到達した光子だけをいう．本章では，被検体を透過した X 線を一次 X 線（primary radiation），一次 X 線が通過した媒質内の直線軌跡をビームパス（beam pass），一次 X 線によって形成された透過 X 線の二次元強度分布（エネルギーフルエンスの二次元分布）を X 線パターンと呼ぶこととにする．

　デジタル X 線撮影の一例として胸部撮影の X 線パターン（X 線像（radiation image））形成の原理図を**図 4.11** に示す．X 線撮影では，体内空間を実効線減弱係数（effective linear attenuation coefficient）の 3 次元分布として捉える．X 線の線減弱係数は媒質の電子密度（electron density）に比例する（式（2.26）参照）．

電子密度の定義には単位質量当たりの電子数と単位体積当たりの電子数の 2 つの定義がある．ここでは，単位体積当たりの電子数を指している．

　X 線撮影で用いる光子のエネルギー範囲においては，光子と媒質との相互作用はコンプトン散乱と光電効果だけを考えればよい．どちらも相互作用の相手は電子である．ビームパス上の光子が媒質中の電子と光電効果を起こせば，その光子は消滅するので受像面に到達することはない．これを X 線の吸収（absorption）という．また，ビームパス上の光子が媒質中の電子とコンプトン散乱を起こせば，その光子の進行方向が変化するとともに，散乱した光子のエネルギーは小さくなる．コンプト

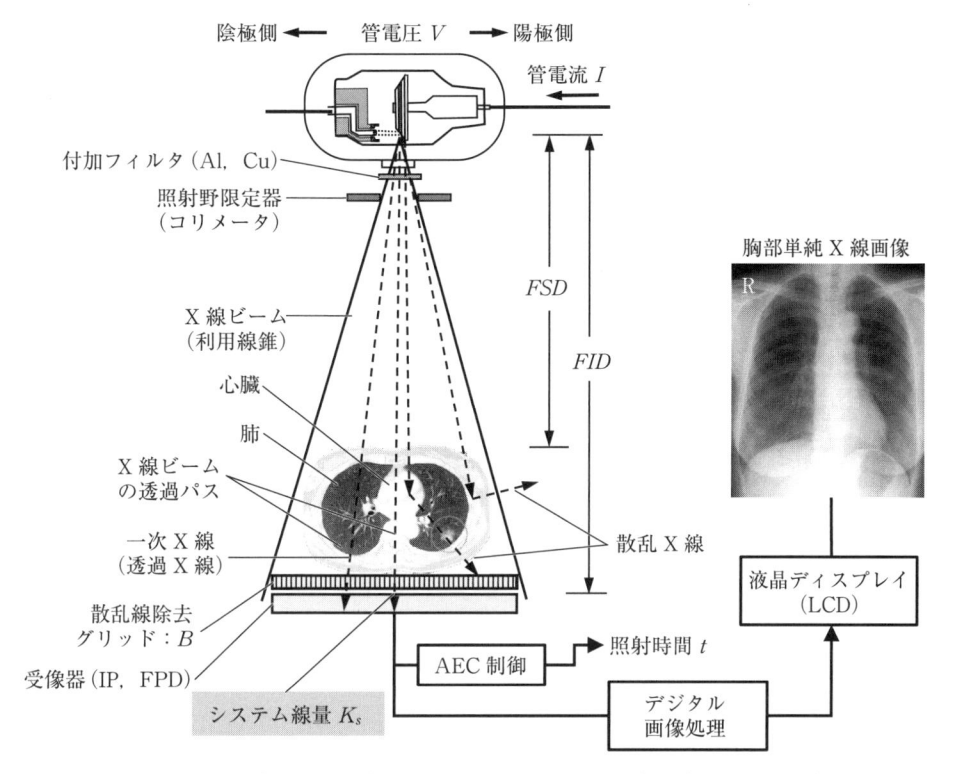

図 4.11 デジタル X 線撮影の X 線パターンの形成とシステム線量（写真は文献 15）による）
FSD：焦点入射表面間距離（focal spot to surface distance），FID：焦点受像面間距離（focal spot to image receptor distance）注）X 線管軸方向は実際の撮影とは異なる.

ン散乱を起こした光子を散乱 X 線（scattered radiation）という．散乱 X 線は被検体内の位置情報を正確に X 線画像に反映しないので，本章では X 線パターンの成分に含めない.

　X 線パターンを受像する面を受像面（image reception area）という.

　X 線撮影の根本原理は，光子の直進性を利用することで，人体組織の電子密度分布を 2 次元の X 線強度分布として受像面に投影することである．すなわち，X 線パターンはビームパスに沿った体内組織の X 線減弱特性の投影値（パス上の線減弱係数の積分値）の 2 次元分布を反映している.

　X 線画像（X-ray image）とは，被検者の 3 次元構造体を X 線パターンとして受像面上に 2 次元投影した画像であり，投影画像（projection image）とも呼ばれる.

4.5.2　X 線撮影パラメータ

　画質と線量の最適化の観点から，X 線撮影システムにはきわめて高い正確性（accuracy）と再現性（reproducibility）が要求される．図4.7 に示すように，X 線ビームの出力の制御は，操作卓上のコントロールパネルで管電圧，管電流，照射時間または管電流時間積を選択して行う．また，撮影時に受像面の X 線検出器の信号を検出して自動的に X 線量を制御する自動露出制御（automatic exposure control；AEC）や，透視時に自動的に X 線量率を制御する自動輝度調整機構（automatic brightness control：ABC）が備わっている．

（1）　システム線量

　X 線ビームの中心軸と受像面との交点における空気カーマをシステム線量（system dose）という．システム線量は，受像面に入射する透過 X 線の強度であり，体厚を含む焦点から受像面までに介在するあらゆる媒質の X 線ビームの減弱特性と，受像器に入射する散乱 X 線の寄与をすべて反映している．

　システム線量は X 線画像の SNR を決定する重要な因子である．過小なシステム線量はデジタル X 線画像の SNR の低下を招き，診断に必要な情報を失うことになる．一方で，過剰なシステム線量は，被検者に対する不必要な被ばく線量の増大であり，画質と線量の最適化の義務に反する．X 線撮影では撮影部位と検査目的に応じてシステム線量と被検者への入射線量との両方を正しく把握し，最適化された撮影条件で X 線ビームを制御しなければならない．

（2）　システム線量の定式化

　システム線量と撮影パラメータとの関係を理解するために，単純なモデルの定式化を試みる．X 線撮影における被検者体内の媒質を，元素組成と密度が均一なスラブファントムで置換して，撮影パラメータとシステム線量 K_s との関係を単純化すると，K_s は受像面に到達した一次 X 線のエネルギーフルエンスに比例するので，概ね次式が成立する．

$$K_S = k \cdot V^n \cdot I \cdot t \cdot \frac{1}{B} \cdot \frac{1}{FID^2} \cdot e^{-\mu_{\mathrm{eff}} \cdot x} \tag{4.2}$$

　ここで，k は撮影系で定まる定数，V は管電圧 [kV]，n は管電圧指数（$n \fallingdotseq 2 \sim 5$）[3]，$I$ は管電流 [mA]，t は照射時間 [sec]，FID は焦点-受像面間距離 [cm]，B は散乱線除去グリッドのグリッド露出係数（$B > 1$），μ_{eff} と x はそれぞれファントムの実効線減弱係数 [cm^{-1}] と厚さ [cm] で

　X 線撮影における線量の評価については，被検者に入射する線量（被ばく線量）と受像面に到達する線量（画質を決定する線量）の両方を同時に念頭において X 線撮影パラメータを評価することがきわめて重要である．本書では，前者を撮影線量，後者をシステム線量と呼んで区別する．

　空気カーマは評価点のエネルギーフルエンス×空気の質量エネルギー転移係数で表される（式（2.35）参照）．

ある．ただし，エネルギーフルエンス $[\mathrm{J \cdot m^{-2}}]$ から空気カーマ $[\mathrm{J \cdot kg^{-1}}]$ への換算係数は定数 k に含めている．また，ここでは患者テーブルによる減弱と照射野の影響は考慮していない．

エネルギーフルエンスと空気カーマの関係は式 (2.35) を参照.

上式は単純化したモデルだが，実際の X 線撮影においても近似的に成立すると考えてよい．X 線撮影における撮影パラメータ設定の基本的な考え方は，目的とする撮影部位に対して被検体の違い（式 (4.2) の指数項の変化）によらずに，同一の K_s を確保するように式 (4.2) の各パラメータを調整することである．適切な X 線ビーム出力を設定するためには，指数項 $e^{-\mu_{\mathrm{eff}} \cdot x}$ の挙動をよく理解しておく必要がある．

(3) 管電流・照射時間・撮影距離

式 (4.2) より，システム線量は mAs 値（$I \cdot t$）に比例し，FID の 2 乗に反比例する．K_s の値が同じになるように，mAs 値と撮影距離だけで撮影パラメータを変更する場合，次式が成り立つ．

$$\frac{I_1 \cdot t_1}{FID_1{}^2} = \frac{I_2 \cdot t_2}{FID_2{}^2} \tag{4.3}$$

ここで，添え字の 1，2 はそれぞれ変更前と変更後の管電流，照射時間および FID を表す．たとえば，ある撮影部位に対して，$FID=150\,\mathrm{cm}$，管電流 $200\,\mathrm{mA}$，照射時間 $0.18\,\mathrm{s}$ で適切な K_s が得られたとき，同一撮影部位に対して，FID を $100\,\mathrm{cm}$，照射時間を 0.10 秒に変更して同じ K_s を得るためには，管電流を $160\,\mathrm{mA}$ とすればよい．

(4) 厚さの変化

被検者や撮影部位が異なると式 (4.2) の $\mu_{\mathrm{eff}} \cdot x$ が変化するので K_s は指数関数的に変化する．たとえば，管電圧が $80\,\mathrm{kV}$ の場合，水ファントムの厚さを $15\,\mathrm{cm}$ から $20\,\mathrm{cm}$ と厚くすると，システム線量は $15\,\mathrm{cm}$ 厚のときの 35% 程度まで低下する．よって，$20\,\mathrm{cm}$ 厚ファントムに対して $15\,\mathrm{cm}$ 厚の場合と同じ管電圧で同一システム線量を確保するためには，mAs 値を $15\,\mathrm{cm}$ 厚のときの約 3 倍に上げる必要がある（図 4.12 参照）．ただし，散乱 X 線の影響は考慮していない．

(5) 管電圧

画質と線量の最適化の観点から，撮影部位に応じた適切な管電圧の設定が特に重要となる．なぜならば，システム線量は管電圧の n 乗に比例するため，管電圧のわずかな変化によりシステム線量が大きく変化するからである．また，式 (4.2) の指数項の実効線減弱係数 μ_{eff} はビームの線質（beam quality）に依存して変化する．さらには，ファントムが厚くなるほど線質硬化（ビームハードニング，beam hardening）に

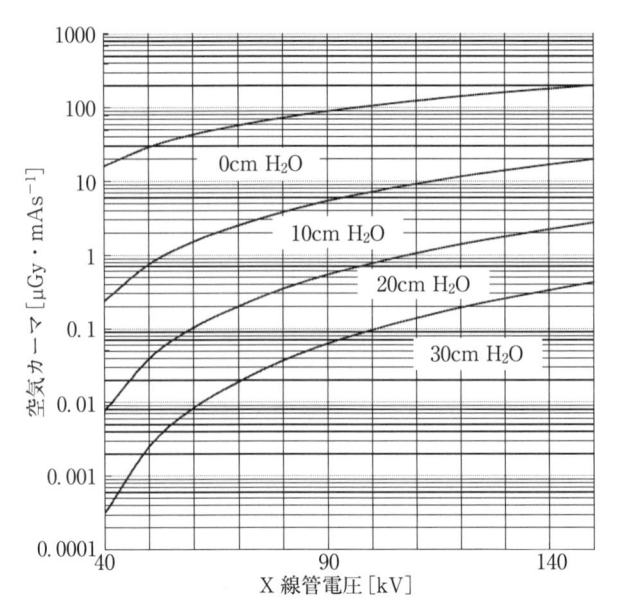

図 4.12　水ファントムに対するシステム線量の管電圧依存性（文献 7））
縦軸はそれぞれの厚さの水を透過した一次 X 線による 1 mAs 当たりの空気カーマ
（μGy/mAs）を表している.

より μ_{eff} は徐々に小さくなる. 管電圧の変化に対してシステム線量は複雑な挙動を示すため, 撮影部位に応じて慎重に設定する必要がある.

　図 4.12 は厚さの異なる水ファントムを透過した, 管電圧 V（リプル <1%, 固有ろ過 2.5 mmAl）の X 線ビームに対する, 焦点から 1 m の距離での 1 mAs 当たりの一次 X 線によるシステム線量 K_s の管電圧依存性を示している[7]. 管電圧の増加とともにカーマ曲線の接線の傾きが徐々に緩やかになっていくことを図は示している. また, 同じ管電圧でもファントムの厚さによってカーマ曲線の接線の傾きは異なっている.

　X 線撮影では, 図 4.12 のようなファントムなどを用いた実測データを元にして, 撮影部位と厚さに応じて画質と線量の最適化を踏まえた適切な管電圧を設定している.

(6)　管電圧指数

　管電圧指数 n は管電圧 V, X 線ビームのスペクトル, およびファントムの厚さ x に依存して変化する. また, ビームハードニングにより実効線減弱係数 μ_{eff} が厚さ x によって変化するため, n を単純に評価することは難しい.

　図 4.12 のカーマ曲線の勾配から, 管電圧指数 n は次式による直線近

似で算出できる.

$$n=\frac{\log K_2-\log K_1}{\log V_2-\log V_1} \qquad (4.4)$$

ここで,K_1,K_2 はそれぞれ,管電圧 V_1 および V_2 のときの $1\,\mathrm{mAs}$ 当たりの空気カーマである.たとえば,$20\,\mathrm{cm}$ の水ファントムに対して,管電圧 $70\,\mathrm{kV}$ と $90\,\mathrm{kV}$ の空気カーマを図 4.12 から読み取ると,それぞれ $0.20\,\mathrm{\mu Gy\cdot mAs^{-1}}$ と $0.52\,\mathrm{\mu Gy\cdot mAs^{-1}}$ であるから,この区間の直線近似による管電圧指数は,およそ $n=3.8$ となる.図 4.12 から,管電圧が低くなるほど,ファントム厚が厚くなるほど管電圧指数 n の値は大きくなることが確認できる.これは,管電圧指数にビームハードニングが強く影響することを示している.

(7) グリッド露出係数

一次 X 線と散乱 X 線の両方が X 線受像器に到達する(体内で発生した散乱 X 線がすべて受像器に到達するわけではない).受像器に入射する散乱 X 線は受像面上の入射ビームパスの延長線から外れた位置に信号を生成するため,X 線パターンに雑音(noise)として付加され,X 線画像の SNR を著しく劣化させる.

散乱 X 線の発生量は概ねビーム内の媒質体積に比例するから,照射野を小さくするほど,体内で発生する散乱 X 線量は少なくなる.たとえば,管電圧 $100\,\mathrm{kV}$ で厚さ $20\,\mathrm{cm}$ の水ファントムに X 線を照射した場合,照射野が $(30\times30)\,\mathrm{cm^2}$ のときは受像器に到達した全 X 線量の約 80% を散乱 X 線が占めるが,照射野を $(20\times20)\,\mathrm{cm^2}$ に絞ると散乱 X 線の占める割合は 60% 程度まで減少する(図 12.2 参照).

受像器に到達する散乱 X 線は散乱線除去グリッド(anti-scatter device)を使用することで大幅に軽減できる.ただし,グリッド露出係数が B の散乱線除去グリッドを使用する場合,使用しない場合に比べてシステム線量が $1/B$ に減少するので,入射ビーム強度を B 倍に上げる必要がある(詳細は 12.1.5 参照).

(8) X 線像の拡大

X 線ビームが点線源から放射されていると見なせるとき,オブジェクトと受像面の間に距離があれば,オブジェクトの投影像は幾何学的に拡大する.X 線像の拡大の概念を図 4.13 に示す.オブジェクトの長さを A,点線源からオブジェクト面までの距離を a,オブジェクト面から受像面までの距離を b,受像面での投影像の長さを B とするとき,図から明らかなように,像の拡大率(magnification power)M は次式で

コンプトン散乱の起こりやすさは電子密度($\fallingdotseq$ 質量密度)に比例するから(表 2.4),X 線ビーム内の媒質で発生するコンプトン散乱 X 線の総数は X 線ビーム内に含まれる電子の総数に比例する.

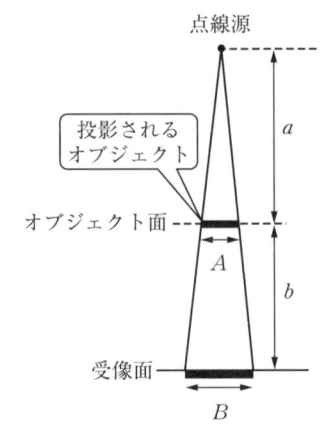

点線源

投影される
オブジェクト

a

オブジェクト面

A

b

受像面

B

図 4.13　点焦点での像の拡大

与えられる．

$$M=\frac{B}{A}=1+\frac{b}{a} \tag{4.5}$$

　焦点–受像面間距離を同じにした場合，オブジェクトが受像面から離れるほど拡大率は大きくなる．X 線撮影では，同じ大きさの組織でも，被検体の厚さが厚くなるほど入射ビーム側の組織は受像面側の組織より拡大して受像面に投影される．

　特殊な X 線撮影では，微細構造の観察を目的としてこの原理を有効利用した拡大撮影（magnification imaging techniques）が行われる．また，拡大撮影専用の特殊な X 線管を用いる X 線検査がある．

(9)　幾何学的不鋭（半影）

　X 線ビームの焦点は非常に小さいが，しかし点ではなく有限の大きさがあるので，空間内の一点はある広がりをもって受像面に投影される．この点の広がりを"ぼけ"（blur）という．したがって，X 線画像は実効焦点寸法に依存するぼけが必ず生じる．焦点の大きさに依存して生じる X 線画像のぼけを幾何学的不鋭（geometric unsharpness）という（半影（penumbra）ともいう）．**図 4.14** に幾何学的不鋭の概念を示す．実効焦点寸法を F，焦点からオブジェクト内の評価点までの距離を a，その評価点から受像面までの距離を b，拡大率を M とするとき，図から明らかなように，幾何学的不鋭の大きさ H は次式で与えられる．

$$H=F\cdot\frac{b}{a}=F(M-1) \tag{4.6}$$

　幾何学的不鋭の大きさは実効焦点寸法 F に比例する．実効焦点寸法が同じ場合は拡大率 M の増加とともに幾何学的不鋭の大きさも大きく

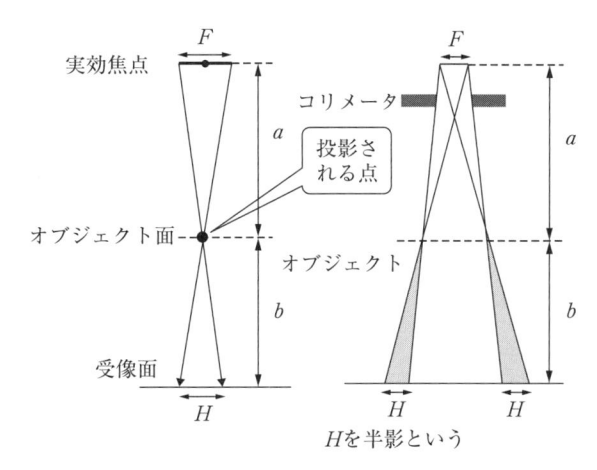

図 4.14 有限長焦点による幾何学的不鋭（半影）

なる．また，照射野の境界部分の X 線フルエンスは隣接点の半影の重なりが徐々になくなるので，照射野端に向けて徐々に小さくなる．幾何学的不鋭が半影と呼ばれる所以である．

オブジェクト空間内のすべての点が式（4.6）による幾何学的不鋭を生じるので，X 線撮影では体厚が厚くなるほど，焦点側の組織は受像面側の組織より拡大率が大きくなり，幾何学的不鋭が大きくなる．たとえば，受像器から 20 cm の位置にある脳動脈を実効焦点寸法 0.3 mm で FID を 100 cm として血管造影を行った場合，拡大率は 1.25 倍，幾何学的不鋭の大きさは 0.075 mm となり，その血管径の実寸が 1.5 mm であれば受像面上には直径 2.0 mm 程度の輪郭不鮮明の血管断面が投影されることになる．

ただし，幾何学的不鋭よりも撮影時間（負荷時間）を優先する必要のある X 線撮影（たとえば小児の撮影）においてはこの限りではない．

X 線管の焦点サイズと拡大率は X 線画像の空間分解能を決定する重要な要素である．X 線撮影では，X 線管の負荷条件（loading factor）が許す限り小焦点を用いて撮影を行うとともに，観察したい組織・臓器が可能な限り受像面に近くなるように，撮影のポジショニングを工夫している．

4.5.3 コントラスト

(1) デジタル X 線画像のコントラスト

画像上の着目する領域間の画像信号値の相対的差異（デジタル画像ではピクセル値の相対的差異）を広義の画像コントラスト（image contrast）と呼んでいる．X 線撮影では，X 線パターン上の異なるビームパス間の投影値の差が，画像のコントラストを形成する．X 線ビー

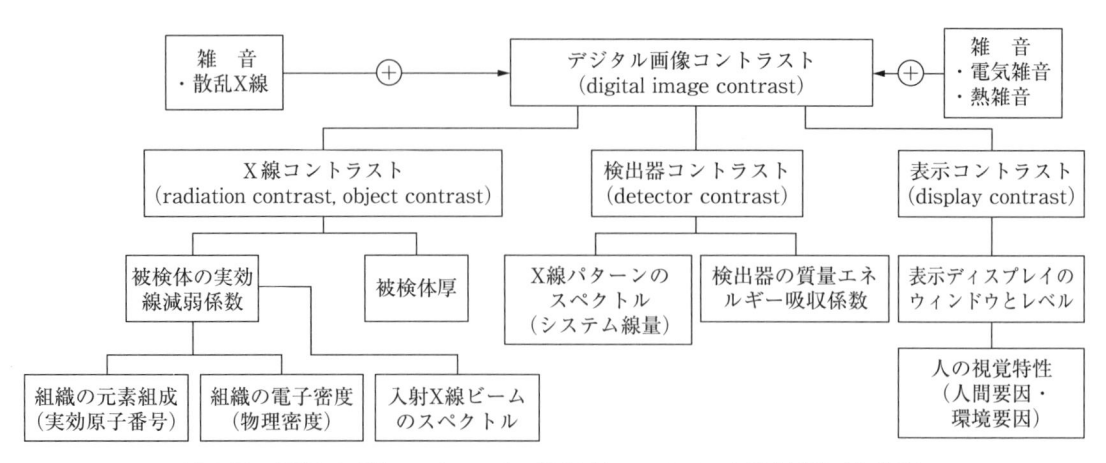

図 4.15　デジタル画像コントラストの区分けとコントラスト形成因子（文献 8)）

ムのフルエンスと線質，媒質の種類（電子密度と実効原子番号），X 線
パターンへの散乱線の付加，画像処理，表示モニタの性能，人の視覚特
性など，図 4.2 に示したイメージングチェーンのほとんどのリンク要素
が画像コントラストに何らかの影響を及ぼす．

　X 線撮影系の画像コントラストについて理論的考察を進める上で
は，混乱を避けるために，X 線画像形成の物理過程を踏まえたコント
ラストの定義を明確にしておく方が，コントラストの形成を理解する上
で都合が良い．なお，本書ではコントラストをデジタル画像コントラス
ト（digital image contrast）に限定して定義する．

　デジタル画像コントラストは，① X 線コントラスト（radiation
contrast），② 検出器コントラスト（detector contrast），③ 表示コント
ラスト（display contrast）に分離できる．また，受像器に入射する散
乱 X 線，イメージングチェーンのリンク要素で発生する電気雑音，熱
雑音などが雑音として画像信号に付加され，デジタル画像コントラスト
を劣化させる．デジタル画像コントラストの形成とそれぞれのコントラ
ストに影響する主な因子を**図 4.15** に示す[8]．

(2)　X 線コントラスト

　X 線コントラストは，X 線パターン上の着目するビームパス間にお
ける投影値の相対的差異であり，それは被検体を透過した一次 X 線に
よる光子フルエンスの相対的差異である．ビームパス上にある組織の実
効線減弱係数 μ_{eff} の積分値とパス長 x，すなわち式（4.2）の指数項
$e^{-\mu_{\mathrm{eff}}\cdot x}$ の差異が X 線コントラストを決定する．実効線減弱係数 μ_{eff} は組
織の実効原子番号 Z_{eff} と電子密度 N_e（または物理密度 ρ），および X 線

欧米の成書によれば，"X
線コントラスト"の英語表
記は，"subject contrast"，
"target contrast"，"radia-
tion contrast"などを用い
ている．

従来の X 線写真（screen/
film 系によるアナログシス
テム）では"被写体コント
ラスト（subject contrast）"
という用語が使われてきた
が，日本の教科書では定義
が曖昧で混乱を招いている
ため，本書では混乱を避け
るために，"X 線コント
ラスト"という用語を用い
る．

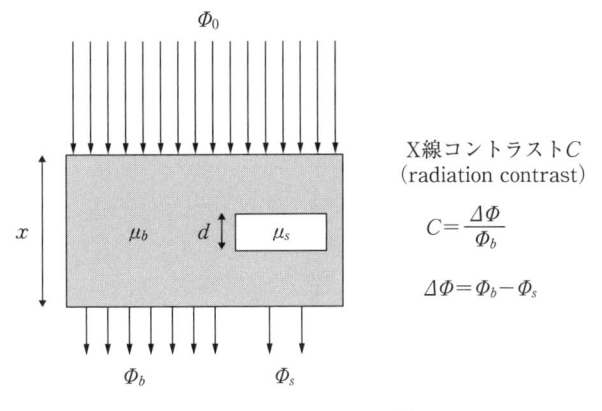

図 4.16 X線コントラストの単純化モデル

ビームのスペクトル $f(E)$ によって変化する.

X線コントラストの定義はいくつかあるが, 背景に対する信号の相対的差異で定義している点では本質的には同じである. ここでは, 媒質中の標的組織を通過したビームパスのフルエンス Φ_s と標的組織近傍の背景を通過したビームパスのフルエンス Φ_b の相対的差異 C を X線コントラスト (radiation contrast) と定義する.

X線コントラストの定義（式（4.7）の Φ_s, Φ_b）には受像面に到達する散乱X線が含まれていないことに注意せよ. また, 式（4.7）は, $\Delta\Phi$ の符号により正・負の値をとるが, コントラストの大きさを論じる上では, 符号は無視してよい.

$$C=\frac{\Delta\Phi}{\Phi_b}=\frac{\Phi_b-\Phi_s}{\Phi_b} \tag{4.7}$$

ここで, $\Delta\Phi$ はビームパス間の一次X線のフルエンス（または, エネルギーフルエンス）の差である.

X線コントラスト C の性質を理解するために, 図 4.16 に示すような単純なモデルを考える. 元素組成と密度が均一なスラブファントム（線減弱係数 μ_b, 厚さ x）の中に, 画像化したい標的組織（線減弱係数 μ_s, 厚さ d）が埋め込んである. このファントムに平行ビームの単色X線（フルエンス Φ_0）が一様に入射する場合を考える. 散乱X線の寄与と量子雑音の影響は考えない. このとき, 背景と標的組織の透過光子フルエンス Φ_b および Φ_s は, それぞれ次式で与えられる.

$$\begin{cases} \Phi_b=\Phi_0 e^{-\mu_b x} \\ \Phi_s=\Phi_0 e^{-\mu_b(x-d)}\cdot e^{-\mu_s d} \end{cases} \tag{4.8}$$

式（4.8）を式（4.7）に代入して, 次式を得る.

$$C=1-e^{-(\mu_s-\mu_b)d} \tag{4.9}$$

つまり, X線コントラストは, 標的組織と背景媒質のそれぞれの線減弱係数 μ_s, μ_b および標的組織の厚さ d だけで決まり, 入射フルエン

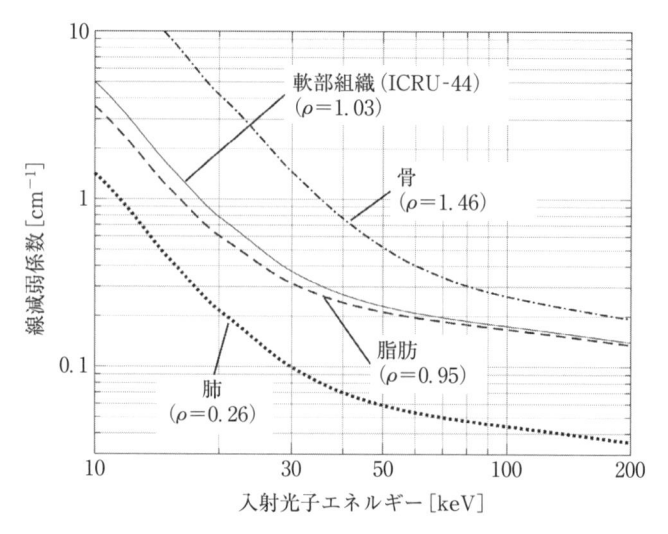

図 4.17　人体の主な組織の線減弱係数（文献 9））
ρ：密度 $[\mathrm{g \cdot cm^{-3}}]$

ス Φ_0 と背景媒質の厚さ x には依存しない．たとえば，胸部撮影で肺組織（実効線減弱係数 $0.05\,\mathrm{cm^{-1}}$）の中に厚さ $5\,\mathrm{mm}$ の肺結節（実効線減弱係数 $0.20\,\mathrm{cm^{-1}}$）を考えるとき，この結節の X 線コントラストはおよそ 7.2% である．

$x \ll 1$ のとき，$e^{-\mu x} \fallingdotseq 1 - \mu x$ の近似を用いると 7.5% となる．

　人体軟部組織の場合，実効線減弱係数の差（$\mu_s - \mu_b$）はわずかであるから，式（4.9）は，$C \approx (\mu_s - \mu_b)d$ と近似できる．

(3)　X 線コントラストと撮影パラメータ

　式（4.9）は単純なモデルであるが，X 線コントラストは実効線減弱係数の差と標的組織の厚さによって決まるため，雑音が無視できる場合は管電流時間積には依存しない．しかし，実効線減弱係数は線質依存性を示すため，管電圧の変化には敏感に反応する．つまり，X 線ビームの平均エネルギーが大きくなるほど，組織間の $\Delta\Phi$ は小さくなるため，管電圧の増加とともに X 線コントラストは減少していく．**図 4.17** に人体組織の線減弱係数のエネルギー依存性を示す[9]．肺組織を除くと，光子エネルギーが大きくなるほど組織間の線減弱係数の差が縮まっていくことが確認できる．

　乳房の乳腺組織（背景）に対する微小石灰化（$100\,\mathrm{\mu m}$）の X 線コントラストと，脂肪組織（背景）に対する乳腺組織（$1\,\mathrm{mm}$）の X 線コントラストのエネルギー依存性を**図 4.18** に示す．一般 X 線撮影は X 線ビームエネルギー $40\,\mathrm{keV} \sim 150\,\mathrm{keV}$ の範囲で撮影を行うが，乳房撮影

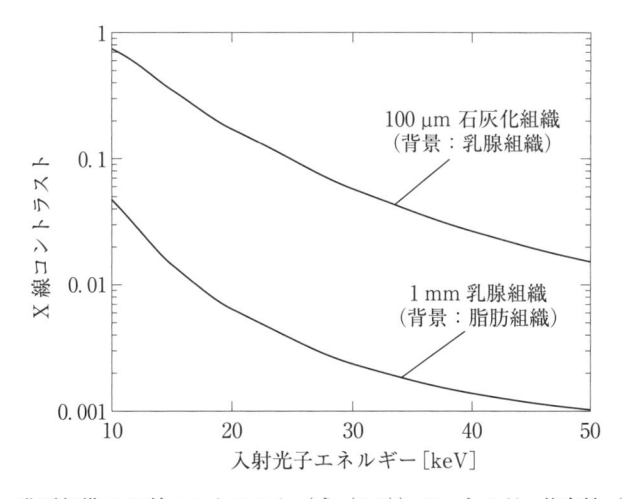

図4.18 乳房組織の X 線コントラスト（式 (4.9)）のエネルギー依存性（文献 9)）

では，乳腺組織と腫瘍や微小石灰化とのわずかな X 線コントラストを描出するために，10〜35 keV の X 線ビームエネルギー範囲を利用している（6.5.4 参照）．

(4)　検出器コントラスト

受像面に形成された X 線コントラストはデジタル受像器により検出器コントラストと畳み込まれて二次元信号化され，電気信号として画像処理装置に転送される．被検体と受像器との間には，X 線撮影台，散乱線除去グリッド，AEC 検出器などの X 線吸収体が介在する．被検者背後の X 線パターンは，これらの中間層に介在する媒質によってろ過され，かつ線質硬化のため，X 線コントラストが変容する．また，検出器の種類（検出素子の元素組成，密度，厚さ）によっても X 線コントラストが変容する．デジタル検出器の場合は，システム線量の 4 桁から 5 桁の広い範囲で X 線パターンの強度と出力信号との間には直線性（linearity）が成立するので，検出器コントラストがデジタル画像コントラストに与える影響は小さい．ただし，検出器コントラストは X 線パターンを形成する光子のエネルギーに強く依存する．特に，検出素子材料の吸収端エネルギー（absorption edge energy）を知っておくことは重要である．**図4.19** に X 線検出器に用いられる主な材料の質量減弱係数のエネルギー依存性を示す．

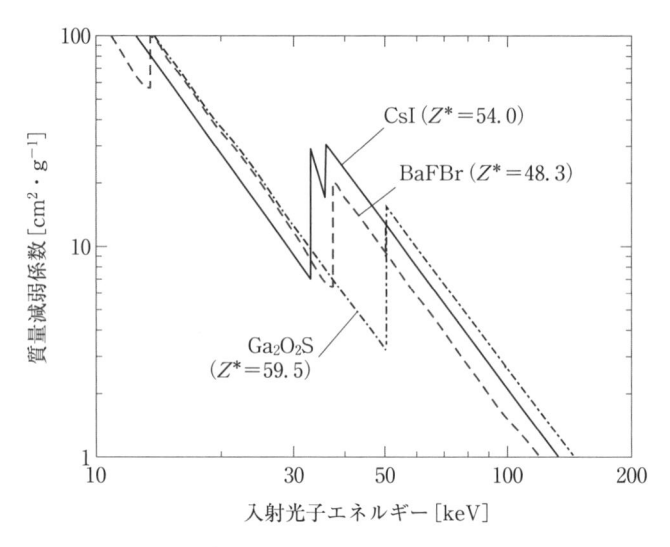

図4.19　主なX線蛍光体の質量減弱係数とエネルギー依存性
Z^* は実効原子番号.

4.6　X線撮影系の線量評価

X線CTでは線量評価の指標にCTDIを用いるが,本質的な測定量は空気カーマである.

　X線撮影における線量評価は,ICRU 74に基づいた測定が基本となる[16].　**図4.20**に一般X線撮影系の線量評価の概念を示す.　線量評価は基本的に評価点における空気カーマ K_a を測定する.

4.6.1　診断参考レベル

　国際放射線防護委員会（International Commission on Radiological Protection；ICRP）では,社会的,経済的要因も含めて合理的に達成可能な限り放射線被ばくを低減する（As Low As Reasonably Achievable；ALARA）対策を講ずることを放射線防護の最適化の基本概念としている[11].　この基本概念を踏まえてPubl.60（1991）では,職業被ばくや公衆被ばくに関しては,その最適化過程に線量拘束値の概念を導入した.
しかし,医療被ばくについては線量限度を定めていない.　これは,医療被ばくによる障害発生の可能性や危険性（リスク）より,放射線を用いた診断や治療による患者の利益が十分に大きいと判断される場合を考慮しているからである.　その後,Publ.103（2007）では,防護の最適化を一層重視し,放射線診断による患者の医療被ばくについては,診断参考値を定めて最適化の目安とすることとしている.　このような考えに基

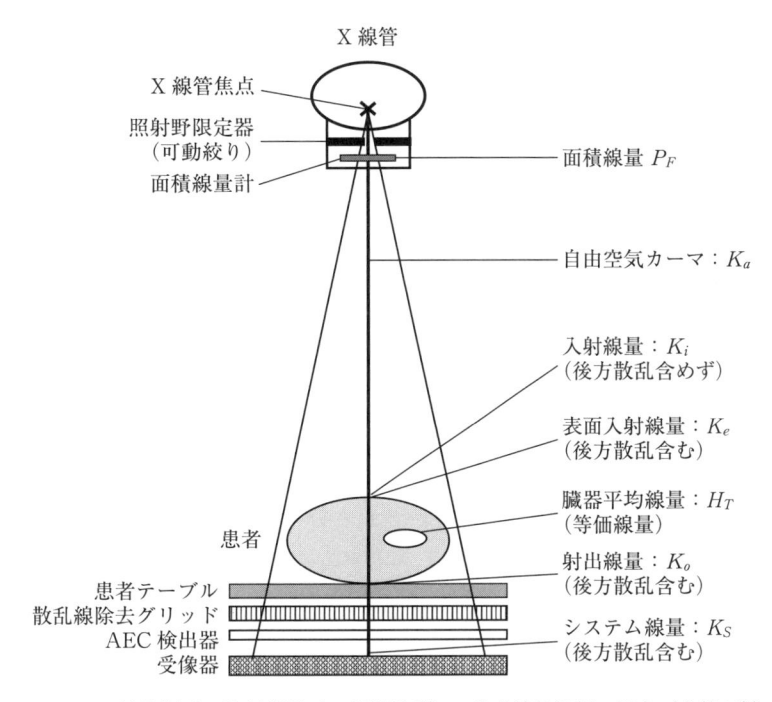

図 4.20 X線撮影系の放射線場（一般撮影系）の患者線量評価の概念（文献 16））

づき国際原子力機関（International Atomic Energy Agency；IAEA）が策定する「電離放射線に対する防護と放射線源の安全のための国際基本安全基準（Basic Safety Standard；BSS）では，この参考値をガイダンスレベルとして公表した[12]．現在ではこのガイダンスレベルは診断参考レベル（Diagnostic Reference Level；DRL）と呼ばれている．

　我が国では，2015 年に医療被ばく研究情報ネットワーク（Japan Network for Research and Information on Medical Exposures：J-RIME）が，放射線医療及び防護関連学会・機関・大学・職能団体・医療施設・行政機関等の参加団体が実施した実態調査の結果に基づいて，日本で初めて診断参考レベル（通称 DRLs 2015 あるいは診断参考レベル 2015）を策定し公表した．なお，DRL は定期的に見直しをすることが求められており，2020 年には DRLs 2015 の改訂版である DRLs 2020 を公表し[13]，2025 年には，改訂版の DRLs 2025 の公表が予定されている．

　診断参考レベルの値は全国施設の線量調査結果の 75 パーセンタイル値（乳房撮影は 95 パーセンタイル値）などを参考に設定されており，線量が高い検査や装置，線量が高い施設を特定する指標となる．自施設で用いている典型的な X線検査の線量を調査し，その中央値が診断参

考レベルを超えている場合，臨床的に正当な理由がない限り，線量が最適化されているかどうかを検討する必要がある．また，診断参考レベルは被検者群または検査群に対して用いるものであり，個々の被検者や検査の被ばく線量が高すぎるか否かを判断するために用いるべきではない．

4.6.2　患者線量の評価

(1)　面積線量：P_F

面積線量（dose area product；P_F）は，X 線ビームの断面積とその断面上の平均空気カーマとの積である．面積線量の値は原理的に X 線管焦点からの距離に依存せず同じ値をとる．面積線量の単位は Gy·m²，mGy·cm² などを用いる．可動絞りの位置に面積線量計を配置して面積線量を測定することにより，X 線ビーム中心軸上のすべての位置でのビーム断面の平均空気カーマの把握が可能になる．たとえば，可動絞りに装着した面積線量計の指示値が 1 Gy·m² とすると，X 線管焦点から 0.5 m の位置のビーム断面積が 0.25 m² とき，この断面上の平均空気カーマは 4 Gy であり，焦点から 1 m および 2 m の位置でのビーム断面の平均空気カーマは距離の逆二乗則によりそれぞれ，1 Gy，0.25 Gy となる．

面積線量計は，主に血管撮影領域（IVR；interventional radiology）において被検者と術者の被ばく線量のモニタリングに用いられる．面積線量計の指示値には被検者からの後方散乱線は含まれない．また，面積線量計の指示値は被検者入射点の面積線量を示していないため，入射皮膚吸収線量の評価には種々の補正が必要となる．

(2)　自由空気中空気カーマ：K_a

一般撮影系の照射線量の測定から入射皮膚吸収線量の算定までの一連の過程を**図 4.21** に示す．自由空気中空気カーマ K_a は X 線ビームの中心軸上の任意の点で測定された空気カーマである．通常 K_a は電離箱線量計を用いて照射線量値 X_m [C·kg⁻¹] を測定し，X_m から K_a [Gy] へは次式により換算する．

$$K_a = W \cdot X_m \cdot k_c \cdot k_{T,P} \tag{4.10}$$

ここで，W は電子の空気に対する W 値（$W=33.97$ J·C⁻¹），k_c は線量計の校正定数，$k_{T,P}$ は温度気圧補正係数である．校正時の気温（℃）と気圧（校正証明書に記載）をそれぞれ T_0，P_0，測定時の気温（℃）と

温度気圧補正係数は，測定時の電離体積内の空気の密度 ρ_m を校正時の空気の密度 ρ_0 に置換して，測定時の電離電流を校正時の電離電流に補正するための係数である．圧力 P，体積 V，絶対温度 T の状態にある気体は次の状態方程式に従う．

$$PV = nRT$$

ただし，n は気体分子のモル数，R はモル気体定数と呼ばれる定数である．電離箱線量計の場合，V は一定であり，気体の密度 $\rho \propto n$ であるから，$\rho \propto \dfrac{P}{T}$ の関係が成り立つ．また，入射光子のフルエンスが同じであれば，電離体積内の電離電流は ρ に比例する．

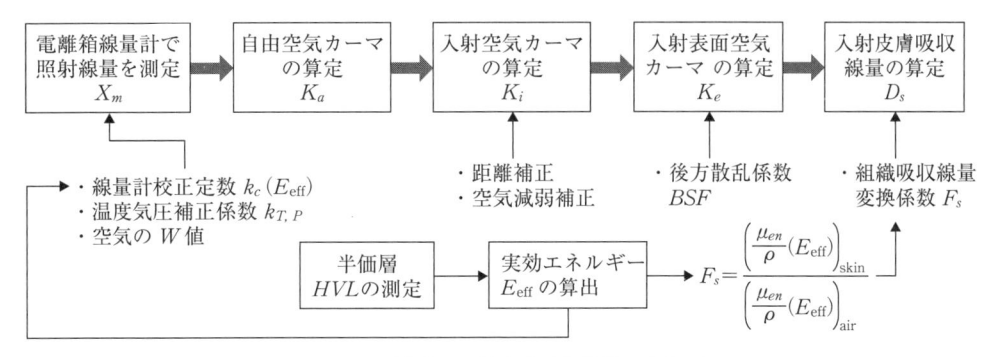

図4.21 一般撮影系の入射皮膚吸収線量の評価プロセス

気圧をそれぞれ T_m. P_m とすると，温度気圧補正係数 $K_{T,P}$ は次式で与えられる.

$$k_{T,P}=\frac{273.2+T_m}{273.2+T_0}\cdot\frac{P_0}{P_m} \tag{4.11}$$

たとえば，X線ビーム中のX線管焦点から 60.0 cm の位置に電離箱線量計を配置して照射線量を5回測定したときの平均値が 50.0 μC·kg^{-1}，電離箱線量計の校正定数が 1.08（22.0℃，101.3 kPa），測定時の温度と気圧がそれぞれ 15.0℃，103.0 kPa のとき，線量計の位置における自由空気中空気カーマは $K_a=1.76$ mGy となる.

(3) 入射線量：K_i

入射線量 K_i は，X線ビームの中心軸と患者入射皮膚面の交点における，患者からの後方散乱線を含まない入射空気カーマである．自由空気中空気カーマを測定し，距離逆二乗則による補正を行うことにより，患者入射線量 K_i を算出できる.

(4) 表面入射線量：K_e

表面入射線量 K_e は，入射線量 K_i の値に被検者からの後方散乱による空気カーマを加えた値である．入射皮膚面に到達する後方散乱線の割合は，X線ビームのスペクトルとビーム断面積（照射野サイズ）に大きく依存するため，K_e の算出にはあらかじめ測定するX線ビームに対する後方散乱係数（back scatter factor：BSF）の値を知っておく必要がある.

(5) 入射皮膚吸収線量の評価

表面入射線量 K_e が算出できると，X線ビーム入射点における皮膚の吸収線量 D_s は，空気と人体皮膚の質量エネルギー吸収係数の比を用いて次式で推定できる.

$$D_s = K_e \left(\frac{(\mu_{en}/\rho)_{\mathrm{skin}}}{(\mu_{en}/\rho)_{\mathrm{air}}} \right) \tag{4.12}$$

ここで，$(\mu_{en}/\rho)_{\mathrm{skin}}$，$(\mu_{en}/\rho)_{\mathrm{air}}$ はそれぞれ，X 線ビームのスペクトルに対応した人体皮膚と空気の質量エネルギー吸収係数であるが，実用上は，半価層の測定から算出した実効エネルギーに対応する質量エネルギー吸収係数の比を用いる．ただし，臨床時に X 線ビームのスペクトルがめまぐるしく変化するような場合にはこの比を求めることは困難なため，代表値として 1.06 を用いると，安全側に評価できる．

(6)　NDD 法による線量表示

　線量計を用いずに X 線撮影パラメータの設定値を自動取得することで，間接的に入射皮膚線量を計算して装置に表示する X 線撮影システムが実用化されている．計算により間接的に入射皮膚線量を推定する方法を NDD（numerical dose determination）法という．NDD 法は，管電圧，管電流，照射時間，総ろ過，FSD（焦点入射表面皮膚間距離），高電圧発生装置の整流方式などについて正規化を行い，入射表面皮膚吸収線量を経験的に得られた実験式から算出する．一般的な X 線撮影装置においては入射皮膚吸収線量 D_s を次式により算出する[14]．

$$D_s = M(f) \cdot mAs \cdot \left(\frac{1}{FSD} \right)^2 \tag{4.13}$$

ここで，D_s は入射皮膚吸収線量（mGy），$M(f)$ は管電圧と総ろ過による係数（mGy·mAs^{-1}·m^2），mAs は管電流時間積（mAs），FSD は X 線管焦点入射皮膚表面間距離（m）である．

　$M(f)$ は線質の関数として，単位 mAs 当たり，FSD 1 m 当たりの後方散乱線を考慮した入射皮膚吸収線量である．インバータ式高電圧装置の $M(f)$ の値の例を表 4.1 に示す[14]．

(7)　患者照射基準点

　X 線透視撮影検査では焦点皮膚間距離は検査中の被検者の体位変換によって刻々と変化するため，装置の線量を管理する上では，線量評価点を明確にしておく必要がある．その基準点を患者照射基準点（patient entrance reference point：PERP）と呼び，JIS 規格では，X 線ビーム軸が被検者の入射表面と交差することを表す点と定義している．患者照射基準点は次に位置する[2]．

　①　X 線源装置が患者支持器の下にある X 線装置：患者支持器から 1 cm 上の点

　②　X 線源装置が患者支持器の上にある X 線装置：患者支持器から

表 4.1 NDD 法における管電圧と総ろ過による係数 $M(f)$ の値（インバータ式）（文献 14））

総ろ過	管電圧（kV）							
(mmAl)	50	60	70	80	90	100	110	120
2.0	0.0308	0.0460	0.0626	0.0818	0.1010	0.1209	0.1409	0.1603
2.5	0.0240	0.0372	0.0520	0.0694	0.0872	0.1058	0.1247	0.1434
3.0	0.0193	0.0310	0.0442	0.0602	0.0766	0.0940	0.1119	0.1298
3.5	0.0159	0.0262	0.0382	0.0530	0.0682	0.0845	0.1014	0.1185
4.0	0.0133	0.0225	0.0355	0.0471	0.0614	0.0766	0.0927	0.1090
4.5	0.0112	0.0196	0.0296	0.0423	0.0556	0.0700	0.0852	0.1008
5.0	0.0096	0.0172	0.0265	0.0382	0.0507	0.0643	0.0787	0.0935
5.5	0.0083	0.0152	0.0237	0.0348	0.0465	0.0593	0.0730	0.0872

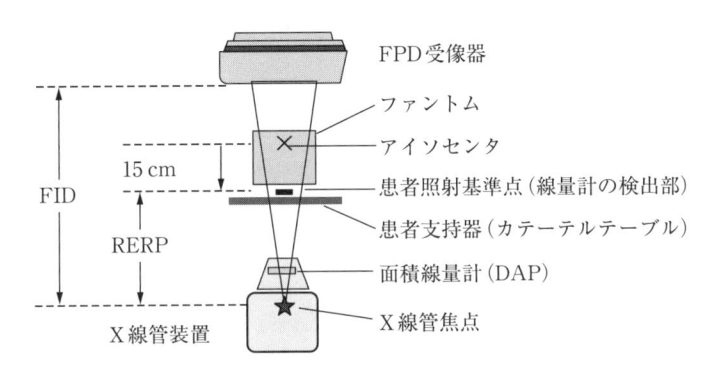

図 4.22 C アーム式 X 線透視撮影装置の患者照射基準点（RERP）の定義
注：患者照射基準点は IVR 基準点と呼ばれていた.

30 cm 上の点

③ C アーム式 X 線装置：アイソセンタから X 線管焦点方向に 15 cm 離れた点

C アーム式 X 線装置の患者照射基準点の概念を図 4.22 に示す. また, JIS 規格では, 患者照射基準点における自由空気中空気カーマを基準空気カーマ（reference air kerma：RAK）と定義し, X 線透視撮影時の線量表示には基準空気カーマ（率）, 累積基準空気カーマおよび累積面積線量を表示することとしている[6].

RAK：従来はインターベンショナル基準点（interventional reference point：IRP）と呼ばれていたが, 呼称が変更になった.

〔参考文献〕

1) International Atomic Energy Agency, Radiation protection and safety of radiation sources：International Basic Safety Standards. IAEA Safety Standards Series No. GSR Part 3, IAEA, Vienna, 2014.
2) JIS Z 4751-2-54：2025：「医用電気機器—第 2-54 部：撮影・透視用 X 線

装置の基礎安全及び基本性能に関する個別要求事項」日本規格協会, 2025

3) Bezak, Eva, et al.：Johns and Cunningham's the Physics of 10) Radiology, Charles C Thomas Publisher, 2021

4) Behling, Rolf：Modern diagnostic x-ray sources：technology, manufacturing, reliability, CRC Press, 2021

5) Bushberg, Jerrold T., and John M. Boone：The essential physics of medical imaging, Lippincott Williams & Wilkins, 2021

6) JIS T 0601-1-3：2012 医用電気機器—第1-3部：基礎安全及び基本性能に関する一般要求事項—副通則：診断用X線装置における放射線防護

7) Aichinger, Horst, et al.：Radiation exposure and image quality in x-ray diagnostic radiology, physical principles and clinical applications, Berlin, Springer, 2012

8) Lancaster, Jack, and Bruce Hasegawa：Fundamental mathematics and physics of medical imaging, CRC Press, 2016

9) White, D. R., R. V. Griffith, and I. J. Wilson："Appendix A：body tissue compositions" Reports of the International Commission on Radiation Units and Measurements 1（1992）：11-13

10) ICRU report 60：Fundamental Quantities and Units for Ionizing Radiation Journal of ICRU, 1998

11) Protection, Radiological. "ICRP publication 103." Ann ICRP 37.2.4 (2007)

12) International Atomic Energy Agency：International Basis Safety Standards for protection against ionizing radiation and for the safety of radiation sources, Safety Series, No.115（Vienna：IAEA）, 23, 279 (1996)

13) 医療被ばく研究情報ネットワーク（J-RIME）：日本の診断参考レベル（2020年版）
（https://j-rime.qst.go.jp/report/JapanDRL2020_jp.pdf, 2024.6 最終確認）

14) 森剛彦他：X線診断領域の表面線量測定と簡易換算法, 日本放射線技師会誌, 33（4）, 23-50, 1986

15) 小林弘明：誰も教えてくれなかった胸部画像の見方・考え方, 医学書院, 2017

16) ICRU Report 74 Patient dosimetry for X-rays used in medical imaging, JICRU, 2005；5（2）：89

5 X線画像の画質

JIS 規格では被検体を透過した X 線の二次元強度分布を X 線パターン（X-ray pattern）と定義している[1]．デジタル X 線画像は，X 線パターンを X 線受像器（X-ray image receptor）で検出して電気信号に変換し，画像処理の過程を経て画像（映像）信号として医用ディスプレイに出力する（図 4.2）．臨床の観点からは，医用画像の画質（image quality）は，その画像から識別できる診断に有用な体内情報の程度（degree）を表している．体内情報を忠実に反映している X 線パターンの信号がイメージングチェーンのリンク要素で歪められ，あるいは信号に外乱が付加されると，表示画像の画質が劣化する．

X 線撮影の場合，画質と被ばく線量とはトレードオフの関係にある．診療の X 線撮影においては，画質と線量とを互いに独立して評価することはできない．X 線撮影機器を取り扱う上では，画質を適切に測定し評価する能力は，X 線診断システムの性能を最適化する上で必要不可欠な要素である．

本章では，デジタル X 線撮影システムの品質管理に必要となる画質の測定と評価に関する基礎的事項を説明する．なお，用語の統一のために，空間分解能（spatial resolution），鮮鋭度（sharpness），解像度（resolution），解像力（resolving power）の用語は画質評価の観点からは同義として扱い，本章では，空間分解能という用語で統一する．

5.1 画質評価の概要

5.1.1 信号と雑音

JIS 規格では，「信号（signal）」を測定対象量と関数関係にあり，測

CNR＝0.10　　　　　CNR＝0.20　　　　　CNR＝0.50　　　　　CNR＝1.0

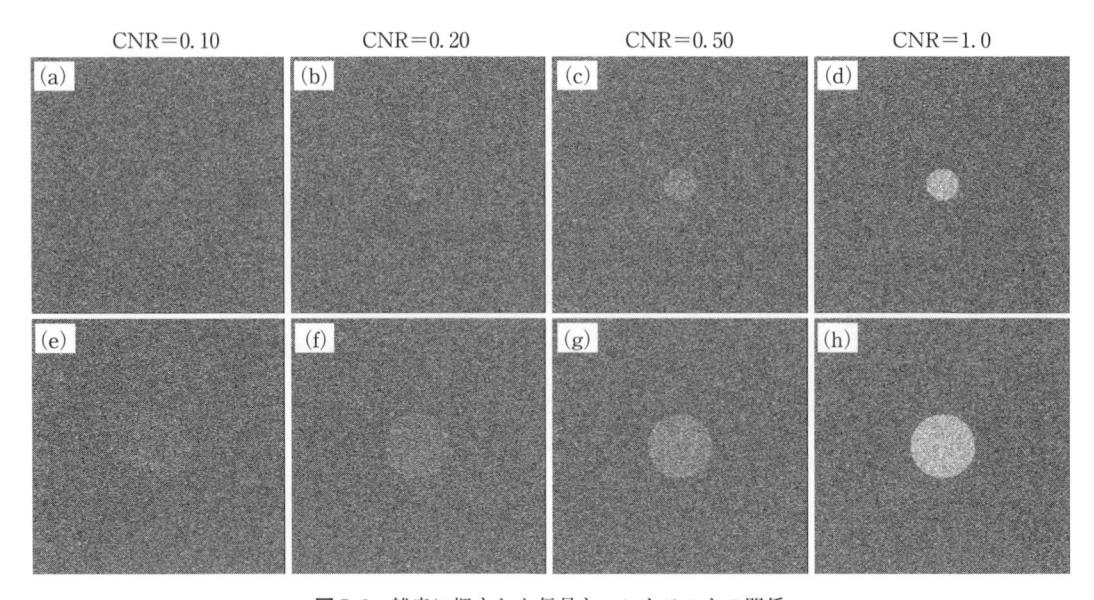

図5.1　雑音に埋もれた信号とコントラストの関係
512×512マトリクス，背景雑音のSD＝10，上段は信号直径64画素，下段は信号直径128画素
画像コントラストは，①X線コントラスト，②雑音（ノイズ），③オブジェクトの大きさの影響を強く受ける．

定対象量を表す量，「雑音（noise）」を測定システムに混入または測定システム内で発生して，信号の発生，伝達，受信の妨害となり，測定対象量との関数関係を乱すものと定義している[2]．

　図5.1に雑音に埋もれた信号のシミュレーション画像を示す．シミュレーションは背景の雑音レベルを同じにして，厚さと直径の異なる円盤状ディスク（均一組成のオブジェクト）のX線投影像を画像信号として重ねている．図5.1の画像から明らかなように，信号の識別のしやすさは画像信号の強度（厚さ）とオブジェクトの大きさ（直径）に大きく依存している．この信号の識別度（オブジェクトの視認性と輪郭の明瞭さ）の相違こそがデジタル画像の画質の違いを表している．

5.1.2　物理的評価の基本三因子

　画質の物理的評価の基本三因子は，コントラスト（contrast），雑音（noise）および空間分解能（spatial resolution）である．
　医用画像でのコントラストは，構造物とその周囲との画像信号の違いであり，たとえば骨と軟部組織の画像コントラストは高く，脂肪と筋肉の画像コントラストは低くなる．このように白黒の濃淡の違いを利用して，異なる組織を"視覚的に"区別し，解剖学的構造を判断し，時には

生理学的機能を評価する.

　図5.1で信号レベルが小さいと信号が雑音に埋もれて，オブジェクトが簡単には視認できない（図5.1 (a)，(e)）．画像コントラストは背景の雑音レベルに対する信号の相対的なレベルに大きく依存することが確認できる.

　雑音は，信号が記録される際のバラツキや不均一さに関するものである．雑音は画像信号の不確かさ（uncertainty）を意味し，雑音の多い画像は均一な対象物全体にわたって信号の揺らぎが大きく，雑音が少ない画像は信号の揺らぎが非常に小さい.

　空間分解能とは，「投影値が異なる，隣り合った2つの部分の境界が，どの程度明瞭に区別できるか？」の指標であり，画像で人体組織の空間的な微細構造（fine structure）をどこまで再現し得たかという客観的概念である.

　図5.1では，信号レベルが小さいとオブジェクトの輪郭ははっきりしないが，信号レベルが大きくなるほどオブジェクトの輪郭がはっきりしている．空間分解能は雑音レベルと信号レベルに依存していることが確認できる．システムの空間分解能のみを定量的に測定するためには，雑音が無視できるレベルの信号強度が必要となる.

　デジタルX線受像システムの場合，画像処理を行う前の生データ（raw data）の空間分解能は，X線管焦点寸法の大きさと検出素子（detector element：dexel 以下，デクセルという）のデクセルピッチ（dexel pitch）によって制限される.

5.1.3　画質の中間指標と総合評価

　画質評価の基本三因子を組み合わせた中間指標として，信号対雑音比（Signal to Noise Ratio：SNR），変調伝達関数（Modulation Transfer Function：MTF），Wiener スペクトル（Wiener Spectrum：WS）などがある．WS はノイズパワースペクトル（noise power spectrum：NPS）とも呼ばれる．MTF と WS は，それぞれ空間周波数（spatial frequency）を変数とした空間分解能と雑音共分散（noise covariance）の定量的評価（空間周波数特性）の指標である.

　さらにシステム性能の総合的な評価法として，基本三因子のすべてが組み込まれた Rose モデル方程式（Rose model equation），C-D 解析（Contrast-Detail），および受信者動作特性（Receiver Operating Characteristic：ROC）解析がある．**図5.2**に，デジタルX線画像の基

空間分解能はモダリティによって大きく異なり，FPD や CR を用いたデジタルX線装置システムは 0.1〜0.2 mm 程度であるのに対し，CT スキャナーは 0.5〜1.0 mm 程度である．また，従来の増感紙/フィルムの空間分解能は 0.01 mm 程度である.

空間周波数は，空間的な周期 T [mm] を有する構造に対して，その単位長さ当たりの構造の繰り返し，すなわち周期構造の周波数 $u=1/T$ [mm^{-1}] を表している.

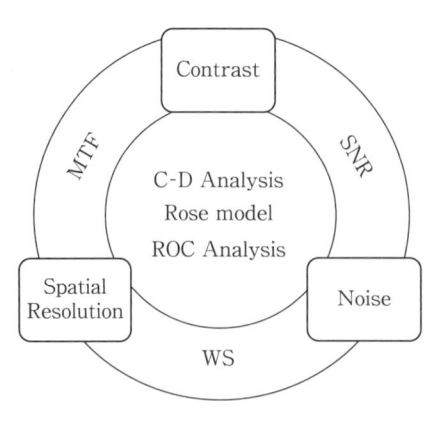

図5.2 X線画像の基本因子（コントラスト，空間分解能，ノイズ）と中間指標（MTF，WS，SNR）および総合評価法（C-D解析，Roseモデル，ROC解析）の関係性の概略図（文献3））

本三因子と中間指標および総合的評価法の関係性を示す[3]．

5.2　デジタル画像コントラスト

画像コントラストは，画像の2つの領域間の測定可能な量の比または差として定量化できる．本書ではFPD（flat panel detector）などのデジタルX線イメージングシステムを中心に扱っており，従来の増感紙/フィルムを用いたアナログ撮影システムのコントラストの概念と区別するため，デジタル画像コントラスト（Digital Image Contrast，以下画像コントラストという）と呼ぶことにする．

画像コントラストは3つの要素に分けることができる（図4.15参照）：①X線コントラスト（radiation contrast, object contrast），②検出器コントラスト（detector contrast），③表示コントラスト（display contrast）．それぞれに異なるサブコンポーネントもある．

ICRU Rep.41では"contrast"を「フィルム上の2点における信号を表す量の比or差」と定義し，(1)radiographic contrast, (2) radiation contrast, (3) subject contrast, (4) object (or image) contrast の4種類を記載している[4]．

5.2.1　X線コントラスト

X線コントラストは，被検体内の組織領域における透過X線ビームのフルエンスの差である．X線コントラストは，被検体因子（原子番号，密度（電子密度），厚さ，構成 etc.）と非被検体因子（X線ビームのエネルギースペクトル）の違いに依存する．X線コントラストはX線画像の全体的なコントラストの基礎であり，つまりX線コントラストがなければ，他の要素は全体的な Digital Image Contrast に影響を及ぼさない．

X線コントラストは，「被写体コントラスト」と呼ばれることもあるが，被検体と非被検体因子の両方に依存するため，本書では「被写体コントラスト」という用語の使用は避けるが，多くの出版物ではよく見られるので注意されたい．

X線コントラストについては，4.5.3で詳細に説明しているので参照されたい．

5.2.2 検出器コントラスト

X線コントラストはX線検出器によって変容（transformation）される．検出器コントラストは，検出器の材料の化学組成，厚さ，原子番号，電子密度，および検出器がX線信号を光学信号，電気信号に変換する物理的過程に依存するため，X線コントラストが同じでも，画像コントラストは検出器によって異なる．また，検出器コントラストは，X線パターンのスペクトルにも依存する．

フィルム/スクリーン系のアナログシステムの直線性は，入射線量に対して高々2桁程度である．

検出器の材料にかかわらず，デジタルX線受像システムはシステム線量のダイナミックレンジ（dynamic range）が4〜5桁と広い範囲にわたって直線的な応答を示すため，X線コントラストの直線性はほぼ保たれる．この特性は，デジタル検出器の重要な利点である．ただし，検出器の吸収端エネルギーには留意する必要がある（3.3.1 参照）．

5.2.3 表示コントラスト

X線画像を観察する場合，医用画像表示用ディスプレイ（medical image displays，以下医用ディスプレイという）の表示設定を調節して表示画像のコントラスト（表示コントラスト）を大きく変化させることができる．

デジタル画像データは，画素値の二次元配列としてコンピュータのメモリに保存されている．デジタル画像表示システムは，画像データの各画素のデジタル値をルックアップテーブル（Look Up Table：LUT）と呼ばれる変換テーブルを用いて表示画像の輝度に変換して医用ディスプレイに表示する．

医用ディスプレイの観察者は，観察対象となる画素値の範囲（window width：WW）とウィンドウ幅の中心となる画素値（window level：WL）の両方を設定して，観察に適した表示コントラストに調整（windowing）する．この範囲は，黒（最小）から白（最大）までマッピングされるので，ウィンドウ幅が広いと，表示コントラストは低くなり，ウィンドウ幅が狭いと，表示コントラストが高くなる．デジタルX線画像の場合，医用ディスプレイの表示コントラストを調整することで，低いX線コントラスト（組織構造のわずかな線減弱係数の差）を高い表示コントラストで観察することができる．

5.2.4　散乱 X 線の影響

　デジタル受像システムでは，散乱 X 線（scattered radiation）は X 線パターンに雑音として付加され，X 線コントラストを著しく低下させる．**図 5.3** に散乱 X 線による画像コントラスト低下の概念図を示す．

　X 線診断における画像形成プロセスは，基本的に，X 線管の焦点から放射された X 線ビームによって投影される X 線の「陰影」（投影値）を捉える．このことは，体内で相互作用する際に X 線光子の進行方向が変化しないことを前提としており，このような X 線光子が一次（直接）X 線である．被検体内で相互作用を起こし進行方向が変えられた X 線光子は，二次（散乱）X 線として散乱が起こった被検体内の位置からあらゆる方向に拡散する．

　散乱 X 線は一次 X 線とは異なり，さまざまな方向から X 線受像器に入射し，X 線パターンに被検体の内部構造に関する誤った位置情報を与える．X 線画像における（受像器に入射した）散乱 X 線量は，次式で示す散乱線含有率（scatter fraction）SF で定量化される．

$$SF = \frac{I_t(a) - I_p}{I_t(a)} \tag{5.1}$$

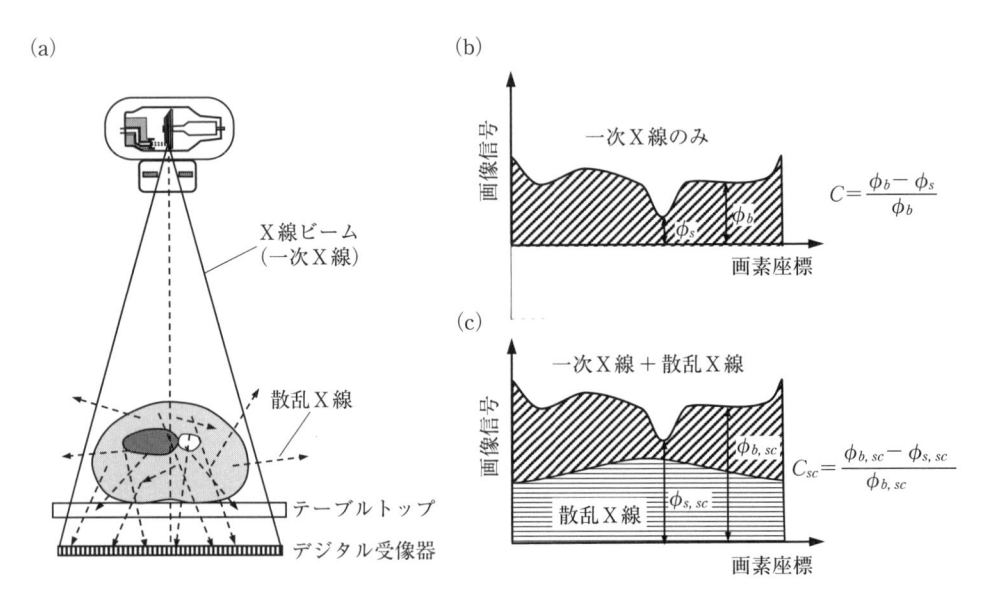

図 5.3　散乱 X 線による画像コントラストの低下
（a）体内で発生する散乱 X 線のイメージ，（b）散乱 X 線がない場合の受像面でのコントラスト，（c）一次 X 線に散乱 X 線が付加された場合の受像面でのコントラスト，散乱 X 線は画像コントラストを著しく低下させる．

ここで，$I_t(a)$ は照射野面積 a における受像面での一次 X 線と散乱 X 線のフルエンスの和，I_p は散乱 X 線を含まない一次 X 線のフルエンスである．

散乱 X 線を含まない場合の X 線コントラスト C を式（4.7）で定義した．このとき，X 線パターンに散乱 X 線が付加されたコントラスト C_{sc} は，散乱線含有率 SF を用いて次式で表される[3]．

散乱線含有率の定義は式（12.2）を参照．

$$C_{sc}=C\cdot(1-SF) \tag{5.2}$$

たとえば，胸部 X 線検査の散乱線含有率が 90％ とした場合，X 線コントラストは散乱 X 線によって 90％ も低下し，散乱 X 線のない場合の画像コントラストの 10％ の画像コントラストしか得られない（図 5.3（b），（c））．

X 線撮影では，X 線画像のコントラストを向上させるために散乱線除去グリッド（anti scatter grid）を用いる．また，散乱線含有率は照射野面積と被検体厚さに大きく依存する（図 12.2 参照）．照射野サイズを小さくする，被検部を圧迫するなどにより被検体媒質の散乱体積を小さくすることは散乱線含有率を小さくする上で非常に重要な概念である．X 線ビームを必要最小限の照射野サイズに設定することは，画像コントラストを向上させるとともに，被検者に対する無用の被ばくを避けることにもつながる．さらに，散乱 X 線は拡散するので，被検体と検出器の間の距離を離す（air gap method：エアギャップ法）ことも散乱線含有率を小さくするという観点からは幾何学的に有効な方法である．

ただし，被検体と受像器との距離を離すと，半影（幾何学的不鋭）によるぼけの程度が大きくなる（式（4.6））．エアギャップ法は日本ではグレーデル法とも呼ばれている．

5.3 画像の信号と雑音

5.3.1 医用画像の雑音

一般的な信号処理システムにおける雑音とは，信号の不規則な変動（fluctuation）による信号値の不確かさ（uncertainty）をいう．量子雑音（後述）のような不規則雑音（random noise）の挙動は確率過程（stochastic process）に従うので，不規則雑音を定量化して論じる場合，関数として決定論的に取り扱うことができず，確率論に基づいた信号の取扱いが必要となる．

医用画像の場合，画像化されるべき真の体内信号とは無関係に，イメ

ージングチェーンのリンク要素で空間的または時間的に不規則な外乱
（disturbance）による変動が雑音として信号に付加され，画像診断
（image diagnosis）に必要な異状の視覚化（visualization of abnormal-
ity）や画像の解釈（interpretation of image）が妨げられる．しかし，
医用画像における雑音はその定義自体が複雑であり，その評価は難し
い[5]．さらに，雑音を定量的に議論するには，確率過程に関する数学的
基盤を要する．本節ではなるべく数学的な厳密性を追求しないで，X
線画像の画質を評価する上で必要となる画像雑音の特性について平易な
解説を試みる．

5.3.2　X 線画像における雑音の重要性

　診療用の X 線画像における雑音の重要性は，画質と線量の最適化の
大原則にある．画像コントラストはシステム線量に大きく依存する．画
像コントラストと被検者の被ばく線量はトレードオフの関係にある．X
線画像の雑音を量子雑音だけに限定すると，画像の SNR はシステム線
量の平方根にほぼ比例する（式（5.12））とともに，入射皮膚線量はシ
ステム線量に比例する（式（2.35））．

　画質と撮影線量の最適化を合理的に達成するためには，最善の診断を
下すことができる必要最小限のレベルまで被検者に照射する X 線ビー
ムの線量を抑制しなければならない．量子雑音に制限された X 線画像
の取得を余儀なくされることが，X 線画像診断とその他のモダリティ
による画像診断との決定的な違いである．

5.3.3　画像雑音の種類

　図 4.2 に示すイメージングチェーンの個々のリンク要素に起因するさ
まざまな雑音源が最終的に X 線画像の画像雑音に何らかの影響を及ぼ
している．X 線画像の主な雑音とその発生源を**表 5.1** に示す[6,7,8]．以
下，それぞれの雑音源について簡単に説明する．

（1）　解剖学的雑音
　解剖学的雑音は，着目する実際の解剖学的特徴に不必要な解剖学的構
造が重なって画像化されることで，病変の存在などの重要な情報の解釈
を複雑にするような雑音である．たとえば胸部単純 X 線画像のように，
観察したい肺野に肋骨等の陰影が重なって，画像診断上の妨げになるよ
うな雑音をいう．X 線 CT などの断層撮影技術により解剖学的雑音を大
幅に軽減できる．また，DSA（digital subtraction angiography）や DXA

表5.1 デジタルX線画像の主な雑音源の種類（文献6), 7), 8))

(1) 被検体に由来する雑音	・解剖学的雑音：解剖学的構造の重なりなど
(2) データ収集過程で発生する雑音	・X線ビーム ── 量子雑音：光子数統計に基づく無相関の不規則雑音 ポアソン分布に従う（平均値と分散が等しい） ── 散乱X線：被検体で発生したコンプトン散乱線が受像器に入射することによる誤った位置情報（無相関） ・電気雑音 ── 暗電流：X線が入射していなくても流れる電流（無相関） ── ジョンソン雑音：電気回路の熱的なばらつきによる雑音（無相関） ── ショット雑音：半導体キャリアの統計的変動による雑音（無相関） ・X線検出器の構造雑音 ── 検出器分解能雑音：デクセルが有限分解能（有限のサイズ）を有することによる雑音（相関） ── オフセット/ゲイン雑音：FPD検出素子の出力変動の空間的なばらつきによる雑音（相関）
(3) デジタル化の過程で発生する雑音	・標本化誤差：サンプリング密度に伴う横軸の誤差 ・量子化雑音：AD変換に伴う縦軸の量子化誤差

（dual-energy X-ray absorptiometry）などの手法により，解剖学的雑音を軽減するX線撮影技術がある．

(2) データ収集に付随する雑音

データ収集に付随する雑音（acquisition noise）は，その発生源が解剖学的構造に由来せず，イメージングチェーンのそれぞれのリンク要素で外乱として画像化されるべき実際の解剖学的構造に次々と重なってくる雑音である．このタイプの主な雑音源としては，量子雑音（quantum noise），散乱X線（scatter X-ray），電気雑音（electrical noise）および検出器構造雑音（detector structural noise）などがある．

a 量子雑音

量子雑音とは，光子の発生や減弱に伴う統計的不規則性（statistical randomness）をいう．X線源からのX線の発生やX線ビーム内に介在する媒質とX線との相互作用は事前には完全に予測不可能な確率過程として捉えることができる．

量子雑音の不規則性（randomness）はX線光子自体に固有の統計的挙動であり，物理的になくすことはできない．理想の雑音制限画像とは，量子雑音以外の雑音を一切含まない量子雑音に限定された（quantum limited）画像である．デジタルX線画像の画像雑音は量子雑音が支配的であるため，量子雑音の性質を理解しておくことが重要である．

デジタルX線受像システムの場合，量子雑音は検出器のデクセル当たりに捕捉されるX線（光子）の個数で決まる．量子雑音は無相関性の不規則変動で，ポアソン分布（Poisson distribution）と呼ばれる確率分布（probability distribution）に従い，平均値（mean value）と分散

一般に時間パラメータ t に伴って起こる変化の結果（確率変数）$X(t)$ の数理モデルを確率過程と呼ぶ．たとえば二項過程やポアソン過程などは代表的な確率過程である．確率過程は不規則過程（random process）ともいう．

（variance）が等しい（式（5.A2））という，放射線を取り扱う上できわめて重要な性質を有している.

量子雑音の標準偏差 σ は光子フルエンス Φ の平方根に比例する.

$$\sigma \propto \sqrt{\Phi} \tag{5.3}$$

簡単のために，検出効率 100 % の理想的な受像器を考える. 画像雑音は量子雑音だけに制限され，散乱 X 線の受像器への入射は無視できると仮定する. 受像面での一次 X 線のフルエンスを Φ_s, 受像器の検出素子（デクセル）の開口面積（aperture area）を A, 一個のデクセルで捕捉される平均光子数を $\overline{N}$ とすると，量子雑音の標準偏差 SD（standard deviation：SD）は

$$SD = \sqrt{\overline{N}} = \sqrt{\Phi_s \cdot A} \tag{5.4}$$

で与えられる. たとえば，デクセルの開口寸法が 200×200（μm^2）の受像器に $10^6 \, cm^{-2}$ の X 線ビームが入射したとき，デクセル当たりに 400 個の光子が入射するから，検出器で捕捉される光子に対する量子雑音の標準偏差は $SD = 20$ となる.

放射線粒子の統計的性質は診断用 X 線撮影システムの画質評価のみならず，X 線測定に関しても非常に重要な概念であるので，若干の数学的取扱いに関する補足事項を章末の 5.A.1 に追記する.

b　散乱 X 線

X 線ビーム内の一次 X 線と体内媒質中の電子とのコンプトン効果により，体内で散乱 X 線が発生する. 発生した散乱 X 線はビームパスから離れて進行方向を変えて散乱するが，この散乱 X 線が受像器に入射すると，X 線パターンに誤った位置情報を付加するため，画像雑音として画像コントラストを著しく劣化させる.

c　電気雑音

デジタル X 線画像のイメージングチェーンでは，受像器に投影された（量子雑音と散乱 X 線による雑音を含む）体内情報に，さらに検出器の電気信号への変換・増幅過程で電気回路から発生する雑音が混入してくる. これらの雑音は総称して電気雑音と呼ばれる.

電気雑音には，①検出器アレイの印加電圧により，熱的原因や結晶欠陥などによって X 線が入射していなくても流れる電流（暗電流（dark current））による雑音，②電気回路の抵抗部品などで熱的に発生する雑音（Johnson noise）③半導体の生成キャリア数の離散的な統計的変動から生じる雑音（shot noise），および，④デクセル信号を読み出して増

幅する過程で誘導される雑音などがある．雑音源①〜③は本質的に無相関（uncorrelated）の不規則雑音（random noise）と考えてよい．

電気雑音は理論的には半導体アレイの設計と検出器の冷却によって低減することができる．また，電磁シールド（electromagnetic shield）により電気雑音を低減できる場合がある．

d　検出器構造雑音

FPD（flat panel detector）受像システムに由来する主な構造雑音として，検出器分解能雑音（detector resolution noise）とオフセット/ゲイン雑音（offset/gain noise）がある．

デジタル検出器では，一つのデクセルに入力した点信号はデクセルサイズの空間的な広がりをもって出力される．この検出器の有限分解能（デクセルピッチ）により生じる雑音は検出器の構造雑音の一種であり，検出器分解能雑音と呼ばれる．検出器分解能雑音は特定のデクセルからの信号出力がその近傍のデクセルの出力と相関（correlation）するため，空間周波数に依存する相関性の雑音である．小さなオブジェクトを忠実に画像化するためには，より高い空間周波数のデクセルピッチが必要となる．

相関性の雑音は空間周波数依存性を示し，相関が強くなるほどWS（NPS）グラフの高周波数成分が低下する．

また，デジタル検出器は空間的・時間的均一性（uniformity）に優れていることが求められるが，FPDの場合，デクセル出力信号に空間的なばらつきが生じる．このばらつきをオフセット/ゲイン雑音という．この構造雑音を軽減するため，FPD受像システムでは撮影画像に対してオフセット補正（offset correction）とゲイン補正（gain correction）を行っている．（詳細は8.1.7参照）

5.3.4　画像雑音の評価

(1)　平均と分散

デジタル画像のイメージングチェーンの各リンク要素で誘導された種々の雑音源は最終的に結合して画像表示される．これらの画像雑音には不規則過程を記述する確率分布の正確な性質がわからない雑音も含まれているため，単純な統計的分散の加法性は成立しない．

簡単のために，無相関の量子雑音だけを含む単純な画像雑音モデルを考える．**図5.4**に量子雑音だけを含む画像（したがって，雑音分布はポアソン分布と見なせる）のシミュレーションと分散の概念を示す．シミュレーションは組成が均一なスラブ状ファントム（背景，信号値40）の中央に円盤状のオブジェクト（信号値50）を挿入したファントムの

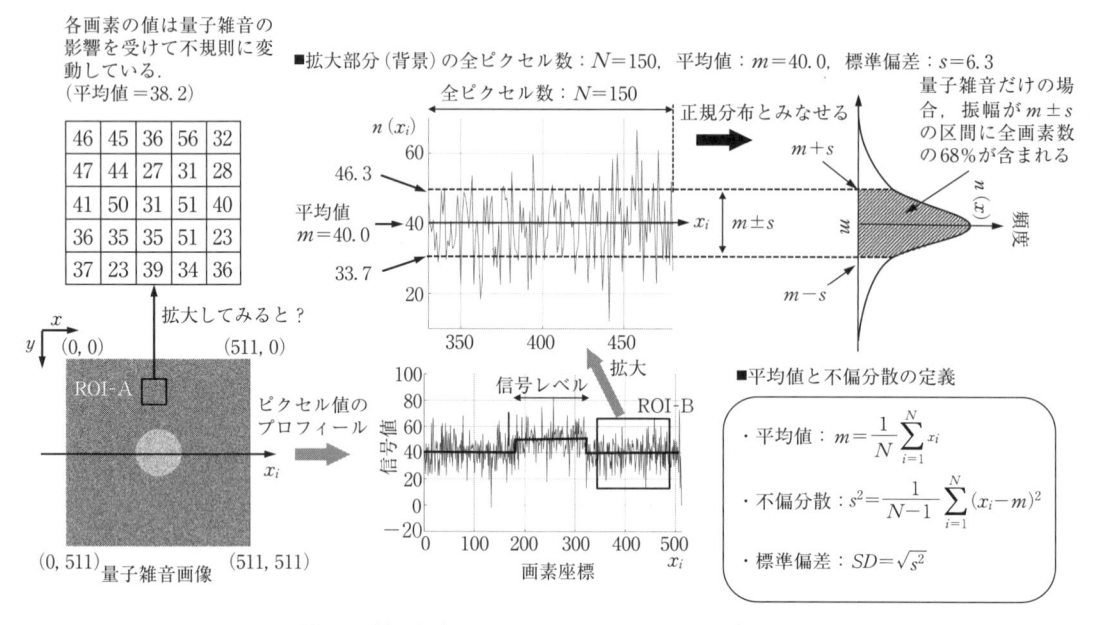

各画素の値は量子雑音の影響を受けて不規則に変動している.（平均値＝38.2）

46	45	36	56	32
47	44	27	31	28
41	50	31	51	40
36	35	35	51	23
37	23	39	34	36

拡大してみると？

$(0, 0)$　$(511, 0)$

ROI-A

$(0, 511)$　量子雑音画像　$(511, 511)$

ピクセル値のプロフィール

■拡大部分（背景）の全ピクセル数：$N=150$，平均値：$m=40.0$，標準偏差：$s=6.3$

全ピクセル数：$N=150$

正規分布とみなせる

量子雑音だけの場合，振幅が $m \pm s$ の区間に全画素数の68%が含まれる

平均値 $m=40.0$

$m \pm s$

信号レベル　ROI-B

拡大

■平均値と不偏分散の定義

・平均値：$m = \dfrac{1}{N}\sum\limits_{i=1}^{N} x_i$

・不偏分散：$s^2 = \dfrac{1}{N-1}\sum\limits_{i=1}^{N}(x_i - m)^2$

・標準偏差：$SD = \sqrt{s^2}$

図 5.4　量子雑音のシミュレーション画像と分散の概念

X 線画像を想定している．図に示す ROI-A の部分を拡大してみると，画素値は平均値 38.2 を中心として不規則に変動している．

　画像雑音の測定は，通常，組成と厚さが均一なファントムを撮影した画像に特定の関心領域（region of interest：ROI）を設定して，その中に含まれる画素値（あるいは，医用ディスプレイの輝度値）の標本平均（sample mean）m と不偏分散（unbiased variance）s^2 を次式により計算して，雑音レベルを評価する方法が一般的である．

分散には標本分散（N で平均）と不偏分散（$N-1$ で平均）がある．標本分散は，標本の分散であり不偏推定量ではないので，N が十分に大きくない場合には標本分散の期待値は母分散より小さくなる．統計学では，標本分散を σ^2，不偏分散を s^2 で表す．

$$m = \frac{1}{N}\sum_{i=1}^{N} x_i, \quad s^2 = \frac{1}{N-1}\sum_{i=1}^{N}(x_i - m)^2 \tag{5.5}$$

ここで，x_i は画素番号 i の測定値，，N は測定する ROI の画素数である．たとえば，図 5.4 の左上の ROI-A（5×5 マトリクス）の平均値は 38.2，不偏分散は 79.2，標準偏差は 8.9 となる．

(2)　コントラスト対雑音比（CNR）

　X 線画像の雑音特性で診断上特に関心があるのは，低コントラスト信号が背景雑音に対してどれだけ識別可能かを測定することである．雑音に対する画像コントラストの比をコントラスト対雑音比（contrast to noise ratio：CNR）という．JIS 規格（乳房用 X 線装置の受入試験）では，均一な厚さのファントムの X 線像（背景）と，そのファントム上にごく薄い Al はくの試験器具を置いた X 線像から得られた1組の画像

に対して，次式で CNR を計算することとしている[9]．

$$CNR = \frac{m_{\text{BG}} - m_{\text{Al}}}{\sqrt{\dfrac{(\sigma_{\text{BG}})^2 + (\sigma_{\text{Al}})^2}{2}}} \tag{5.6}$$

ただし，添え字の BG および Al は，それぞれ背景および Al はくを表しており，m と σ は，それぞれ平均画素値と画素値の標準偏差を表している．$\sigma_{\text{BG}} - \sigma_{\text{Al}}$ が小さい場合は，$\sigma_{\text{Al}} \approx \sigma_{\text{BG}}$ と近似して，次式で簡素化できる．

$$CNR \simeq \frac{m_{\text{BG}} - m_{\text{Al}}}{\sigma_{\text{BG}}} \tag{5.7}$$

CNR による評価は，検出器の分解能や解剖学的雑音源の影響が無視できる場合の，組成と厚さが均一なファントムの X 線画像の雑音分析に最適である．

（3）　信号対雑音比（SNR）

信号対雑音比（SNR）は，デジタル撮影システムの性能に関する重要な指標の一つである．なぜならば，デジタル画像の場合，低コントラスト信号の表示コントラストはウィンドウ処理で高コントラスト化して観察できるため，低コントラスト識別能は主に雑音に支配されるからである．

SNR は，同じ単位（次元）で測定した信号の大きさ S と雑音（標準偏差 σ）との比として，次式で定義される．

$$SNR = \frac{S}{\sigma} \tag{5.8}$$

X 線画像を医用ディスプレイで観察する場合，信号は関心のある標的組織とその周囲の背景組織との輝度の差であり，雑音は表示されている標的組織の輝度のばらつき（標準偏差）である．たとえば，肝臓に見つかった腫瘍を観察する場合，信号は腫瘍と周辺組織の画素値の差であり，その場合，雑音は近傍の周辺組織の標準偏差として評価することができ，これら 2 つの数値の比が SNR となる．

低コントラストオブジェクトの SNR を理解するために，**図 5.5** に示すような単純なモデルを考える．元素組成と密度が均一なスラブファントム（線減弱係数 μ_b，厚さ x）の中に，画像化したいオブジェクト（線減弱係数 μ_t，厚さ d）が埋め込んである．このファントムに平行ビームの単色 X 線が一様に入射する場合を考える．検出器の検出効率は 100％とし，散乱 X 線の寄与は考えない．ファントムの背景とオブジェクトを透過した単位デクセル当たりの平均光子数をそれぞれ，N_b，N_t

ウィンドウ処理で表示コントラストを強調すると雑音も一緒に強調される．

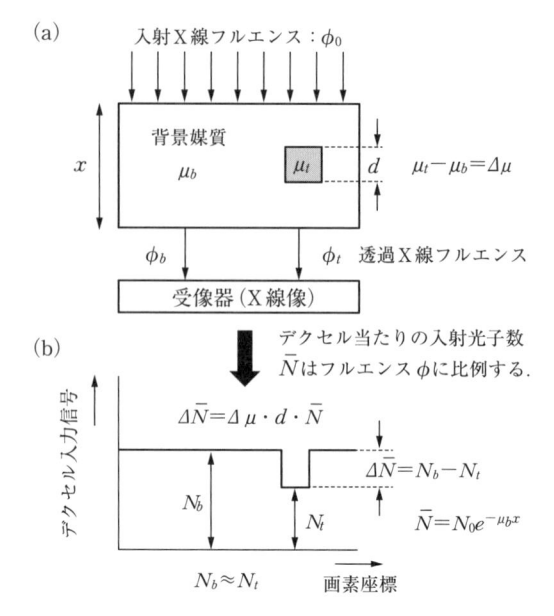

図 5.5　低コントラスト信号に対する SNR の概念

とし，雑音は量子雑音以外考えない．

　この単純化モデルにおいて，オブジェクトが低コントラスト信号の場合（オブジェクトと背景の線減弱係数の差が小さく，かつオブジェクトの厚さが十分薄い場合）は，式（4.9）に示した X 線コントラスト C は

$$C \approx (\mu_t - \mu_b) \cdot d = \Delta\mu \cdot d \tag{5.9}$$

式（5.9）は，式（4.9）で $e^{-(\mu_t-\mu_b)d} \approx 1 - (\mu_t-\mu_b)d$ の近似を用いた．式（5.10）も同様の近似を用いている．

と近似でき，さらに，デクセルに入射する背景とオブジェクトとの透過光子数の差 $\Delta\overline{N}$ は

$$\Delta\overline{N} = N_b - N_t \approx \Delta\mu \cdot d \cdot \overline{N} \tag{5.10}$$

と近似できる．ただし，ファントムに入射するデクセル単位の平均入射光子数とファントム透過光子数の平均をそれぞれ N_0 と $\overline{N}$ として，$\overline{N} = N_0 e^{-\mu_b x}$ とした．よって，デクセルに入力される信号 S_{in} は式（5.9）と式（5.10）より，次式で表される．

$$S_{\mathrm{in}} = \Delta\overline{N} = C \cdot \overline{N} \tag{5.11}$$

　一方で，雑音はポアソン分布に従う量子雑音のみ（$\sigma^2 = \overline{N}$）を考慮すればよいから，この単純化モデルによる SNR は

$$SNR = \frac{S_{\mathrm{in}}}{\sigma} = \frac{C \cdot \overline{N}}{\sqrt{\overline{N}}} = C\sqrt{\overline{N}} \tag{5.12}$$

と表すことができる．

　つまり，この単純化モデルの場合，低コントラスト信号の SNR は X

線コントラスト C とデクセル単位の入射光子数 $\overline{N}$ の平方根との積に等しい. ただし, X 線コントラスト C は光子エネルギーに依存することを忘れてはならない.

$\overline{N}$ はファントムへの入射フルエンスに比例するから, SNR は被検体への入射フルエンス Φ_0 の平方根に比例する. たとえば, 光子エネルギーと撮影部位が同じとき, 被検体への入射線量（フルエンス）を 2 倍にすれば, SNR は $\sqrt{2}$ 倍に改善される（式（5.12））. ただし, それは同時に入射皮膚線量を 2 倍に増加させる（式（2.35））ことに留意すべきである.

(4) 撮影条件の最適化

X 線撮影における撮影条件の最適化について考える. 簡単のために, 人体腹部の X 線撮影を図 5.5 に示した単純化モデルで仮定して, ファントムへの入射光子フルエンス Φ_0 を一定とした場合の式（5.12）の SNR と式（2.35）の被ばく線量（入射表面空気カーマ）のエネルギー依存性をシミュレーションした結果を**図 5.6** に示す. 図中の実線は脂肪組織（厚さ $d=1.0\,\mathrm{cm}$ と $d=2.0\,\mathrm{cm}$）の SNR, 破線は水ファントム（厚さ 20 cm）の入射表面空気カーマ［mGy］（入射表面のエネルギーフルエンスに比例する）である. 図より, SNR は 40 keV 程度でピーク値を示し, 入射表面空気カーマ（被ばく線量）は 50 keV 程度で最小値を示している. このことから, X 線撮影では, SNR と線量の両方を最適

光子エネルギー 40 keV〜50 keV は一般撮影装置では概ね管電圧 80 kV〜100 kV の範囲に相当すると考えてよい.

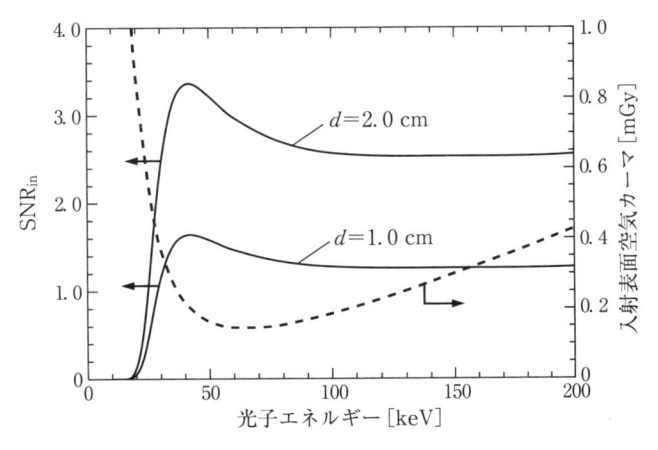

図 5.6 SNR と入射表面線量のエネルギー依存性
（入射光子フルエンス：$\Phi_0=5\times10^8\,\mathrm{cm}^{-2}$, グリッド露出係数：5.0, デクセル面積：$S=(200\times200)\,\mu\mathrm{m}^2$, ファントム（水）厚：$x=20\,\mathrm{cm}$, オブジェクト（脂肪組織）厚：$d$, 水と脂肪組織の線減弱係数データは文献 10), 空気の質量エネルギー吸収係数データは文献 11) を参照)

化する光子エネルギーの範囲が局在することがわかる．また，観察対象のオブジェクトの厚さ（X線コントラスト）によりSNRの値が大きく変化している．

図5.6は単純化モデルのシミュレーションではあるが，実際の臨床でもグラフの挙動は概ね同じ性質を示すと考えてよい．ただし，解剖学的構造の複雑さ，被検体厚および観察対象とする部分の厚さによって縦軸の値はかなり異なってくる．

（5）　検出量子効率（DQE）

検出量子効率（DQE）は画像のSNRに基づく総合評価の指標であり，X線システムの入力のSNRの2乗 $(SNR_{in})^2$ と出力のSNRの2乗 $(SNR_{out})^2$ の比で定義される．

$$DQE = \frac{(SNR_{out})^2}{(SNR_{in})^2} \tag{5.13}$$

システムが信号と雑音をまったく劣化させずに伝達した場合に $DQE = 1$ の最大値をとる．

ここで，光子エネルギー E に対する光子検出効率（quantum-detection efficiency：QDE）が $\eta(E)$ の光子数計数型検出器（photon counting detector）の受像システムのDQE(E)について考察する[12]．雑音を量子雑音に限定するとX線システムへの入力SNRは次式で与えられる．

$$SNR(E)_{in} = \sqrt{N} \tag{5.14}$$

ここで，$\overline{N}$ は単位デクセルに入射するエネルギー E の平均光子数である．一方で，単位デクセルで捕捉した平均光子数は $\eta(E) \cdot \overline{N}$，量子雑音の標準偏差は $\sigma = \sqrt{\eta(E) \cdot \overline{N}}$ となるから，受像システムからの出力信号 $SNR(E)_{out}$ は次式で表される．

$$SNR(E)_{out} \propto \frac{\eta(E) \cdot \overline{N}}{\sqrt{\eta(E) \cdot \overline{N}}} = \sqrt{\eta(E) \cdot \overline{N}} \tag{5.15}$$

光子検出効率 $\eta(E)$ の受像システムの場合，光子エネルギー E に対する $DQE(E)$ は，式（5.14）と式（5.15）より，

$$DQE(E) = \left(\frac{SNR(E)_{out}}{SNR(E)_{in}}\right)^2 = \eta(E) \approx \mu(E) \cdot d \tag{5.16}$$

と表される．ただし，$\mu(E)$ と d はそれぞれ検出器材料（シンチレータ，半導体など）の光子エネルギー E に対する実効線減弱係数と厚さである．したがって，検出器材料の線減弱係数が小さくなるほど，検出部の厚さが薄くなるほど，その受像システムのDQEは低下する．

DQEの和訳は文献によって，"検出量子効率"と"量子検出効率"が混在しているので注意する．JIS規格（I.I.）では量子検出効率で定義している．

光子検出効率は量子（光子）変換効率とも呼ばれる．

式（5.14）は式（5.12）でコントラスト $C = 1$ としている．

式（5.16）は，式（8.1）において $e^{-\mu d} \approx 1 - \mu d$ の近似を用いた．

デジタル受像システムの場合，DQE の周波数依存性（空間周波数 u）は，後述する変調伝達関数 $MTF(u)$ とウィーナースペクトル $WS(u)$ を用いて次式で表すことができる[12]．

$$DQE(u) = \frac{k \cdot |MTF(u)|^2}{WS(u)} \tag{5.17}$$

ただし，k は定数であり，ビーム線質と平均入射光子数 $\overline{N}$ が与えられれば，次式で計算できる．

$$k = \frac{(I(u))^2}{\overline{N}} \tag{5.18}$$

ここで，$I(u)$ は受像器に入射する X 線パターンに含まれる信号である．

典型的な FPD システムと S/F システムの DQE の比較を図8.10 に示している．DQE はデジタル受像システム固有の基本特性を表す非常に有用な物理的評価指標である．ただし，診断を目的とした X 線画像システムの画質を判断する指標ではないことに留意すべきである．医用画像の画質を総合的に判断するには，人の視覚特性を含めた総合的な画質の評価を行うことが重要である．

5.3.5 空間分解能

画像のぼけ（blur）とは，点の投影が画像で広がりをもってしまうことである．点の投影値の二次元分布 $PSF(x, y)$ を点像分布関数（point spread function：PSF）という．**図 5.7**（a），（b）に PSF のイメージを示す．

空間分解能を簡易的に測定する一つの方法として，半値幅（full width at half maximum：FWHM）の測定がある．PSF の断面のプロフィールを線像分布関数（line spread function：LSF）という．LSF の半値幅はシステムの空間分解能の簡易的な指標となる（図5.7（c））．

LSF が平均値 0，標準偏差 σ のガウス分布で近似できる場合，次の関係式がよく用いられる．

$$FWHM = 2\sqrt{2 \ln 2} \cdot \sigma \approx 2.35\sigma \tag{5.19}$$

空間分解能の視覚的評価法として，**図 5.8**（b）に示すような空間分解能測定用のテストチャート（test charts for resolution）の投影像による識別限界周波数がよく用いられる．テストチャートの細線の幅と隣接する細線との間隔をそれぞれ d [mm] とするとき，周期 $T(=2d)$ [mm] の逆数 $u=1/(2d)$ [mm^{-1}] を空間周波数という．たとえば，X 線画像上で識別可能なテストチャートの識別限界空間周波数が 2.5 mm^{-1} のと

デジタル受像システムは，入出力特性が 4～5 桁の直線性（ダイナミックレンジ）を有しているため，k は定数で表すことができる．

LSF を簡易的に測定する一つの方法としてスリット法がある．

JIS 規格では，解像力（空間分解能）を，「等しい幅をもつ明暗の線対の像において，分解していると認められる最小線対の幅の逆数で表す．単位は，一般に LP/mm を用いる」としている[13]．

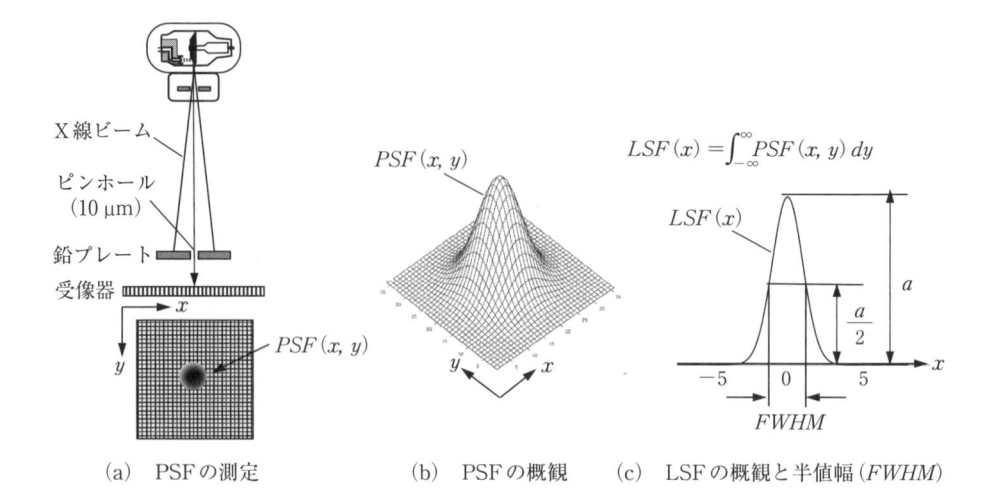

(a)　PSFの測定　　　　　(b)　PSFの概観　　(c)　LSFの概観と半値幅（*FWHM*）

図5.7　点像分布関数と線像分布関数の概念

平行線が分離して識別できる限界によって空間分解能を求める．たとえば，分離して再現される限界のピッチ幅（黒線幅＋間隔）が 0.25 mm であった場合は，空間分解能は，$d=0.125$ mm，識別限界空間周波数は $u=4$ mm^{-1}

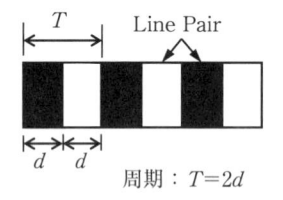

周期：$T=2d$

空間周波数：$u=\dfrac{1}{T}=\dfrac{1}{2d}$

(a)　周期パターンによる空間分解能の表現

視覚で，分離して識別可能な限界の空間周波数が，2.5 mm^{-1} であったとき，空間分解能は，$d=0.2$ mm（写真のLP（line pair）あるいは cycles の表示は白と黒の線対の繰り返し数（無次元）を意味している．）

(b)　テストチャート（矩形波）のX線投影像[14]

図5.8　空間分解能測定用のテストチャートと識別限界周波数

き，空間分解能（空間内の識別可能な2点間の最小距離）は $d=0.2$ mm である．

5.4　空間周波数特性の評価

画質評価の中間指標としての MTF と WS について簡単に説明する．詳細は画像工学の専門書（たとえば文献 5)，14)，15)）を参照された

い.

5.4.1 変調伝達関数（MTF）（空間分解能とコントラスト）

空間分解能は，識別可能な対象物の最小の大きさという視覚的観点から撮影システムの能力を評価する．しかし，識別の可能性は対象物の相対的なコントラストの影響を受ける．実際，すべての医用画像システムでは，撮影する対象物の大きさが小さくなるにつれて，画像のボケによって画像コントラストが低下する．MTF はコントラストと空間分解能の両方を取り入れた空間分解能評価の指標であり，周期的構造の周波数（空間周波数）u [mm^{-1}] ごとのコントラスト情報を提供する．

いろいろな MTF の測定法があるが，一例として図 5.8（b）に示すような MTF 測定用のテストチャート（test chart）を用いて撮影システムの空間周波数特性を評価する方法がある[16]．MTF の測定では空間周波数が高くなるほど，テストチャートのパターンの周期（間隔）は小さくなるので，空間周波数が高くなるとコントラストが低下するため空間分解能が低下する．

線像分布関数 $LSF(x)$ が測定できている場合，一次元 $MTF(u)$ は次式による $LSF(x)$ のフーリエ変換（Fourier transform）により求めることができる[3],[6]．

$$MTF(u) = \left| \int_{-\infty}^{\infty} LSF(x) e^{-2\pi ux} dx \right| \qquad (5.20)$$

ただし，$LSF(x)$ は曲線下の面積＝1 として正規化しており，u は空間周波数である．

図 8.9 に典型的なデジタル X 線受像システムのプリサンプルド MTF（pre-sampled MTF）の測定結果の例を示しているので参照されたい[17]．

5.4.2 Wiener スペクトル（雑音と空間分解能）

雑音と空間分解能を組み合わせたもう一つの中間指標として，WS（Wiener スペクトル）がある．WS は，雑音分散の空間周波数スペクトルを表している．オブジェクトの空間的構造が小さくなるにつれて撮影システムの応答が低下するように，雑音の空間的広がりが小さくなるにつれて，雑音分散に対するシステムの応答特性も低下する．量子雑音のような白色雑音のスペクトルは，空間周波数依存性を示さないため，その WS は空間周波数に依存せず一定の値をとる．

代表的な MTF の測定法にはテストチャート法，スリット法およびエッジ法などがある．

X 線では入力を正弦波にすることが難しいため矩形波を用いて MTF を測定する．

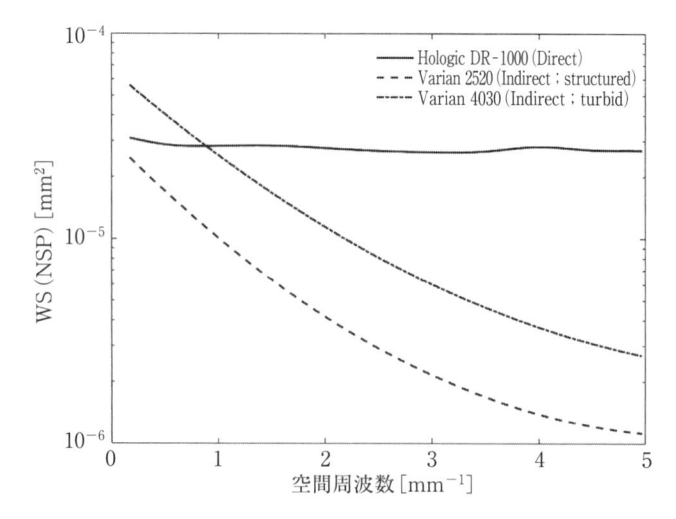

図5.9　商用FPD（直接変換方式・間接変換方式のNPSの比較（文献17））
（i）　Hologic DR-1000：直接変換方式（a-Se），（ii）　Varian 2520：間接変
換方式（CsI：Tl），（iii）　Varian 4030：間接変換方式（Gd_2O_2S：Tb^{3+}）

　画像雑音に相関性があるとき，WSは一様に照射されたX線画像に
おける自己相関関数のフーリエ変換に等しい．一様に照射された画像信
号 $f(x, y)$（平均値 $\overline{f}$）を次式でフーリエ変換することで二次元
$NPS(u_x, v_y)$ を求めることができる[3),6)].

$$NPS(u_x, v_y) = \frac{1}{A} \left| \iint [f(x, y) - \overline{f}] e^{-2\pi(x \cdot u_x + y \cdot v_y)} dx dy \right|^2 \quad (5.21)$$

ただし，u_x，v_y はそれぞれ対応する x 軸，y 軸方向の空間周波数，A は
$f(x, y)$ をサンプリングしたROIの面積である．式から明らかなように，
NPSの単位は [mm^2] となる．

　NPS（WS）の曲線下面積は雑音分散を表しており，相関が強くなる
ほど，WSの曲線下の面積が小さくなる．代表的な商用FPD（直接変
換方式，間接変換方式）のWSの測定例を図5.9に示す[17)].

5.5　画質の総合評価

5.5.1　Contrast-Detail 解析

　Gerald Cohen は，医用画像における人間の視認性の閾（しきい）値
における物体の検出可能性を評価するために，Rose モデルに基づいた
実験的手法を開発した[18~20)]．この手法は Contrast-Detail（C-D）曲線

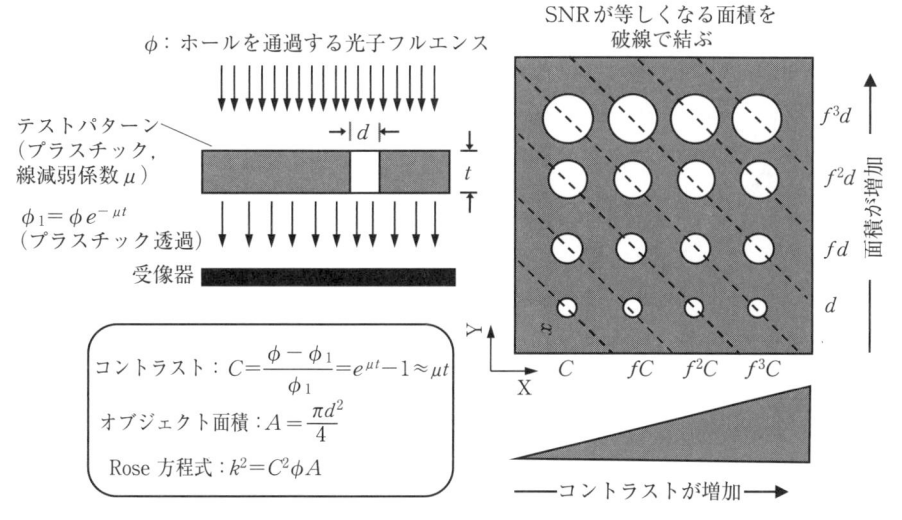

図5.10 Rose model ファントムとローズモデル方程式（文献 3))

ファントムの厚さ t が2乗で減少し，穴の直径 d が2乗で増加した場合，k^2 は一定のままである．つまり，Rose ファントム上では，直径が増加し，対応するコントラストが減少する穴を結ぶ線は，k^2 の値が一定であり，与えられた光子フルエンスに対して SNR が一定（k が一定）となる対角線である．

解析と呼ばれ，"画像コントラスト"と"大きさ"の異なる多数の円形の標的を検出する観察者評価実験に基づいている．

　たとえば，**図5.10** に示すような，X 方向に標的の X 線コントラスト（厚さ）が変化し，Y 方向に標的の大きさ（直径）が変化するようなファントム（Rose モデルファントム）の X 線撮影画像を考える．観察者はこのファントムの画像を評価し，各画像コントラストレベルで知覚できた最小の標的の大きさを報告する．この分析の結果を，横軸に検出可能な最小の物体の直径（すなわち空間分解能），縦軸に閾（しきい）コントラスト（threshold contrast）としてプロットしたのが C-D 曲線（C-D diagram：C-D ダイヤグラム）である．

　C-D ダイヤグラムの説明図を**図5.11** に示す．C-D 曲線解析では，大きな標的は低コントラストでも可視化でき（右下），標的が小さくなるほど知覚するには高コントラストが必要となる（左上）．C-D 曲線は右下に向かって漸近的に減少する（低コントラスト，大きな標的）．一方，低線量（SNR が低い）の場合は，大きな標的であっても知覚するにはある程度の画像コントラストが必要になる．

　図5.11（b）に典型的なデジタル受像システムの C-D 曲線の測定例[12]を示す．

現在の C-D 曲線解析では，G. C. E. Burger が考案したバーガーファントム（Burger phantom）がよく用いられる（凸型と凹型がある）．

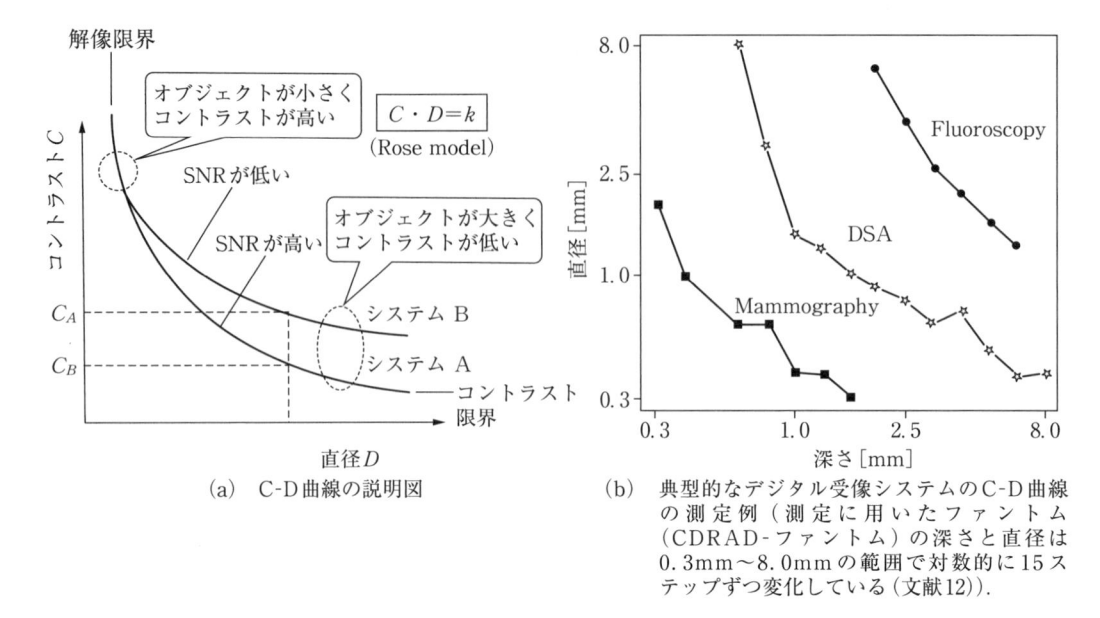

(a)　C-D曲線の説明図

(b)　典型的なデジタル受像システムのC-D曲線の測定例（測定に用いたファントム（CDRAD-ファントム）の深さと直径は0.3mm〜8.0mmの範囲で対数的に15ステップずつ変化している（文献12）).

図5.11　C-D曲線の説明図とC-D曲線の測定例

5.5.2　Rose model

　C-D曲線は視覚による信号検出の限界を表している．C-D曲線によって，さまざまな大きさのオブジェクトの検出に必要な最小の画像コントラスト（閾コントラスト）を予測することができる．閾コントラストは，前述のように，標的の大きさと撮影システムの雑音に依存する．

　低コントラスト信号に対するSNRは式（5.12）で与えられる．Albert Roseは，Roseモデルファントムで面積 A のオブジェクトのコントラストを C とするとき，閾コントラストのSNRが次式で与えられることを示した[18]．

$$k^2 = C^2\overline{N} = C^2\Phi A \qquad (5.22)$$

　ここで，k は画像上のオブジェクトを知覚するために必要な最小のSNR（threshold SNR：しきいSNR），$\overline{N}$ は面積 A のオブジェクトを画像化するのに用いた光子数，Φ は画像化に用いた光子フルエンスである．つまり，視認性のしきいSNRにおいては，光子フルエンスが同じとき，コントラスト C^2 とオブジェクト面積 A の積は一定となる（図5.10参照）．式（5.22）はRoseモデルの基本的な数学的記述であり，Roseモデル方程式（Rose model equation）と呼ばれることもある．

　Roseは理論的考察に基づいて，十分な信頼度が得られるしきいSNR

の値は少なくとも k=5〜7 としている．たとえば，人体腹部（水等価で実効線減弱係数を 0.20 cm^{-1} とする）の血管造影検査で，光子フルエンス Φ=1×10^6 cm^{-2} で希釈ヨード造影剤に満たされた血管（実効線減弱係数 0.25 cm^{-1}，厚さ 5 mm）が造影されているとき，式（5.9）より C=0.025 となるから，血管の断面積 A と直径 d の関係 $A=\pi d^2/4$ を用いると Rose モデル方程式（k=5 として）より，人の眼で識別可能な血管断面の最小直径は概ね 2.3 mm 程度と計算できる．

　X 線画像から病変を見落とすことなく確実に異状を知覚する上で，しきい SNR は非常に重要な概念である．Rose モデルの提唱に関する補足を章末の 5.A.2 に追記しているので参照されたい．

5.5.3　受信者動作特性解析

　信号検出理論（signal detection theory）における観察者実験で，縦軸に真陽性率（true positive fraction：TPF），横軸に偽陽性率（false positive fraction：FPF）をプロットした曲線を受信者動作曲線（receiver operating curve：ROC 曲線）という．真陽性率は検査の感度（sensitivity）とも呼ばれ，検査がどの程度病変を検出できるかの指標である．受信者動作特性（ROC）解析は，観察者の検出過程と意思決定が含まれているため，画像診断システムの優劣を判断する指標となる．**図 5.12** に ROC 曲線の説明図を示す．

　ROC 解析は画像診断システム，画像診断技術，さらには画像解析手法の評価に用いることができる．他の画質の性能指標と異なり，ROC 解析では雑音，画像コントラスト，空間分解能を変数として使用しない

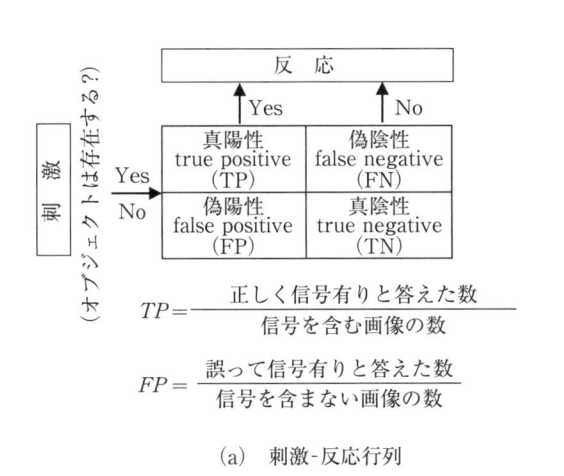
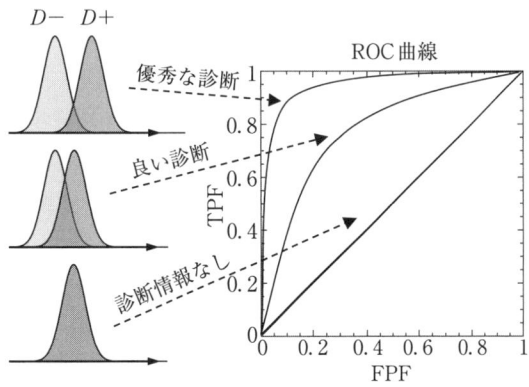

(a)　刺激-反応行列　　　　　　　　　　　(b)　ROC 曲線と診断情報[3]

図 5.12　ROC 曲線の説明図

が，測定結果はこれらの要因に依存する．このため，さまざまな画像診断システムを比較することで，特定の画像診断タスクに最適な画像診断システムを判断することもできる．理想的なシステムは，観察者がすべてを正しく判断すると，ROC曲線はグラフの左上隅を通過する．一方，画像から何も情報が得られず，観察者が対象物の有無を推測せざるを得ない場合，ROC曲線は左下から右上に向かう対角線となる．したがって，ROC曲線が対角線から離れ，左上隅に向かうROC曲線下の面積がシステムの有用性の尺度となる．

5.A　Appendix

5.A.1　雑音の統計的性質

雑音の評価に必要な若干の数学的記述を補足する．詳細は確率論に関する入門書（たとえば，文献21），22），23），24）など）を参照されたい．

(1)　ポアソン分布とガウス分布

デジタル受像器の一つの検出素子（dexel：デクセル）で単位時間当たりに記録される光子数 n（n は離散確率変数）をカウントする実験を多数回繰り返す試行を考える．試行の結果，平均値（期待値（expectation））λ が得られたとするとき，n を観測する確率 $P(n\,;\lambda)$ はポアソン分布と呼ばれ，次式で表される確率分布に従う．

$$P(n\,;\lambda) = \frac{\lambda^n}{n!} \cdot e^{-\lambda} \quad (n = 1, 2, \cdots) \tag{5.A1}$$

たとえば，受像器の一つのデクセルで1秒間当たりに平均5.6個の光子が記録されると仮定したとき，1秒間に6個を記録する確率は15.8%である．

ポアソン分布は光子数の平均値 λ と光子数の分散 σ^2 が同じ値をとる．

$$\sigma^2 = \lambda \tag{5.A2}$$

さらに，ポアソン分布は離散的で左右非対称な確率分布を示すが，平均値 λ が大きくなると，この分布は近似的に正規分布（normal distribution）に近づく（中心極限定理（central limit theorem, CLT）という）．正規分布はガウス分布（Gaussian distribution）とも呼ばれ，連続確率変数の確率分布であり，平均値を中心とした対称な分布を示すことが特徴である．

確率変数 x の正規分布の確率分布は次式に従う．

$$G(x\,;\mu,\sigma)=\frac{1}{\sqrt{2\pi}\,\sigma}e^{-\frac{(x-\mu)^2}{2\sigma^2}} \qquad (5.A3)$$

ただし，μ は平均値，σ は標準偏差（standard deviation）を表している．

式（5.A1）の λ が十分大きい場合は，式（5.A2）の関係より，式（5.A3）の μ と σ^2 の両方を n に置き換えることができて，式（5.A3）は次式で扱うことができる．

$$G(x\,;n)=\frac{1}{\sqrt{2\pi n}}e^{-\frac{(x-n)^2}{2n}} \qquad (5.A4)$$

X 線撮影では，デジタル検出器の一つのデクセルサイズに入射する光子数の平均値は，通常，$n>50$ と考えてよいから，デジタル X 線システムによる量子雑音は平均値と分散が等しいガウス分布に従うと考えてよい．

(2)　定常確率過程とエルゴード過程[25]

確率過程で，確率変数（たとえば光子数）に対する確率密度の形が，たとえば正規分布，ポアソン分布などと呼ばれるような決まった分布形を有し，かつ，この分布形が観測時点に無関係であるときは，このような確率過程は定常過程（stationary process）と呼ばれる．

また，確率過程の中の特別なものとして，集合平均（ensemble mean：アンサンブル平均）と時間平均が等しくなるような場合には，そのような確率過程はエルゴード過程（ergodic process）と呼ばれる．これは大変有用な過程であり，また，このような状態が認められる場合が多く存在する．たとえば，デジタル検出器で全デクセルからの雑音を同時にピックアップし，同一時刻での各デクセルの出力値を平均したものが，いわゆる集合平均であり，これに対して，一つのデクセルに着目してある時間区間についてピックアップした出力値を時間上で平均したものが時間平均に相当する．これらの2つの平均値が等しくなるときに，このような雑音源の雑音はエルゴード過程に属するといわれる．

(3)　相関と無相関

画像上の一つの画素の信号に着目したとき，その信号が近傍画素の信号の影響を受けている場合，両者には相関（correlation）があるという．相関のある雑音は空間周波数に依存する構造を有する．つまり，画素で表現される雑音が周囲の画素の雑音レベルに依存している．一般に，画像信号は高い画素間相関を有している．これは，自己相関関数（autocorrelation function）あるいは自己共分散関数（autocovariance function）を用いて定量化されるが，本章の内容を超えるので説明は省略する．

互いに相関がない雑音は無相関雑音（uncorrelated noise）と呼ばれ，空間周波数には依存しない．量子雑音や電気雑音だけを考える場合は，画像雑音は無相関雑音として扱ってよい．

(4)　雑音分散の合成則

正規分布に従う雑音などの無相関性の雑音（量子雑音や電気雑音など）の結合については，次式で示す分散の合成則が成立する（証明略）．

$$\sigma_{TN}^2 = \sigma_1^2 + \sigma_2^2 + \cdots \tag{5.A5}$$

ただし，σ_{TN} は正規化された合成標準偏差，$\sigma_1, \sigma_2, \cdots$ はそれぞれの正規化された標準偏差を表している．

分散の合成をする場合には，それぞれの分散を正規化して，分散の次元（dimension）を揃えておく必要がある．

5.A.2　Rose モデルの解説

Rose モデルの説明において，Richard Blackwell の研究について補足する．

Blackwell は，第 2 次世界大戦中にアメリカ海軍の視覚知覚研究に従事した科学者である．大きな光や明るい光が見やすいことは明らかであるが，大きな薄暗い光は小さな明るい光よりも見やすいのだろうか？海軍は，夜間に敵艦を発見するのに必要な光のレベルと物体の大きさに対する答えを知りたがり，Blackwell に資金を提供した．Blackwell は 20 人の若い女性を雇い，スクリーンに映し出された無地の背景に灰色の丸が描かれた単純な画像（ターゲット）を観察させた．2 年間で何千回もの観察研究を行い，標的の大きさと画像コントラストが，視覚化の閾（しきい）値における雑音レベルと関連するパターンが浮かび上がり，グラフの形で発表した．この丹念なデータを基に，Albert Rose は人間の低コントラスト視覚認識閾値検出の確率論的モデル（Rose モデル）を考案した．

Rose 博士は 1935 年から RCA（Radio Corporation of America）の研究者としてテレビの基本的な操作パラメータを研究していた．特に，コントラスト，解像度，雑音のレベルを関連付けようとしていた．

Rose モデルは，観察者が画像の「対象」と「背景」と呼ばれる 2 つの領域を区別できるのは，"信号"（2 領域の平均光子数の差と）が "雑音" の標準偏差 (σ) の k 倍，つまり $k\sigma$ の十分な情報がある場合に限られるとしている．具体的に Rose は，Blackwell のデータに基づいて，

5〜7の範囲の k がその背景に対する標的の視覚的検出の閾値であることを発見した[19,20]．この "k" は視覚的検出に必要な最小信号対雑音比（SNR＝signal/noise＝$k\sigma/\sigma=k$）である．

Rose のアイデアは医療用画像の分野ですぐに応用された．

Rose モデルは，空間分解能を A，雑音を k，コントラストを C として，3つの基本的な因子（特徴）を関連付けている（式（5.22））．この式は，ある雑音レベルで作成された画像において，与えられた一連の要因（特徴）（サイズとコントラスト）をもつ物体を視覚的に検出できるかどうかを予測するために使用することができる．k の値（しきいSNR）は5〜7の範囲で，多くの文献で適切であると報告されている．k の値を割り当て式（5.22）を使用すると，コントラストレベル(C)と光子フルエンス(Φ)で見ることができる最小の物体(A)のサイズを推定することができる．Rose モデルは，ノイズの多い画像中の低コントラスト物体を知覚する能力を評価する上で重要な要素である．

また，Rose モデル式は，小さな低コントラスト物体を視覚的に認識するのに必要な放射線量を推定することもできる．

5.A.3 線形シフト不変システム[26]

画質の物理評価法の数学的な基盤となる，線形システムとインパルス応答の概念について，ここで，若干の数学的補足をしておく．

マトリクスサイズ $N\times M$ のデジタル画像の座標 (n, m) の画素値（デジタル値）z は，2次元関数

$$z=f(n, m) \quad \{n=1, 2, \cdots, N; m=1, 2, \cdots, M\} \qquad (5.A.6)$$

と表すことができて，z を信号と呼ぶことにする．ここでは簡単のために，画像のあるマトリクス行だけを取り出した1次元のデジタル信号 $x(n)$ を考える．

入力信号 $x(n)$ を出力信号 $y(n)$ に一意的に変換する信号処理をシステム（system）と呼ぶことにして，そのシステム演算を $S[\cdot]$ の記号で表すことにする（**図5.A.1**）．

$$y(n)=S[x(n)] \qquad (5.A.7)$$

(1) シフト不変システム（定常性）

式（5.A.7）において，$k(k=1, 2, \cdots, K)$ を任意定数として，次式が成立するシステムをシフト不変システム（shift invariant system）という．

$$y(n-k)=S[x(n-k)] \qquad (5.A.8)$$

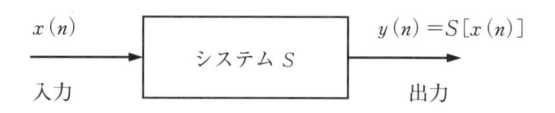

図5.A.1 システムの一般的表現

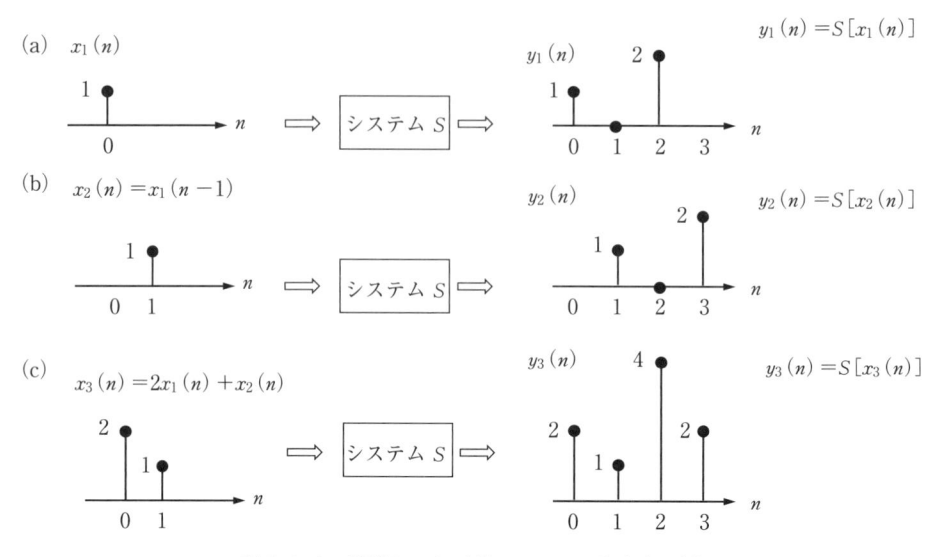

図5.A.2 線形シフト不変システムの入出力の例

　たとえば，**図5.A.2**（a）に示すように，信号 $x_1(n)$ をシステムに入力したとき，出力として，図の $y_1(n)$ が得られたとする．このシステムがシフト不変システムであるということは，このシステムに同図（b）に示す信号 $x_2(n)=x_1(n-1)$ を入力したとき，同じ位置だけシフトした $y_2(n)=y_1(n-1)$ が出力されるということである．これを一般的に定常性（stationarity）が成立しているという．

（2）　線形システム

　式（5.A.7）において，システムに任意の入力 $x_1(n)$ ならびに $x_2(n)$ を加えたときの出力をそれぞれ，$y_1(n)$，$y_2(n)$ とするとき，任意の定数を a，b として

$$S[ax_1(n)+bx_2(n)]=aS[x_1(n)]+bS[x_2(n)]$$
$$=ay_1(n)+by_2(n) \qquad (5.A.9)$$

が成立するシステムを線形システム（linear system）という．つまり，式（5.A.9）は，システムが線形であれば，次の2つの条件を満たしていることを示している．

① 入力 x を k 倍（k は任意定数）にすると出力が ky となる.

② システムに入力 x_1+x_2 を加えると，出力は y_1+y_2 となる.（加法性）

図 5.A.2 に示したシステムを例に考える. $x_1(n)$ を 2 倍した信号と $x_2(n)$ との和は次式で表される.

$$x_3(n)=2x_1(n)+x_2(n) \tag{5.A.10}$$

システムが線形システムであれば，x_1 を 2 倍した信号 $2x_1(n)$ に対する出力は，$S[2x_1(n)]=2S[x_1(n)]=2y_1(n)$，つまり，$y_1(n)$ を 2 倍にした信号が出力されるから，式 (5.A.10) の $x_3(n)$ をこのシステムに入力すれば

$$y_3(n)=S[2x_1(n)+x_2(n)]=2y_1(n)+y_2(n) \tag{5.A.11}$$

が出力される.

(3) インパルス応答と畳み込み

線形性（式 (5.A.9)）とシフト不変性（式 (5.A.8)）の条件を同時に満たすシステムを，線形シフト不変システム（linear shift-invariant system：LSI システム）という.

システムに単位インパルス $\delta(n)$ を入力したときの出力 $h(n)$ をインパルス応答（impulse response）という.

$$h(n)=S[\delta(n)] \tag{5.A.12}$$

ここで，単位インパルス $\delta(n)$ は

$$\delta(n)=\begin{cases}1, & n=0 \\ 0, & n\neq0\end{cases} \tag{5.A.13}$$

と定義される信号で，図 5.A.2 (a) の $x_1(n)$ は単位インパルスである. 単位インパルスは信号・画像処理を学ぶ際に重要となる代表的な信号である.

線形シフト不変システムの場合，インパルス応答 $h(n)$ が与えられると，任意の入力 $x(n)$ とそれに対する出力 $y(n)$ の関係を

$$y(n)=\sum_{k=-\infty}^{\infty} x(k)h(n-k)=\sum_{k=-\infty}^{\infty} h(k)x(n-k) \tag{5.A.14}$$

と記述することができる. 式 (5.A.14) の関係を信号 $h(n)$ と $x(n)$ の畳み込み（convolution）といい

$$y(n)=h(n)*x(n) \tag{5.A.15}$$

と略記する. 畳み込みは，画像の画質の評価や画像処理を行う上で必ず理解しておかなければならない，きわめて重要な概念である.

式 (5.A.15) の両辺をフーリエ変換すると

$$Y(u)=H(u)\cdot X(u) \tag{5.A.16}$$

となる．ここで，$Y(u)$，$H(u)$ および $X(u)$ はそれぞれ，$y(n)$，$x(n)$ および $h(n)$ のフーリエ変換，u は空間周波数である．つまり，2 つの関数 $h(n)$ と $x(n)$ の畳み込み $y(n)$ のフーリエ変換は，元の関数のフーリエ変換の積に等しくなる．この関係を畳み込みの定理（convolution theorem）と呼ぶ．逆も成立するので，畳み込みの定理は

$$h(n)*x(n) \Leftrightarrow H(u)X(u) \tag{5.A.17}$$

と表すことができる．ただし，⇔ はフーリエ変換対を表す記号である．

〔参考文献〕

1) JIS T 0601-1-3：2015　医用電気機器—第 1-3 部：基礎安全及び基本性能に関する一般要求事項—副通則：診断用 X 線装置における放射線防護，日本規格協会，2015

2) JIS Z 8103：2019 計測用語，日本規格協会，2019

3) Lancaster, Jack, and Bruce Hasegawa：Fundamental mathematics and physics of medical imaging. CRC Press, 2016

4) ICRU. Modulation transfer function of screen film systems. ICRU Report No. 41. Bethesda, MD：ICRU：1986

5) 日本医用画像工学会監修：医用画像工学ハンドブック，日本医用画像工学会，2012

6) Bezak, Eva, et al. Johns and Cunningham's the Physics of Radiology. Charles C Thomas Publisher, 2021

7) Bushberg, Jerrold T., and John M. Boone：The essential physics of medical imaging. Lippincott Williams & Wilkins, 2021

8) Samei, Ehsan, and Donald J. Peck：Hendee's physics of medical imaging. John Wiley & Sons, 2019

9) JIS Z 4752-3-2：2011，医用画像部門における品質維持の評価及び日常試験方法—第 3-2 部：受入試験—乳房用 X 線装置の画像性能：日本規格協会 2016

10) Berger, Martin J.：XCOM：NIST Standard Reference Database 8 (XGAM)，(2010)

11) J. H. Hubbell and S. M. Seltzer：X-Ray Mass Attenuation Coefficients, NIST Standard Reference Database 126（1996）

12) Aichinger, Horst, et al.：Radiation exposure and image quality in x-ray diagnostic radiology：physical principles and clinical applications（2e）. Heidelberg Berlin New York：Springer, 2012

13) JIS Z 4916：1997　X 線用解像力テストチャート，日本規格協会，2018

14) 石田隆行 編：よくわかる医用画像工学 改訂 2 版，オーム社，2015

15）Prince, Jerry L., and Jonathan M. Links：Medical imaging signals and systems（2e）, Vol. 37, Upper Saddle River：Pearson Prentice Hall, 2015

16）JIS Z 4917：1984　X 線変調伝達関数測定用テストチャート，日本規格協会，2018

17）Arnulf Oppelt（Ed.）：Imaging Systems for Medical Diagnostics 2nd Edition, SIEMENS（2011）

18）A. Rose："A unified approach to the performance of photographic film, television pickup tubes and the human eye, J. Soc. Motion Pict. Eng. 47, 273-294（1946）

19）A. Rose：The sensitivity performance of the human eye on an absolute scale, J. Opt. Soc. Am., 38, 196-208（1948）

20）A. Rose：Television pickup tubes and the problem of vision, Advances in Electronics and Electron Physics, Vol. 1, pp.131-166, 1948

21）石村園子：やさしく学べる統計学，共立出版，2006

22）柳川堯：統計数学，近代科学社，1990

23）東京大学教養学部統計学教室 編：基礎統計学Ⅰ 統計学入門 著，東京大学出版会，1991

24）豊田秀樹：共分散構造分析（入門編），朝倉書店，1998

25）越川常春：電子・情報基礎シリーズ 信号解析，近代科学社，1992

26）貴家仁志：ディジタル信号処理，昭晃堂，1997

6

X 線源装置

第 4 章で JIS 規格に規定する診断用 X 線装置の分類，主な用語の定義および X 線撮影機器と X 線撮影技術に関する基礎的事項を整理した．本章では，X 線を発生させる X 線管装置（X-ray tube assembly）と，X 線の照射野を調整する X 線可動絞り（照射野限定器；beam limiting device）について，その構造と仕様，および，使用方法の詳細を学ぶ．この 2 つの装置を組み合わせたものを X 線源装置（X-ray source assembly）という．なお，本章では X 線強度という用語を着目する点における X 線のエネルギーフルエンスと同義とする．

X 線（光子）のフルエンスとエネルギーフルエンスの定義については 2.5.2 (1) を参照せよ．

6.1 X 線管の構造と機能

本節では，診断用 X 線管の構造と機能について具体的に解説する．なお，JIS 規格による X 線管の焦点形成に関係する主な幾何学的定義[19]（実焦点，実効焦点，ターゲット角，基準軸，基準面等）については 4.4.4（焦点の形成），熱電子放出の原理と二極管の特性については 2.2（二極管の特性）をそれぞれ参照されたい．

6.1.1 回転陽極 X 線管の構造と各部の材質，役割

X 線管（X-ray tube）は二極管で，陰極（cathode）から電界で加速した電子ビームを陽極（anode）のターゲット（target）部分に衝突させ，その衝撃で X 線を発生させる真空容器である．診断用の X 線管は陽極構造の違いにより，固定陽極 X 線管（stationary anode tube），回転陽極 X 線管（rotating anode tube）および回転外囲器 X 線管（rotating envelope tube）の 3 タイプに区分される[1]が，ここでは，回

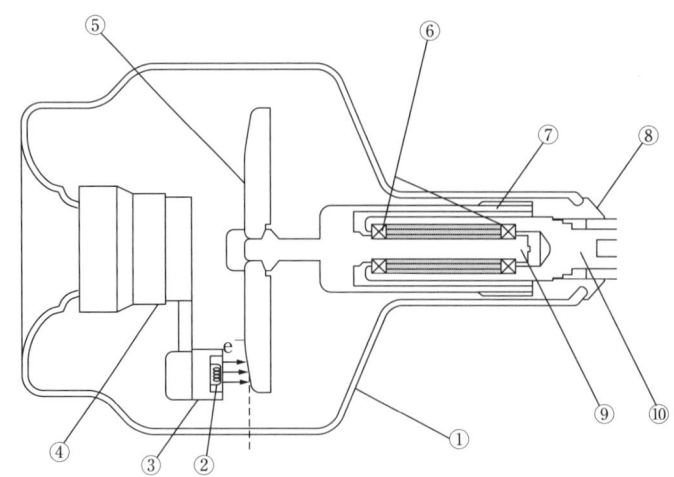

①ガラスバルブ（耐熱ガラス）
②フィラメント（タングステン）
③集束電極（ステンレス, 鉄）
④陰極ホルダー（ステンレス）
⑤ターゲット（Re添加タングステン＋モリブデン）
⑥玉軸受け（高速度鋼）
⑦ロータ（銅, 表面黒化）
⑧コバールリング（ガラス接合）
⑨ベアリング軸（ステンレス, 高速度鋼）
⑩ベアリングサポータ（ステンレス, 鉄）

図6.1　X線管の構造

転陽極X線管について説明する.

　図6.1に一般的な回転陽極X線管の構造と各部の材質を示す. 正電位となる陽極と負電位となる陰極は対向して10^{-5}Pa程度の超高真空のガラスまたは金属の容器に気密に封入されている. 陰極のフィラメント（filament）を外部から通電加熱して熱電子（thermoelectron）を放出させ, 陰極と陽極間に加えた高電圧が作る電界により加速して（電子ビーム, electron beam）, 円盤状のターゲットディスク（target disk）に衝突させることで, ターゲットからX線が放射される. 電子ビームが衝撃するターゲットの表面部分を実焦点（actual focal spot）, 陽極回転中の実焦点の軌跡を焦点軌道（focal track）という.

（1）陽　極

　回転陽極は, ターゲットディスクを回転させることで, 電子ビームの衝撃により焦点面に堆積する熱を焦点軌道面全体に分散できるため, 固定陽極に比べて短時間負荷を大幅に大きくできる. しかし, 陽極を真空中で回転させるため, ターゲットディスクからの熱移動は主に熱放射（heat radiation）に限られる. そのため, 回転陽極の材質と構造設計には高い蓄熱容量（heat storage capacity）と高い放射熱交換（radiation exchange）能が要求される.

　X線管（2 MJ）のターゲットディスクの断面構造の例を**図6.2**に模式的に示す[2]. ターゲット面は1〜2 mmの薄いタングステン・レニウム合金（tungsten-rhenium alloy）をモリブデンプレート（molybdenum plate）に張り合わせてある. タングステンに5〜10%程度のレニウムを

JIS規格では10^{-5}Pa〜10^{-8}Paの真空度を超高真空（ultrahigh vacuum）と定義している[5].

熱移動（伝熱）には, 熱伝導, 対流伝達および熱輻射（熱放射）の3形態がある. 熱輻射では, 物質の熱エネルギーが電磁波として放出される[4].

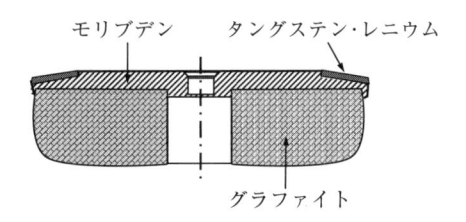

図6.2 回転陽極（2 MJ）のターゲット構造（文献2））

物体の温度の変化により熱
膨張や収縮などの熱ひずみ
が生じる．この熱ひずみに
伴って発生する応力を熱応
力という[4]．

混入することで再結晶温度を高温化し，焦点面の荒れを防止するととも
に，タングステンの延性（ductility）が向上し，ターゲットの熱応力
（thermomechanical stress）が抑制されることで陽極寿命を伸ばすこと
ができる．

モリブデン（融点：2,622℃，比熱：0.25 J·g^{-1}·K^{-1}）[20] はタングス
テン（融点：3,400℃，比熱：0.13 J·g^{-1}·K^{-1}）[20] より比熱（specific
heat）が2倍程度大きく，モリブデンを張り合わせることで陽極の熱容
量（heat capacity）を2倍に高めることができる．さらに，比重
（specific gravity）が軽く，高い熱容量（融点：3530℃，比熱：0.85
J·g^{-1}·K^{-1}）[20] と優れた熱放散（heat dissipation）能を有するグラファ
イト（graphite）をモリブデンプレートの背面にろう付けする
（brazeing）ことで，陽極重量をわずかに増加させるだけで，陽極の熱
容量を著しく増加させることができる．また，ターゲットの半径を大き
くし，陽極表面積を大きくすることは陽極の熱放散能の向上につながる
（式（6.2）参照）．

陽極軸（anode shaft）はターゲットディスクを高速で回転させるた
め，2個の軸受（bearing）で支えられている．陽極回転子（anode
rotor，以下ロータという）は，固定子（stator，以下ステータという）
による回転磁界（rotating magnetic field）を受けて，銅でできたロー
タがモータでいう回転子の役割を果たして回転駆動する誘導電動機
（induction motor）となっている（図6.20 参照）．

電動機は，回転する部分の
回転子（ロータ）と，それ
を支持し，かつ回転磁界を
作る固定子（ステータ）か
ら成っている．回転子鉄心
を支え回転の中心となる部
分を軸（シャフト），軸の
回転を受ける部分を軸受
（ベアリング）という[3]．

X線管の陽極に電気エネルギーを供給することを負荷（loading）と
いう．加速した熱電子ビームの全エネルギーのうち，焦点でX線に変
換されるエネルギーの割合はわずかに1%以下であり（式（2.14）参
照），残りの99%以上のエネルギーは焦点面で熱に変換されるので，焦
点に印加した負荷のほとんどは熱としてターゲットディスクに蓄積され
る．陽極回転子の軸受には低融点の鉛（融点：328℃，熱伝導率：32
W·m^{-1}·K^{-1}, at 300℃）が金属潤滑剤（metal lubricant）として使用

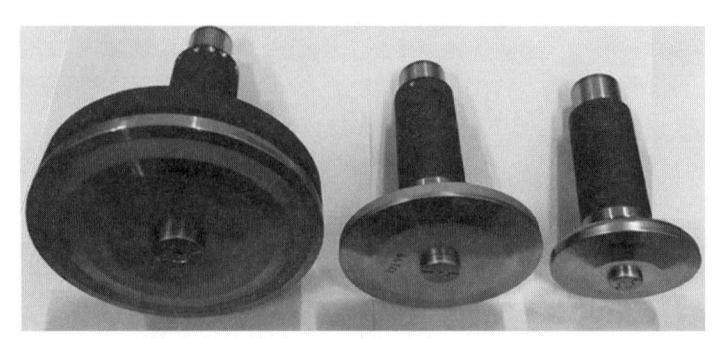

(a)　φ133 mm ターゲット　　(b)　φ100 mm ターゲット　　(c)　φ74 mm ターゲット

図 6.3　容量の違う回転陽極の概観

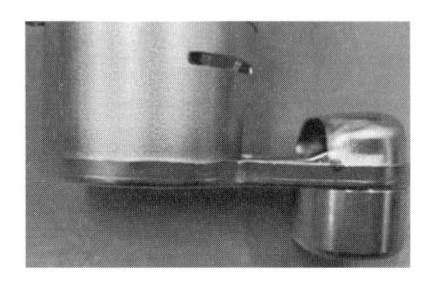

図 6.4　陰極概観

> 液体金属のアクアプレーニング効果（aquaplaning effect, hydroplaning）による潤滑を利用している.

されており，軸受に熱を伝えにくい構造となっている．また血管造影用 X 線管や X 線 CT 用の大容量 X 線管の軸受には，Gd-In-Sn 合金（融点：−10℃ 〜−11℃ ）などの低融点の液体金属軸受（liquid metal bearings）が用いられている[1]（図 6.34 参照）.

　ターゲットディスクは熱を蓄積し，高温となることで，主に熱放射で熱を放散することになる．ターゲットは 1,000℃ 以上にもなるが，許容温度があるため，臨床で要求される負荷が大きくなるほど，大きなターゲットディスクを搭載する必要がある（**図 6.3**）．一般撮影で使用される X 線管に対して，血管造影で使用される X 線管や CT 用 X 線管は大負荷に対応するためにさらに大きなターゲットディスク（ディスク直径 130〜240 mm）を使用している.

（2）　陰　極

> 熱電子放出の原理については 2.2.1 を参照せよ.

　陰極は電子供給源となるエミッタ（emitter）と集束電極（focusing cup）で構成される．熱電子放出型のエミッタの形状には，直径 0.2〜0.3 mm のタングステン線をコイル状に巻いたフィラメント構造と，タングステンをシート状（3 mm×10 mm 程度）にした平面エミッタ（flat emitter）構造があるが，一般的な X 線管のエミッタはフィラメン

ト構造を用いており，タングステンフィラメントが集束電極（focusing cup）の溝に精度よく張られている．

　フィラメントの片方は集束電極と接続して，フィラメントと集束電極を同電位としている．通常1個のX線管は大小2つのフィラメントを有しており，大焦点（large focus），小焦点（small focus）を負荷に応じて切り替えて使用する（図6.31（b））参照）．陰極の集束電極の外観図を**図6.4**に示す．

6.1.2　電子ビームの集束と焦点の形成

焦点の形成については，本項と併せて4.4.4も参照のこと．

　コイル状のフィラメントで発生した熱電子は，陰極・陽極間に加えられた高電圧が作る電界により加速されるとともに，集束電極の溝が作る電界により焦点仕様に応じた寸法に集束される（**図6.5**）．

　実焦点の幅方向の寸法はフィラメントの直径と集束電極の構造および電極間距離により決まり，集点面に形成される実焦点寸法は概ね矩形となる．**図6.6**は集束電極の断面である．正焦点幅，副焦点幅およびフィラメント深さ D との間には**図6.7**の関係がある．そのため，フィラメントの深さを調整することで焦点幅が変化することから，焦点を安定させるためにフィラメント深さは精度よく組み立てられている．フィラメ

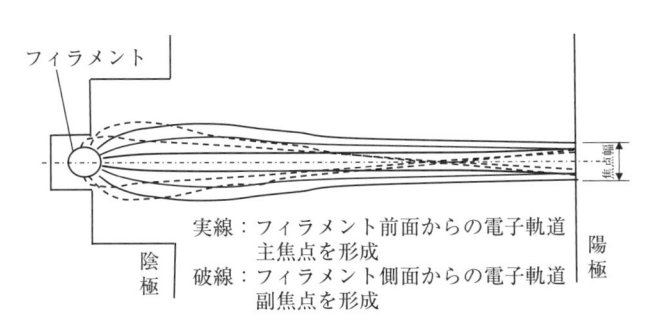

図6.5　焦点幅方向の電子軌道

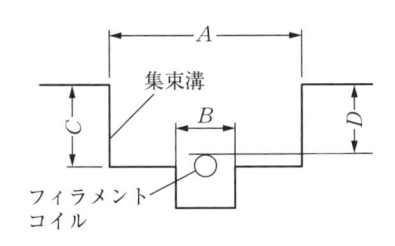

図6.6　集束電極の断面模式図

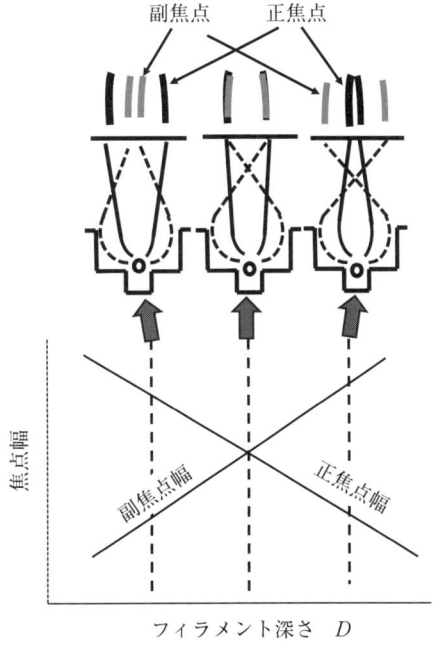

図6.7　フィラメント深さと焦点幅の関係

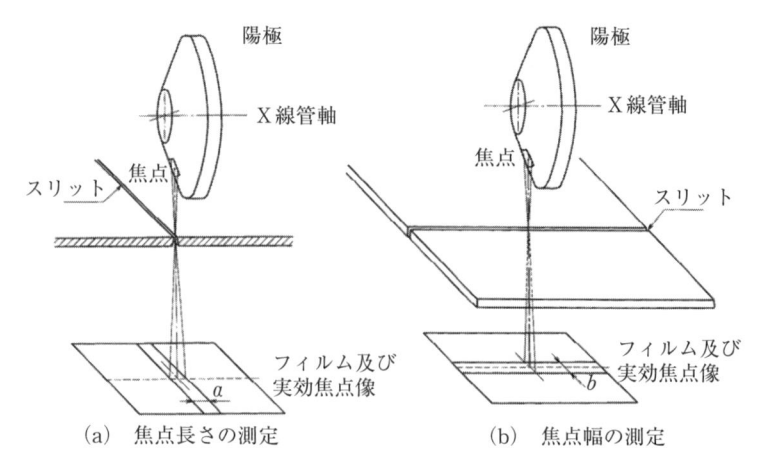

（a）焦点長さの測定　　　　（b）焦点幅の測定

図6.8　焦点像の測定配置図（スリットカメラ法）（文献6）)

ントを深くしていくと，副焦点が大きくなるので，ある値以下には焦点を小さくすることはできない．焦点を設計する場合，図6.6の集束溝寸法A，B，Cおよびフィラメント径を適切に設定している．

　JIS規格では焦点寸法（実効焦点寸法）はX線管の管軸方向を長さ方向，管軸に垂直な方向を幅方向と定義し，それぞれの方向毎にスリットで基準面に垂直投影されたX線像を撮影し，そのスリット像の幅から焦点寸法を定義している（**図6.8**)[6]．

6.1.3　焦点が画質に及ぼす影響

　診断用の回転陽極X線管の焦点寸法（実効焦点寸法）は0.05〜2 mm程度の大きさをもっており，大きい焦点ほどX線画像の空間分解能（spatial resolution)は低下する．**図6.9**は画像の幾何学的拡大率Mが大きくなるほど，焦点寸法Fが大きくなるほど，焦点ボケ（blurred focus）B_fが大きくなることを示している．よって，焦点ボケを小さくするためには，拡大率を小さくするために，①被検体と受像面はできるだけ密着すること，②焦点と被検体との距離は長くすることが重要である．拡大率が小さくできない場合，焦点を小さくすることで焦点ボケを抑制する必要がある．

拡大率と幾何学的不鋭については，図4.13および図4.14もあわせて参照のこと．

　X線管の焦点仕様で示される焦点寸法（実効焦点寸法）はあくまで基準軸方向（一般的に受像面の中心方向）から見た焦点の大きさである．焦点は円錐台のターゲットの傾斜部に作られており，実焦点を受像面の中心より陰極側から見るか，陽極側から見るかで投影される焦点の大きさは違ってくる．**図6.10**は受像面の各部から見た焦点形状を示し

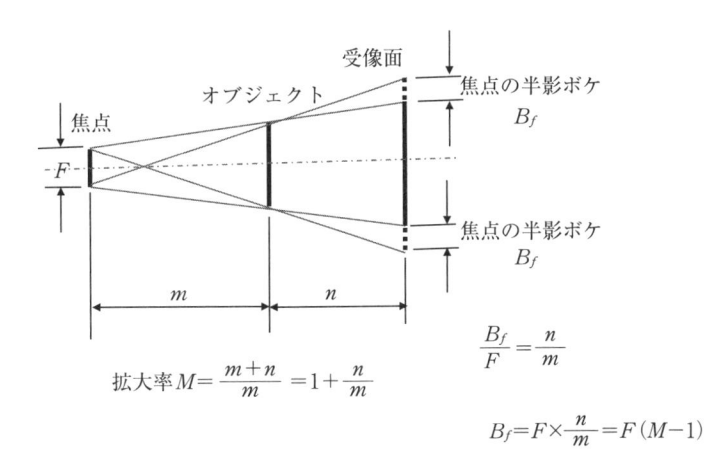

図 6.9 焦点寸法・拡大率と焦点の半影ボケ（幾何学的不鋭）

$$M = \frac{m+n}{m} = 1 + \frac{n}{m}$$

$$\frac{B_f}{F} = \frac{n}{m}$$

$$B_f = F \times \frac{n}{m} = F(M-1)$$

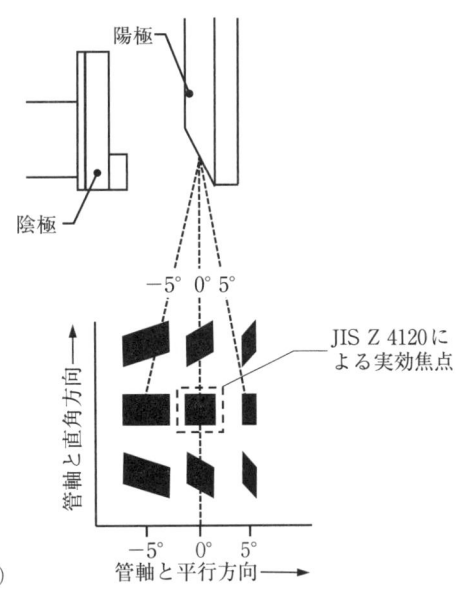

図 6.10 受像面各部から見た焦点形状（文献6)）

ている．この図からわかるとおり，陽極側から見た焦点の大きさの方が陰極側から見た焦点の大きさよりも小さいので，診断上，注目したい対象領域を陽極側にする方がその領域の空間分解能を向上させることができる．

6.1.4 ターゲット角の影響

ターゲット角（target angle）は利用可能なX線ビームの広がり（利用線錐）を決める重要な要素である．実効焦点の長さ方向の寸法は，フ

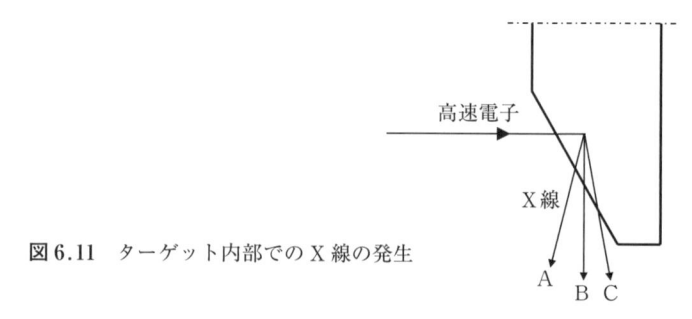

図 6.11　ターゲット内部での X 線の発生

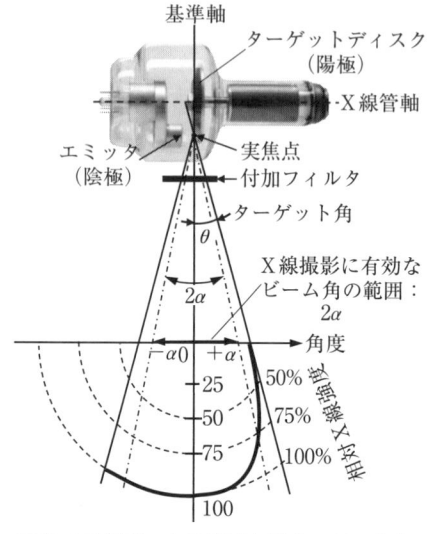

（a）　有効な X 線ビームの範囲（αはターゲット角
　　　から 1～3° 差し引いた角度）

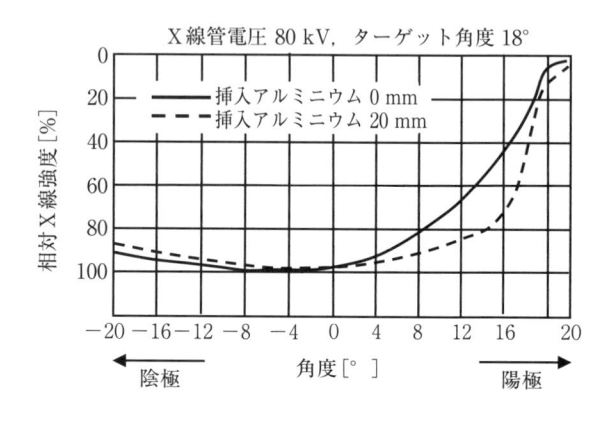

（b）　ヒール効果の影響と付加フィルタの効果

図 6.12　ヒール効果の X 線ビームへの影響（写真は文献 17）を引用）

ィラメントの長さとターゲット角で決まる（式（4.1）参照）．この線焦点（line focus）の概念により，フィラメントの長さが同じであれば，ターゲット角を大きくするほど実焦点面積が広がるので陽極の許容負荷を大きくすることができるが，実効焦点の管軸と平行方向の寸法も同時に大きくなり，空間分解能が劣化する（焦点ボケが大きくなる）．通常の X 線撮影システムは，受像器面の大きさと焦点・受像器間距離（focal spot to image receptor distance；FID）から最適なターゲット角が決められているか，X 線管装置のターゲット角に合わせて，システム側で撮影可能な FID の範囲を決めている．ここで重要となるのが以下で説明するヒール効果の影響である．

　X 線ビーム内の X 線強度分布（X 線ビーム断面のエネルギーフルエンスの二次元分布）は一様ではなく，**図 6.12**（a）に示すように X 線

ヒール効果
ターゲットの接線方向へ出るX線がターゲット自身で減弱され弱くなる効果.

ビームの陽極側ではフルエンスが低下する. これをヒール効果（heel effect）と呼ぶ. この現象は, 焦点でターゲットに衝突した電子はそのエネルギーに応じて, ターゲット表面からある深さまで進入した時点でX線を発生することから, 発生したX線がターゲット表面に出てくるまでにターゲット材質との光電効果により自己吸収され, フルエンスが低下することによって生じる. **図6.11**に示すように受像面に垂直方向に出てくるX線は自己吸収率が少ないのに対し, 垂直方向から陽極側に角度をもった方向に出るX線ほど, ターゲット内のX線発生地点からターゲット表面までのX線パス長（通過距離）が長くなることから, X線の自己吸収率が大きくなる. そのため陽極側から出るX線のフルエンスが最も低下する. さらに, 線質硬化（beam hardening：ビームハードニング）の影響により, X線ビーム内の陰極側より陽極側の方が放射X線の線質は硬くなる.

連続X線の平均エネルギー（線質）がX線パス長（物質の厚さ）とともに徐々に大きくなっていく（硬くなっていく）現象を線質硬化という. 単色X線の減弱率については, 式（2.21）を, 連続X線の線質硬化の現象については, 2.5.2(5)をそれぞれ参照せよ.

　ターゲット角が小さくなるほどヒール効果の影響が強く現れるため, 使用するX線管のターゲット角によってX線撮影に利用可能な放射角度は変化する. すなわち, 同じ照射野サイズに対してターゲット角が小さくなるほど, ヒール効果の影響を軽減するために撮影距離を長くする必要がある. X線ビーム断面のX線強度分布の一様性に関してはJIS規格で決められており[7),9)], これを満たすために, ターゲット角度に対して1〜3°程度引いた値で仕様のX線照射野（X線ビームの広がりの制限）が決められている.

JIS規格では, X線照射野の境界を,「X線照射領域を4つの象限に分け, 各象限のおおよその中心での空気カーマ率の平均値を求め, 空気カーマ率が平均値の25%になる点の軌跡をいう」と定義している[9)].

　X線ビーム内に付加フィルタを挿入することで, X線強度分布の均一性を向上させることができる. 図6.12（b）に付加フィルタの有無によるX線ビーム断面のX線強度分布のプロファイルを示す. 20 mmのアルミニウムフィルタを挿入する方がフィルタ無し（0 mm）の場合に比べてX線強度の均一性が改善されている. これは図6.12のA方向（陰極側）のX線ビームには軟線が多く含まれているが, 線質硬化により軟線が付加フィルタで陽極側より相対的に多く減弱されるためである.

6.1.5　焦点外X線

　高速熱電子（一次電子ビーム）がターゲットの焦点に衝突すると, さまざまなエネルギーをもった二次電子（secondary electron）が焦点表面からX線管内の真空中に放出される. 放出された二次電子は真空中の高電界により陽極方向に再加速（re-acceleration）されて, ターゲッ

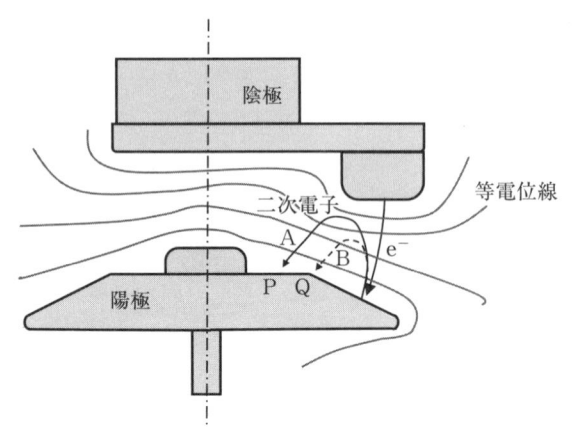

図6.13　焦点外X線の発生

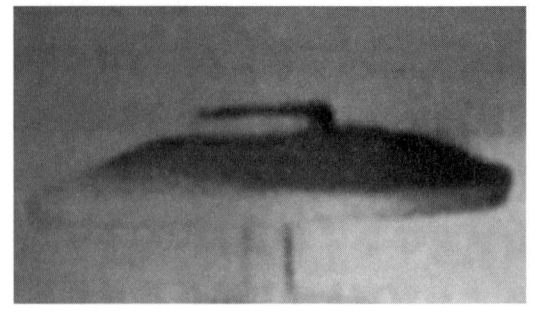

図6.14　焦点外X線像（文献11））

トディスクを中心に陽極全体に再度衝突して制動放射を起こす．この再衝突時に発生する制動X線が焦点外X線（off focus radiation）である．ターゲットからはじき出された二次電子のうち，運動エネルギーの大きな二次電子（**図6.13**のA）は焦点軌道から遠くのP地点で，運動エネルギーの小さな二次電子（図6.13のB）は焦点軌道近傍のQ地点で，それぞれ再度ターゲットに衝突する．その結果，陽極全面の広範囲から焦点外X線が発生することになり，そのX線像を撮影すると**図6.14**のようになる[11]．また，同じ理由から，焦点軌道から離れた位置（図6.13の例では，Q点よりもP点の方）で発生する焦点外X線ほど線質は硬い．

　このように焦点外X線はターゲットディスクの広範囲から発生する．焦点外X線は画像雑音（image noise）となってX線画像のコントラストを大幅に低下させるとともに，被検者の入射皮膚線量（被ばく線量）の増大につながる．そのため，X線撮影装置では焦点からできるだけ近い場所でX線ビーム（X線照射野）を絞るとともに，X線可動絞り（奥羽根）で有効に焦点外X線を除去している．

6.1.6　外　囲　器

　X線管の陽極と陰極を封入した真空容器のことを外囲器（envelope）と呼ぶ．汎用のX線管の外囲器は耐熱性のあるホウケイ酸ガラス（borosilicate glass）を使用しているが，血管造影やCT装置に使用される大容量X線管や乳房撮影専用X線管は，外囲器の中央部分を銅・ニッケル合金などの金属製として機械的強度を高めた金属外囲器（metal

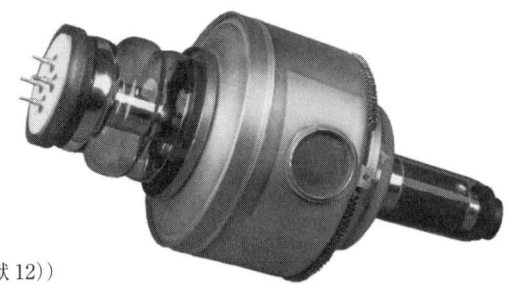

図 6.15 金属外囲器をもった X 線管（文献 12)）

envelope）や外囲器全体を高純度の酸化アルミニウムのセラミックインサート構造にして絶縁能力を高めたセラミック外囲器（metal ceramic envelope）を使用している[1]．図 6.15 に金属外囲器 X 線管（メタル X 線管）の一例を示す．

　前述したように焦点に衝突した一次電子ビームは，ターゲット表面からさまざまなエネルギーをもった二次電子を真空中に放出するが，ガラス製の外囲器をもった X 線管の場合，放出された二次電子のすべてがターゲットに戻る．しかしながら，金属外囲器は外囲器部分がアース電位になるため，放出された二次電子の約 10% が金属外囲器へ到達し（外囲器電流；envelope current），アースに流れる電流となる．二次電子は焦点外 X 線を発生させるが，金属外囲器の場合，その 10% が減少することから，金属外囲器をもった X 線管の方が焦点外 X 線の発生量は少なくなる．

　管電流は外囲器電流の影響によって，必ずしも陽極電流と一致しない．金属外囲器の場合，陽極側で管電流を計測すると，陰極側で計測した電流値に対して外囲器電流分だけ少なくなることから，陽極電流が 10% 程度小さくなる．

6.1.7　X 線管容器の構造と役割

　X 線管容器（X-ray tube housing）の役割は，X 線管の機械的サポート，電気的絶縁，熱的絶縁および漏えい X 線の防護である．一般的な X 線管容器の構造を図 6.16 に示す．X 線管容器には X 線管とともに，絶縁油（insulation oil）が充填されるが，絶縁油は高電圧部を絶縁する役割と X 線管を冷却する役割を担っている．X 線管容器は内面に鉛が貼られており，放射口（tube port）以外からの X 線を遮蔽している．また，油が外部に漏れないように容器を構成する各部品のつなぎ部分は O（オー）リング（O-ring）等で気密のシールがされている．X 線管の

JIS 規格では，熱電子ビームによる一次電流を管電流と定義しており，管電流は陰極側で測定するとしている．また，陽極電流と管電流は必ずしも一致せず，外囲器が非導電性，たとえばガラスの場合，外囲器電流が 0 となり，管電流は陽極電流と等しくなるとしている．外囲器電流を表示する場合には，管電流に対する割合（%）で表す[18]．

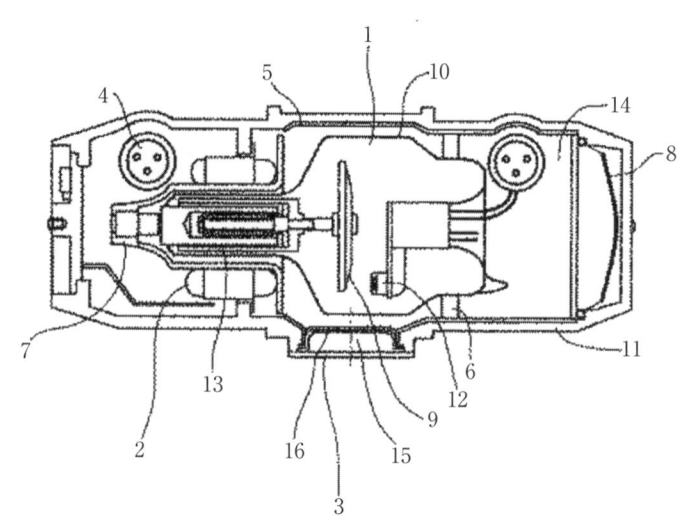

1 回転陽極 X 線管　2 ステータ　3 放射コーン押え板　4 高圧レセプタクル　5 防護鉛　6 陰極保持部　7 陽極保持部（絶縁樹脂）　8 ベローズ（耐油性ゴム製）　9 ターゲット　10 X 線管外囲器（硬質ガラス）　11 管容器（アルミ鋳物）12 陰極　13 回転陽極　14 絶縁油（鉱物油）15 X 線放射口　16 鉛マスク

図 6.16　一般的な X 線管容器の構造（内部構造の写真は図 4.4 を参照）

　ロータ対向部分にはモータの固定子に相当するステータが装着されており，外部からステータに通電され，X 線管の陽極が駆動される.

　X 線管容器の放射口部分には X 線の視野を制限するための開口部をもった鉛のコーン（cone）と X 線管装置のろ過仕様を満足させる付加フィルタが装着されており，X 線ビームの軟線をカットしたり，線質の調整をしたりしている.

　X 線管への負荷が続くと陽極で発生した熱が絶縁油に伝わり，管容器全体が高温となる.　通常，X 線管容器は 80℃ 程度に制限されており，サーマルスイッチ（thermal switch）が制限温度を検出し，負荷を制限することになる.　負荷が高くなる X 線管にはファン（fan）が搭載され，管容器を冷却する.　更に大きな負荷の印加が必要な X 線装置の場合，管容器内の油を循環し，冷却する冷却器（熱交換器；heat exchanger，**図 6.17**）を搭載するなどを行い，通常の使用では制限温度まで上がらないような構造となっている.

　高電圧の供給には高電圧ケーブルが使用されるが，その接続部の形状は規格化されており，各社共通となっている（7.5 参照）.

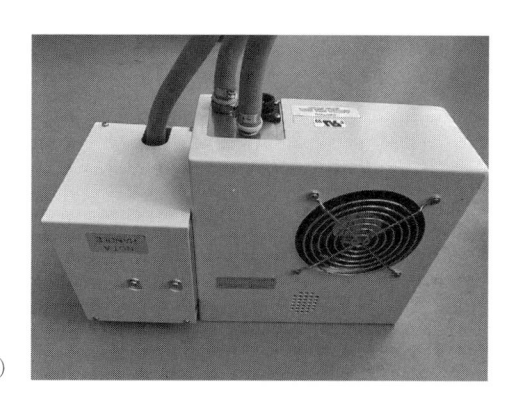

図6.17　冷却器（熱交換器）

6.2　X 線管の動作特性

6.2.1　X 線管のエミッション特性

図 6.18 に X 線管の陰極エミッション特性・フィラメント特性を示す（2.2 参照）．陰極エミッション特性（cathode emission characteristic）は横軸がフィラメント電流，縦軸が管電流となっており，管電圧をパラメータとして管電流のフィラメント電流（フィラメント温度）依存性を表している．フィラメント電流が大きくなるにつれてフィラメント温度が高くなり，発生熱電子数が増えることから管電流が多く流れるように

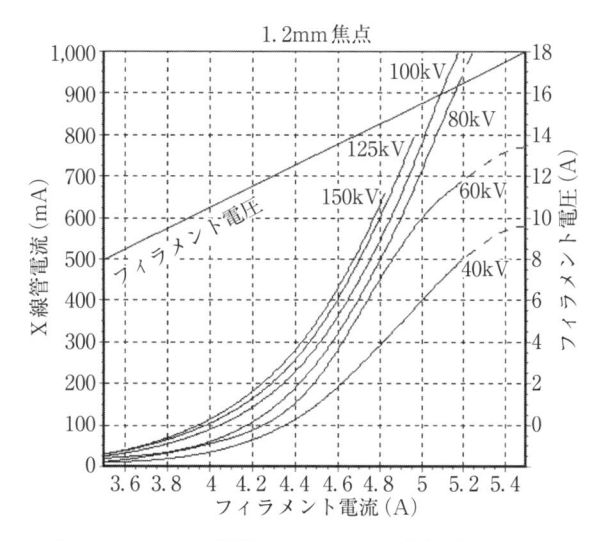

図 6.18　陰極エミッション特性・フィラメント特性 （JIS T 60613：2013）

なる．80 kV 以上の高電圧では，フィラメント温度で管電流値が決まる
温度制限領域（temperature limited area）での動作となるが，60 kV 以
下の低電圧ではフィラメント温度が上がって，発生熱電子数が増えて
も，空間電荷（space charge）の影響で管電流がそれほど増加しない空
間電荷制限領域（space charge area）での動作になり，管電流は飽和気
味になる（図2.3（b）参照）．

　フィラメント特性（filament characteristic）は横軸にフィラメント電
流，縦軸がフィラメント電圧となっており，フィラメント自体の特性を
示している．

6.2.2　電極構造の影響

　管電流（空間電荷電流）は Child-Langmuir の式（式2.7））より，
電極間距離の2乗に反比例するため，この距離によって陰極エミッショ
ン特性はかなり変化する．電極間距離が長くなると管電流は流れにくく
なるので，熱電子放射を増やさなければならなくなる．フィラメント電
流は使用可能な許容値があるため，低管電圧で大電流を必要とする撮影
ができなくなる場合がある．現在，X線管では電極間距離を短く設定
して，十分な耐電圧性能の改善がされており，このような領域はほとん
どなくなっている．

6.2.3　管電圧波形

リプル百分率の定義は
7.2.6を，2ピークの全波
整流回路については7.4.2
をそれぞれ参照されたい．

　インバータ式X線高電圧装置の改良により，現在の高電圧発生装置
の管電圧波形はリプル（ripple）のない定電圧波形が一般的であるが，
管電圧が同じとき波形のリプルが大きいほど，同じフィラメント電流を
流しても空間電荷の影響により管電流は減少する．60 kV 以下の低電圧
領域では，2ピークの全波整流波形では定電圧波形に対して管電流は約
70%に減少する．**図6.19**は2ピークの全波整流回路における管電圧と
管電流の波形を示している．管電圧が高い領域では温度制限領域での動
作となるため，管電流が一定（飽和電流）になるが，低管電圧の空間電
荷制限領域では空間電荷の影響で管電流が低くなっている（空間電荷制
限電流）ことを示している．

6.2.4　焦　　　点

　フィラメント前方および側方から発生した熱電子は集束電極によって
集束され細いビームとなるが，管電流値が同じであれば焦点が小さいほ

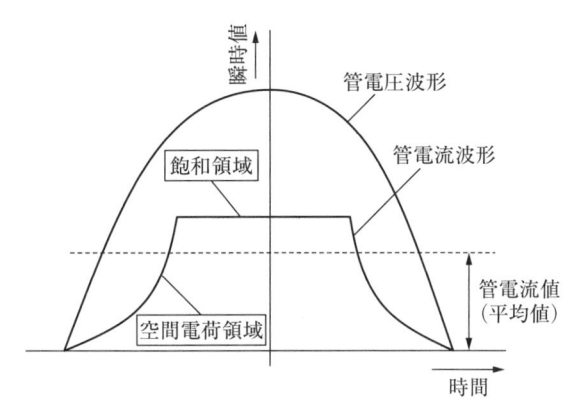

図 6.19 2ピーク全波整流回路での管電流波形

ど熱電子ビームの電子密度が高くなる．1.2 mm 焦点に対して，0.3 mm 焦点の大きさは面積比で 1/16 となる．実際の X 線管では 60 kV での 1.2 mm 焦点の最大管電流値は 800 mA 程度であり，0.3 mm 焦点の最大管電流が 100 mA 程度であるため，管電流値は 1/8 となる．よって，熱電子密度は 0.3 mm の方が低く，空間電荷の影響は特に高くなることはない．0.3 mm 以下の微小焦点では，集束電極付近の電位を調節して側方からの電子分布を抑え，電子ビームの収差（aberration）を減らすことで副焦点の形成を抑えている．

収差
フィラメントの電子放出位置の差による電子ビーム集束のズレ．

管電流の大きさによって焦点寸法が変化する現象をブルーミング効果（blooming effect）という．低い管電圧で管電流を大きくすると焦点寸法が大きくなるが，この原因は，低い加速電圧で熱電子ビームの電子密度（ビーム断面のフルエンス率）を大きくすると，熱電子間のクーロン反発力により電子ビームが側方に広がるためである．

6.2.5 回転陽極の駆動

同期速度（1分間当たりの回転数）の単位 [min^{-1}] には，[rpm]（rotations per minute）もよく用いられる．

図 6.20 は回転陽極用のステータ（stator）および陽極部のロータ（rotor）の外観である．この 2 部品で誘導モータ（誘導電動機；induction motor）を構成し，通常 2 極の固定子巻線であるステータが作る回転磁界（rotating magnetic field）により，ロータに渦電流（eddy current）を流し，駆動力を作っている．回転磁界の 1 分間当たりの回転数（同期速度；synchronous speed）n_s は次式で示される[3]．

$$n_s = \frac{120f}{p} \ [\text{min}^{-1}] \tag{6.1}$$

ここで，f は電源周波数 [Hz]，p はステータの極数である．同期速度

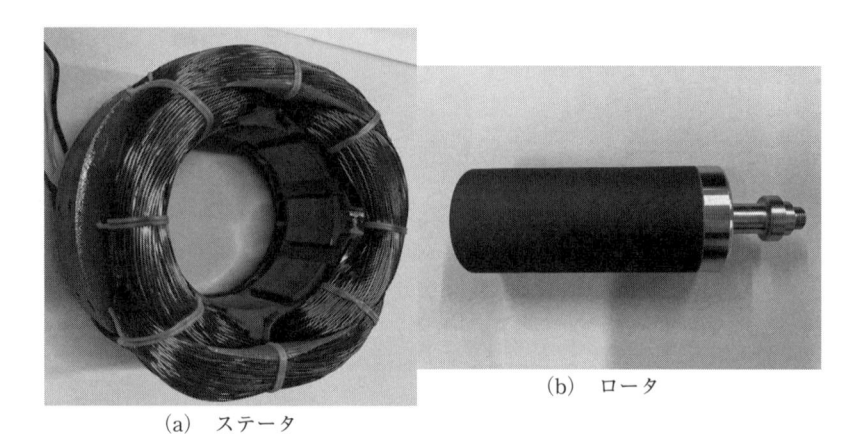

（b）　ロータ

（a）　ステータ

図6.20　ステータとロータの概観

電流の作る磁界がN・S一対の2極機の場合，1サイクルで回転磁界は1回転するので，毎分の回転数は$60f$［min^{-1}］となる．また，N・Sが2対の4極機では，1サイクルで1/2回転するので，毎分の回転数は$30f$［min^{-1}］となる．

は高速（3倍）回転型（$f=180\,\text{Hz}$）で$10,800\,\text{min}^{-1}$となるが，実際のロータの回転数nは負荷をかけるとすべり（slip）が生じるため，定格回転速度（rated rotor speed）は約10%低下する．

6.3　許容負荷

X線を発生させるためにX線管の陽極に加える電力（式（2.4））を陽極入力（anodic input power）といい，その形態により以下に分類される．なお，X線管に供給できる電気エネルギーの最大値を許容負荷（allowable load）といい，許容される最大の陽極熱量を最大陽極熱容量（maximum anode heat content）という．

6.3.1　短時間負荷

X線撮影を行う場合に相当する電気エネルギーをX線管に供給することを短時間負荷（short-time loading）といい，負荷時間は数msから数sの範囲となる．短時間負荷ではターゲットディスク表面の電子衝撃面の温度が急上昇するため，短時間許容負荷は主として焦点表面温度によって制限される．

6.3.2　長時間負荷

長時間負荷（long-time loading）は，主としてX線透視（X-ray fluoroscopy）を行う場合に相当し，負荷時間は数秒〜数十分となる．長時間負荷の場合，単位時間当たりに供給される負荷は小さいが負荷時

間が長いため，その熱エネルギーは次第にターゲットディスク内部へ蓄積され陽極全体の温度が上昇する．したがって長時間負荷では許容負荷は陽極全体の温度によって制限される．

6.3.3　陽 極 入 力

ターゲットが室温状態か負荷後の温度が高い状態かで許容負荷が変わることになるが，規格上は以下の定義がされている（**図6.21**）．

a　公称撮影陽極入力

照射時間 0.1 s，負荷繰り返し時間 1 分で繰り返し可能な単発 X 線管負荷に適用する公称陽極入力（kW）を公称撮影陽極入力（nominal radiographic anode input power）という．

b　公称 CT 陽極入力

照射時間 4 s，負荷繰り返し時間 10 分で，繰り返し可能な単発 X 線管負荷に適用する公称陽極入力（kW）を公称 CT 陽極入力（nominal CT anode input power）という．

図6.22 に焦点寸法 1.2 mm の X 線管の短時間定格図の例を示す．定格図に示すグラフは横軸が負荷時間（秒），縦軸が管電流となっており，パラメータで示した管電圧毎に負荷時間における最大管電流を示している．本図は絶対最大定格（absolute maximum rating）となっており，装置誤差等を考慮すると，実際に出力できるのはこの最大値に対して90％までである．現状装置においては装置側にこの制限値がメモリされており，制限値以上の設定ができなくなっている．

「公称」：許容差を含めた値，「定格」：許容差を含まない値．

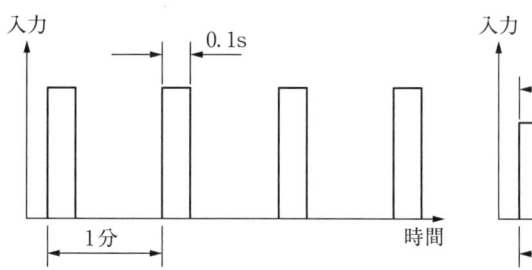 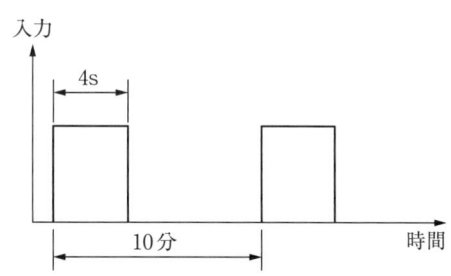

(a)　周期1分で繰り返し可能な最大許容入力　　　(b)　周期10分で繰り返し可能な最大許容入力

図6.21　公称陽極入力の定義

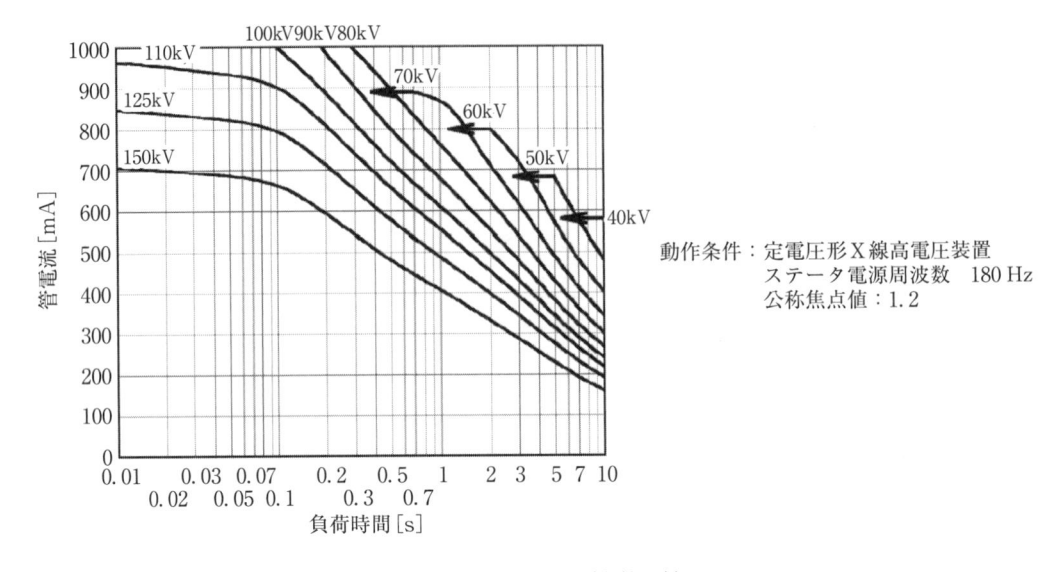

図 6.22　短時間定格図（文献 12））

6.3.4　許容負荷と X 線管構造の関係

　焦点の許容負荷は主に，ターゲット角，焦点軌道半径，陽極回転速度，陽極質量および実焦点面積によって決定される．許容負荷と X 線管構造との関係は以下のとおりである．

（1）　焦点寸法

　陰極から放出された長方形状断面の電子ビームがターゲットの傾斜部に当たり，X 線管の実焦点を形成している．電子ビームがターゲットを通過するとき，ターゲット上の電子ビーム衝撃点は急激な温度上昇が起こるため，電子ビーム通過完了時の焦点軌道温度によって許容されるビームの電子密度（単位面積当たりの負荷）が制限されることになる．管電流が同じであれば小さな実焦点ほど電子密度は高くなる．焦点寸法と許容負荷の関係は概ね，**図 6.23** で示したような関係となっている．

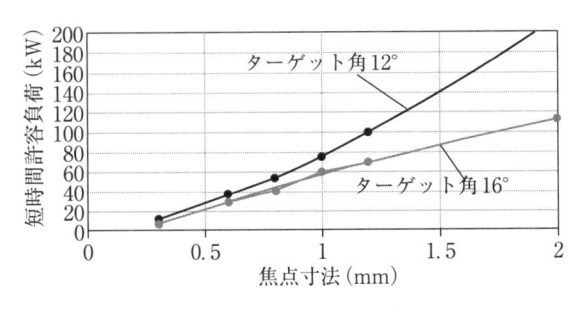

図 6.23　焦点寸法と許容負荷

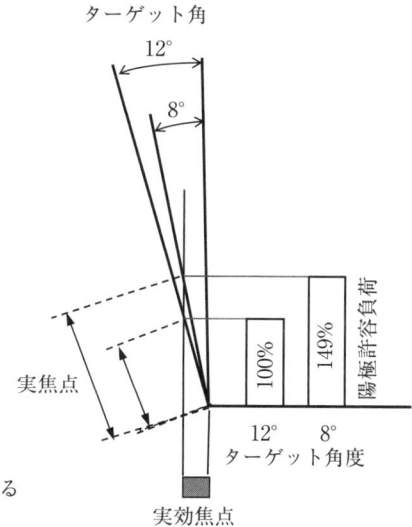

図 **6.24** ターゲット角度による
陽極許容負荷の比較

(2) 回転速度, 焦点軌道半径

回転陽極 X 線管の陽極に許容される短時間負荷は実焦点面の温度上昇に加えてターゲットディスクの焦点軌道面全体の温度上昇を考慮する必要がある. 回転陽極の焦点軌道の幅の中心と回転軸との距離を焦点軌道半径 (focal track radius) という. 回転陽極 X 線管の陽極回転数 (number of revolutions during time, 式 (6.1) 参照) を n, 焦点軌道半径を d とするとき, 焦点軌道面の単位面積当たりの短時間許容負荷 (maximum permissible short-term load) P は以下の式で表され, 陽極回転数と焦点軌道半径の積の平方根に比例するという関係にある[2].

$$P = k\sqrt{n \times d} \qquad (6.2)$$

ここで k は比例定数である. 陽極回転数は商用周波数 (50 Hz または 60 Hz) で駆動するものと, 150 Hz または 180 Hz (3 倍回転) で駆動するものが一般的で, 60 Hz 駆動に対して 180 Hz 駆動の場合, 約 1.7 倍程度の短時間許容負荷を有する.

(3) ターゲット角度

ターゲット角度を小さくすると, 同じ実効焦点面積に対して実焦点の面積を大きくできるので, 短時間の許容負荷を大きくすることができる. **図 6.24** はこの関係を示したもので, 実効焦点寸法を同じにした場合に, ターゲット角度 12° の X 線管に対して 8° の X 線管では短時間の許容負荷は約 1.5 倍になる. X 線 CT 装置のように検出器の体軸方向の X 線ビーム幅 (コーン角) が小さい場合, ターゲット角度を小さくし

日本の電源周波数は, 富士川 (静岡県) と糸魚川 (新潟県) を結ぶ線をおよその境として, 東日本は 50 Hz, 西日本は 60 Hz となっている.

て許容負荷の大きなX線管と組み合わす方が有利となる.

(4)　管電圧波形

現在では高電圧装置のインバータ制御により管電圧波形はほぼ矩形波となっている. 過去の単相装置では2ピークの全波整流回路が使用されていた. この場合, 管電圧の変動に合わせて, 陽極入力も変動するが, 管電圧の最大値（ピーク部分）が最も負荷が高く, このときの瞬間的な負荷で許容負荷が決まるため, 許容負荷は定電圧時の許容負荷よりも小さくなる. しかしながら, 一波形当たりの負荷（平均入力）は2ピーク波形の方が小さいため, 0.3秒以上の長い負荷時間の場合は2ピーク波形の方が許容負荷は大きくできる.

6.3.5　陽極加熱曲線と陽極冷却曲線

X線管に連続的に負荷を加えた場合に時間の経過とともに熱量が蓄積されていく状態を示したものが陽極加熱曲線（anode heat up curve）で, 横軸に負荷時間, 縦軸に蓄積されていく熱量を取って, グラフ化したものである. 製品毎に蓄積可能な熱量が仕様で決まっており, 陽極加熱曲線の縦軸の上限は最大蓄積熱容量（maximum anode heat capacity）となる.

連続陽極入力は連続的に陽極に入力可能な指定の最大陽極入力で, 図 **6.25** の陽極加熱曲線で示した機種の例では300Wとなっており, この加熱曲線は連続的に描かれている. それ以上の負荷の場合, 500Wでは15分, 700Wでは10分で曲線が途切れているが, これが連続陽極入力

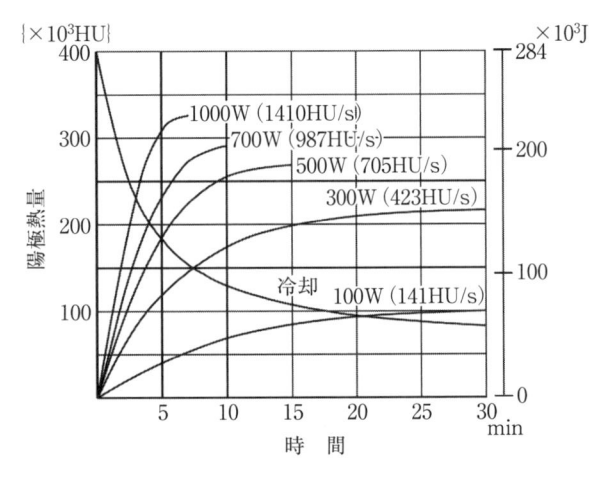

図6.25　陽極加熱冷却図

以上の負荷で加えられる限界時間である．これは陽極ベアリングの温度が限界に達することを示している．

6.3.6 HU（ヒートユニット）

X線管では熱量の単位として過去より HU（heat unit；ヒートユニット）という特別な単位が使用されてきた．通常，熱量は電力量 [J] から算出し，電圧 V，電流 I，時間 t の電力量は $V \times I \times t$ [J] となる．過去，単相の高電圧装置では管電圧の正弦波波形に対して実効値ではなく，写真効果を考慮し kVp という表現で，管電圧を波高値で規定することが一般的であった．管電圧（波高値）の kV 値（U），管電流（平均値）の mA 値（I），負荷時間 t を掛け合わせたものが HU となる．よって，SI単位系の単位である J，W に対しては以下の関係となっている．

$$1\,\mathrm{J} = 1.41\,\mathrm{HU} \quad (1\,\mathrm{HU} = 0.71\,\mathrm{J}) \tag{6.3}$$

$$1\,\mathrm{W} = 1.41\,\mathrm{HU \cdot s^{-1}} \tag{6.4}$$

過去の高電圧装置の波形から算出する場合は以下となる．

① 2ピーク形整流回路，単相半波整流回路または自己整流回路の場合（基準）

$$\text{HU値} = U \cdot I \cdot t \quad \text{1秒当たりの HU 値} = U \cdot I \tag{6.5}$$

② 6ピーク形整流回路またはこれと同等のリプル百分率をもつ回路の場合（2ピーク形で，ケーブル長さが 6 m/極以上で，電流が 10 mA 以下）

$$\text{HU値} = 1.35 \times U \cdot I \cdot t \quad \text{1 s 当たりの HU 値} = 1.35 \times U \cdot I \tag{6.6}$$

③ 定電圧形回路の場合

$$\text{HU値} = 1.41 \times U \cdot I \cdot t \quad \text{1 s 当たりの HU 値} = 1.41 \times U \cdot I \tag{6.7}$$

④ コンデンサ回路の場合

$$\text{HU値} = 0.71 \times C \cdot (U_1^2 - U_2^2) \tag{6.8}$$

ここで，C：コンデンサ容量 [μF]，U_1：放電開始時の管電圧，U_2：放電終了時の管電圧．

6.3.7 焦点軌道荒れの影響

X線管に短時間許容負荷以上の過大負荷が加えられると，焦点温度はタングステンの融点である 3,400℃ 以上に達して焦点面は溶融する．融点に達しなくても，再結晶温度に達すると再結晶化が進み，結晶間でクラック（crack）が発生し，徐々に焦点面が荒れてくる．焦点面が荒

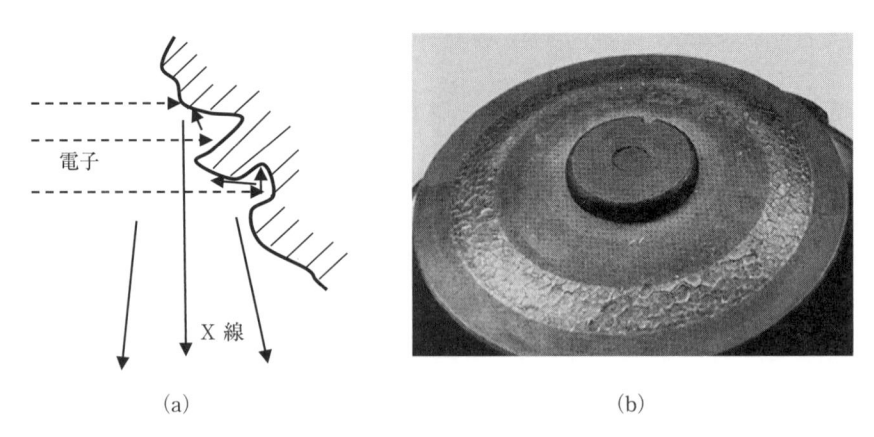

図 6.26　焦点面の荒れによる X 線出力減（文献 11））

れると電子ビームが亀裂部に突入しそこから発生した X 線は**図 6.26** に示すようにターゲット自体に吸収され，X 線出力は次第に減少していく[11]．図 6.25 の（b）は電子衝撃にてターゲット面が荒れてしまった例である．現在の X 線管はタングステンにレニウムを添加し，再結晶温度を上げることで焦点荒れの防止を図っている．

6.4　X 線用可動絞り

6.4.1　X 線用可動絞りの構造と各部の役割

X 線用可動絞り（照射野限定器；beam limiting device，以下可動絞りという）は通常はコリメータ（collimator）と呼ばれ，X 線管容器の放射口に取り付けて X 線の照射野を調整する装置である．可動絞りの役割は，被ばく線量の低減と X 線画像コントラストの向上である．**図 6.27** に X 線可動絞りの外観を，**図 6.28** にその構造を示している．

可動絞りのコリメータは，縦・横にそれぞれ一対の遮蔽（上）羽根，奥羽根，中間（下）羽根を有する三重羽根構造になっている．遮蔽（上）羽根は照射野を制限し，奥羽根は焦点外 X 線を除去し，中間（下）羽根および防護筒は漏洩 X 線を除去する．

照射野の大きさを加減する照射野調整つまみには開度表示指針（opening indicator）が付いているので，光照射野（light field）を確認しなくても X 線照射野を調整することが可能になっている．また，照射野投光用ランプ（ハロゲンランプ，LED）を備え，X 線を出すことなしに照射野の確認が可能である．付加フィルタはその可視光線を妨げ

JIS 規格では，光照射野の縁のコントラストは，焦点から 1 m の距離で 4 以上（移動形は 3 以上）であること，光照射野の縁は，最大照度の 25% の点の軌跡で表すとしている[9]．

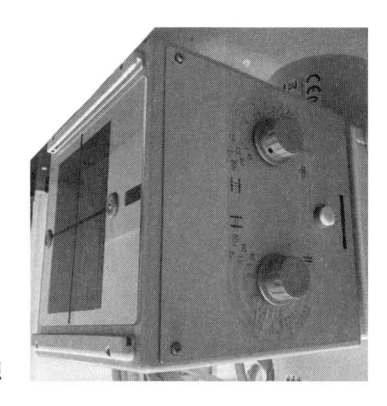

図 6.27　X 線可動絞りの概観

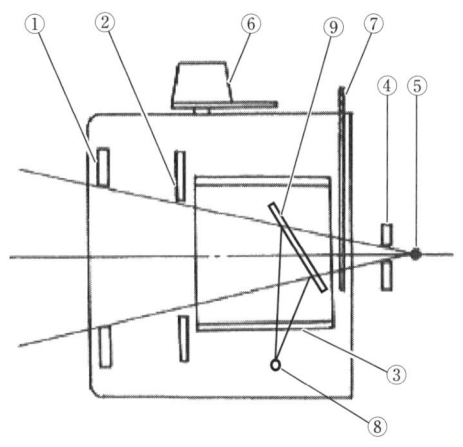

①遮蔽羽根（H リーフ，V リーフ）②中間羽根 ③防護筒
④奥羽根 ⑤X 線焦点 ⑥照射野調整つまみ
⑦付加フィルタ ⑧ハロゲンランプ・LED　⑨ミラー

図 6.28　X 線可動絞りの構造

物体の表面を照らす光の明
るさを表す物理量を SI 単
位では「照度」と定義し，
lx（ルクス）の単位を用い
る．1 lx は「1 平方メート
ルの面が 1 lm（ルーメン）
の光束で照らされるときの
照度（lm·m^{-2}）」と定義さ
れている．lm は「光束」
の単位（cd·sr），cd（カン
デラ）は SI 基本単位の光
度である．

ずに出し入れできる構造となっている．可動絞りの固有ろ過の大部分は
ミラーによる吸収で，0.8〜1.5 mmAl 当量となっている．

　可動絞りの主な仕様は JIS 規格で以下のとおり規定されている[8]．

① 最大照射野は SID 65 cm で 35 cm×35 cm を超えない．また，最
小照射野は 100 cm で 5 cm×5 cm 以下であること．

② 光照射野の平均照度は SID 1 m で 100 lx（ルクス）以上であるこ
と．ただし，160 lx 以上が望ましい．

③ 目盛りまたは数値による開度表示は，表示した X 線照射野と入
射面上の X 線照射野との大きさの差異が SID の 2%を超えない．

④ 投光照射器による開度表示は，X 線照射野の境界とそれに対応

する光照射野の境界のずれは SID の 2%を超えない.

⑤　可動絞りの漏れ線量は規定する負荷条件において，1 時間当たりの積算値が空気カーマ 1.0 mGy（歯科用は 0.25 mGy）を超えない．ただし，許容値の 35%以下にすることが望ましい.

⑥　固有ろ過は Al 当量の最小の公称値をその可動絞りに表示する．最高使用管電圧が 70 kV を超える場合には測定管電圧 70 kV の公称値を表示する．70 kV 以下の場合はその最高使用管電圧とする.

6.4.2　X線源装置のろ過

図 6.29 に X 線源装置のろ過物質の名称と配置を示す．X 線源装置のろ過は固有ろ過（inherent filtration），付加ろ過（additional filtration），総ろ過（total filtration）と区別して呼ばれる[7]．固有ろ過とは，X 線源装置の取り外しできない物質による線質等価ろ過をいい，X 線管の外囲器のガラス，絶縁油，X 線管容器の X 線放射光（放射窓）の材料の合計のろ過のことである．付加ろ過とは，付加フィルタその他の取り外し可能な物質による線質等価ろ過をいい，X 線管容器外側に取り付けたフィルタ，照射野限定器内の光照射野のミラー，および選択可能な追加フィルタの合計のろ過のことである．付加フィルタは通常装置ではア

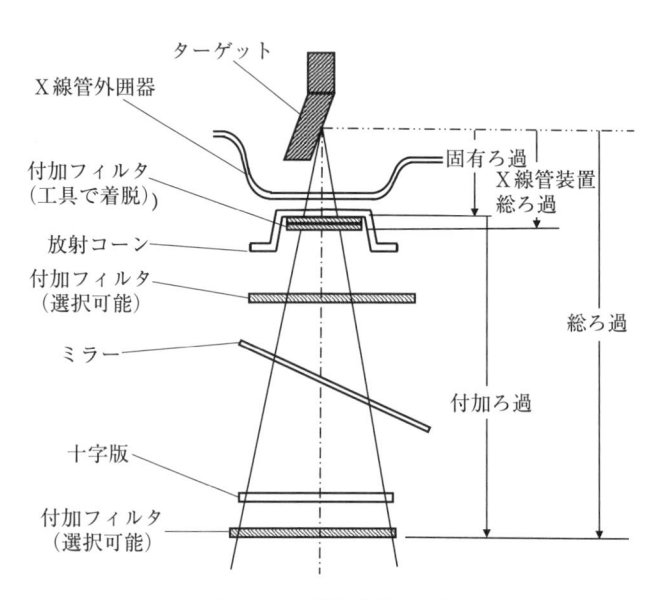

図 6.29　X 線源装置のろ過

ルミニウム，銅が用いられるが，乳房用 X 線源装置では線質を調整する目的でモリブデン，ロジウムなどの薄板が用いられる．固有ろ過と付加ろ過との合計のろ過を総ろ過と呼ぶ．

X 線検出器に到達せず，人体で吸収されてしまう軟 X 線は被検者の被ばく量を増やすだけで X 線像形成に寄与しないため，適切なろ過により除去を行う必要がある．現行 JIS 規格には X 線源装置（X 線管装置 ＋ 照射野限定器）の総ろ過は 70 kV 未満の歯科用 X 線装置で 1.5 mmAl 当量以上，その他の X 線装置は 2.5 mmAl 当量以上に規定されている[9]．

乳房用 X 線管装置では，軟部組織である乳房のコントラストを確保する目的でモリブデンやロジウムのターゲットに付加フィルタとしてモリブデンやロジウムの吸収端フィルタ（エッジフィルタ）を使用することで軟線をカットするとともに，高エネルギー側の X 線もカットし，ターゲットから発生する特性 X 線を有効に利用する手法がとられている（6.5.4 参照）．

医療法施行規則では，利用線錐の総ろ過が，定格管電圧が 70 kV 以下の口内法撮影用 X 線装置で 1.5 mmAl 当量以上，定格管電圧が 50 kV 以下の乳房撮影用 X 線装置で 0.5 mmAl 当量以上又は 0.03 mmMo 当量以上，その他の X 線装置で 2.5 mmAl 当量以上となるような付加ろ過板を付することを規定している．

6.5　特殊 X 線管

6.5.1　グリッド制御形（三極）X 線管

図 6.30 にグリッド制御形（三極）X 線管（grid-controlled X-ray tube, triode X-ray tube）の構造を示す．グリッド制御形 X 線管とは陰極，陽極以外にもう 1 つのグリッド電極（grid electrode）を備えた X 線管である．グリッド電極は陰極の前面にあり，陰極に対して負の電圧

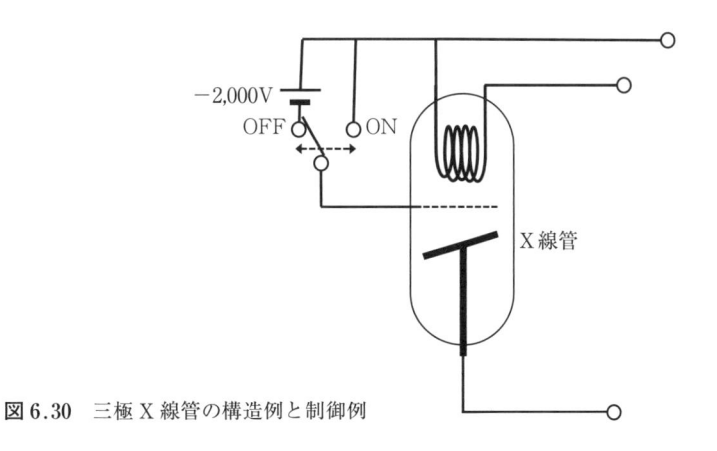

図 6.30　三極 X 線管の構造例と制御例

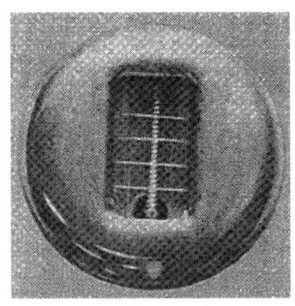 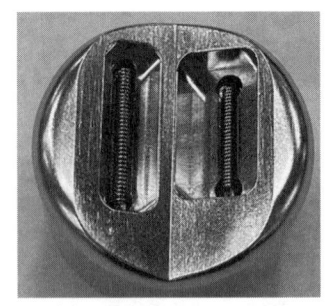

　　　(a)　格子をもった電極　　　　　　(b)　現在のグリッド電極

図 6.31　三極 X 線管の電極（文献 11））

（グリッド電圧；grid potential）を加えることで，電界により電子の流れを阻止する電極で，グリッド電圧を制御することで管電流を制御することが可能となる．また，グリッド電圧を調整することで主に焦点幅を可変にすることも可能である．

　グリッド（grid；格子）はその名のとおり，フィラメントの前面に格子状に電極を設けるものもあったが，現在では集束電極自体をフィラメントに対して負の電位に保持することでその機能をもたせている場合が多い（図 6.31（b））．管電流を阻止するグリッド電圧は −2,500〜−4,000 V 程度であり，高電圧を高速で制御することができなかった頃は，高電圧の印加を維持しながら，グリッド電圧の ON，OFF にて X 線を制御できることから，パルス X 線の制御に用いられてきた．

　現在では高電圧を高速で精度よく制御することが可能となり，グリッド制御を用いることは少なくなっている．高電圧の制御にて透視をパルス状に出すパルス透視（pulsed operation fluoroscopy）制御において，パルスを切った後に高電圧ケーブルのコンデンサ成分による高電圧波形の波尾（wave tail）が残るケースがある．波尾による X 線は低エネルギーの成分を多く含むため，被ばくの原因となる軟 X 線の成分を多く含んでおり，これをカット（波尾切断）する目的でグリッド制御が使われている．

　近年は高電圧の高速制御が可能なインバータ装置の普及により，高電圧の高速パルス制御が一般に行われているが，三相装置が使用されている頃はグリッド制御による高電圧の高速制御とフィルムチェンジャーにより繰り返し撮影が行われていた．また，その後は心臓などの高速連続撮影（シネ撮影）も行われるようになった．

　X 線管にとっては負荷管理を行う上で，1 秒当たり何回の負荷が入る

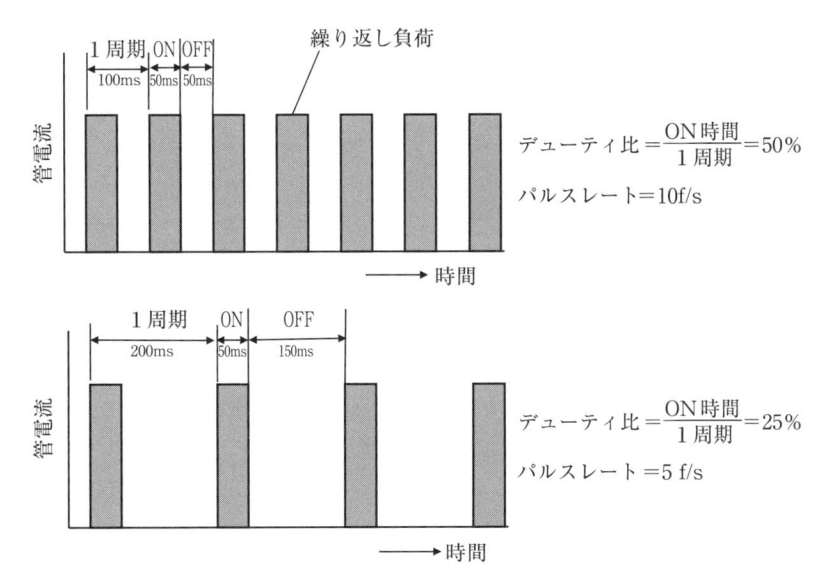

図 6.32　パルスレートとデューティ比

か，負荷の入る割合がどうかで焦点の温度上昇は変化する．X 線画像としては**図 6.32**に示すように，1 秒当たりのフレーム数（コマ数）でパルスレートを表現するのが一般的である．また負荷の ON 時間と 1 周期の割合をデューティ比（duty ratio）と表現する．

6.5.2　循環器撮影用 X 線管

　循環器撮影用 X 線診断装置（angiography X-ray systems）では心臓，胸・頭部，腹部，および下肢など複雑に入り組んだ血管の造影撮影をいくつかの角度から実施するため，数秒から十数秒の撮影時間の負荷を繰り返すことになり，また，体内の目的部位までカテーテルを挿入するために長時間のパルス透視が必要になる．このため，負荷に対する陽極蓄積熱容量の大きな X 線管装置，冷却率の高い冷却手段を兼ね備えた X 線管装置が必要とされる．心臓近傍の血管撮影では体軸に対して斜め方向からの撮影を行うため，X 線検出器が関心領域から離れ，拡大率が大きくなることもあり，焦点寸法は 1.0 mm 以下が要求される．空間分解能向上の目的で従来の焦点強度分布を改善したフラットエミッタ（flat emitter）をもった陰極も使用されている．**図 6.33**にフラットエミッタとフラットエミッタから出た電子の集束状況を示す[1]．従来のフィラメントが円筒形のフィラメントコイルから出た電子を集束するのに対して，フラット面から出た電子を集束するため，収差が少なく，集

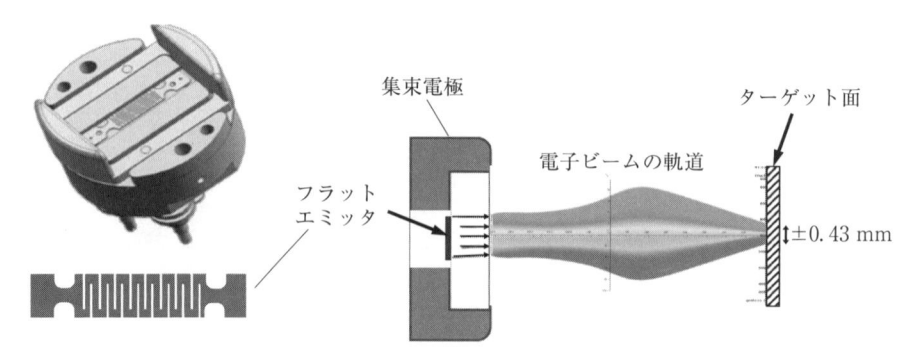

図 6.33　フラットエミッタとその電子加速の例（文献 1））

フラットエミッタから放出された電子ビームの軌道は，二つの磁気システムにより最初拡大され，次に圧縮および偏向されて，0.43 mm（幅方向）の焦点が形成される．

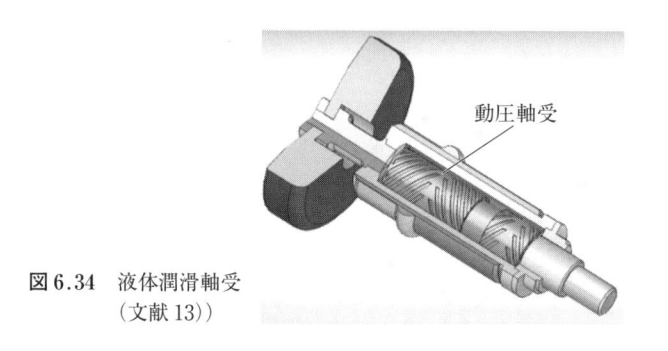

図 6.34　液体潤滑軸受
（文献 13））

束するのが容易であり，電子ビームの電子密度（フルエンス率）が均一化する．その結果，焦点面内の X 線の強度分布も一様となり，見かけ上小さい焦点となることで空間分解能の高い X 線画像が得られる．

　大型のターゲットディスクは高速回転に達するまでに長い起動時間を要するため，常時，高速回転しておくことは X 線照射時の準備時間を短縮する上で重要である．液体金属潤滑剤をもった動圧軸受（hydrodynamic bearing）は金属同士の接触がなく，静寂性が高く高速回転を続けても長寿命を期待できる軸受であることから，循環器用の X 線管装置に採用されている．**図 6.34** に液体潤滑軸受の構造を示す[13]．

6.5.3　CT 撮影用 X 線管の構造と特徴

　X 線 CT 装置（X-ray computed tomography；CT）はガントリー回転部の高速回転化，画像処理の高速化や X 線検出器の進歩に伴い，X 線管装置に要求される負荷は年々増加し，数十秒のヘリカルスキャン（helical scan）が行えるようになったことで，それに応じて最大蓄積熱

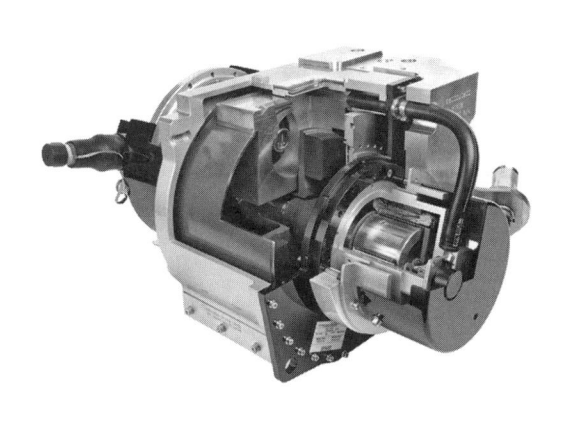

図 6.35　CT 用 X 線管（Philips 社）（文献 1））

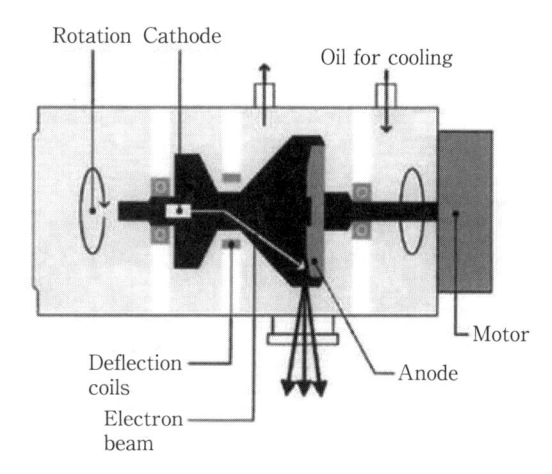

図 6.36　外囲器回転型 X 線管の構造（文献 14））

容量や陽極最大冷却率の大きな X 線管装置が開発され続けてきた．陽極蓄積熱容量が 5～10 MHU の X 線管装置が一般的であったが，その後，Philips 社の陽極接地型両持ち回転型の X 線管（**図 6.35**）や，Siemens 社の Straton のような外囲器が回転する構造のもの（**図 6.36**）が製品化されている．

　Philips 社の MRC シリーズでは陽極接地とし，陽極部を覆うようにアース電位のアパチャーをもっていることで，焦点表面から放出された二次電子がターゲットディスクに戻らず，二次電子によって発生する発熱と焦点外 X 線の発生を抑えることができる．また，循環器用 X 線管と同様に陽極に液体金属潤滑軸受を採用して，そこから熱を逃がすようにしているため，従来の X 線管よりもはるかに高い冷却率が得られている．

　一方，Siemens の Straton はターゲットディスクと一体になった外囲器を高速回転し，カソード側の軸中心に設けた円形の平面エミッタから熱電子を放出し，偏向コイル（deflection coil）にて電子ビームを曲げてターゲットの周辺部分に焦点を形成する新方式の X 線管である．こうすることで，ターゲットで発生した熱がターゲット裏の冷却油に直接熱伝導で逃げる為，熱がターゲットに蓄積されずに外囲器外に逃がすことができる．**図 6.37** に外囲器回転形 X 線管と通常の回転陽極 X 線管の比較を示す．CT 用 X 線管であるにも関わらず，大型のターゲットを搭載する必要がなく，また，両持ち構造であるため，ガントリーの高速回転による遠心力 G（gravitational force）に対しても十分耐えうる構

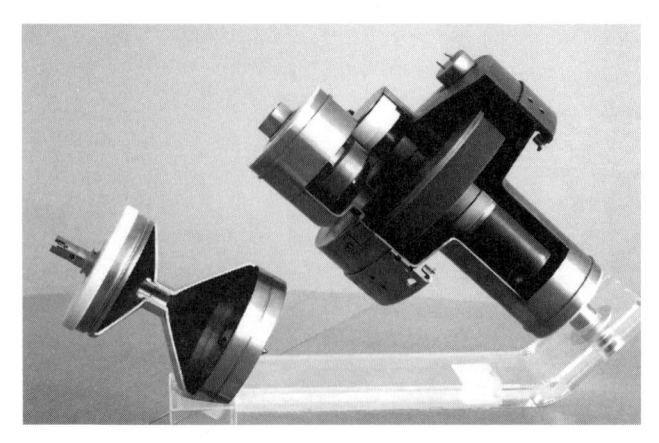

図 6.37　外囲器回転型 X 線管（Siemens 社）と通常 CT 用 X 線管の比較（文献 15））

造である．

　X 線管の熱的性能を表す指標の 1 つとして過去から最大陽極熱容量が使われてきたが，上記のように熱を溜めるのではなく積極的に熱伝導にて熱を逃がしたり，二次電子のエネルギーをターゲットに戻さない構造にしたりすることで，最大陽極熱容量の意味合いが変化してきていることから，別の指標で熱的性能を表現していく動きも出てきている．

6.5.4　乳房撮影専用 X 線管

　乳房撮影（mammography）専用の X 線管に特に要求される能力は，微小コントラスト（正常組織と腫瘍）の描出能と微細構造（微小石灰化等）の描出能のどちらにも優れていることである．微小な石灰化像を描出するためには高い空間分解能の画像が要求されるため，焦点サイズを極力小さくする必要がある．また，正常組織と腫瘍のわずかな線減弱係数の差を画像コントラスト（image contrast）として描出するためには，X 線コントラストを確保するためにエネルギーの低い軟 X 線を必要とする．一般の X 線管装置でも低電圧で撮影することで軟 X 線を出すことはできるが，固有ろ過が大きく有効な軟線がカットされてしまうことや低電圧では空間電荷の影響により大電流が流せないデメリットを生じる．そこで乳房専用の X 線管装置が製品化されている．

　図 6.38 にメタル外囲器（metal envelope）をもった乳房用 X 線管の外観を示す．X 線窓には固有ろ過を小さくするために 0.5～1.0 mm 厚のベリリウム（$Z=4$）の薄板を放射窓に採用している．ベリリウムは原子番号が小さいため，最も X 線吸収が少ない金属である．JIS 規格で

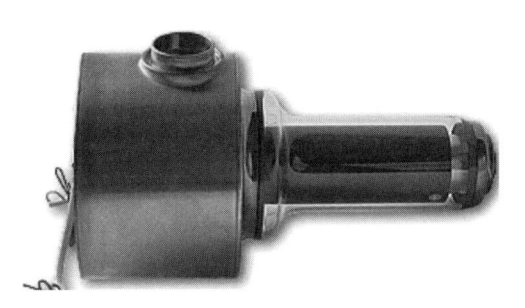

図 6.38 乳房撮影専用 X 線管（文献 16)）

表 6.1 最小空気カーマ率を決定するための総ろ過の最小値及び係数（文献 10)）

ターゲット エッジフィルタ	Mo Mo	Mo Rh	W Mo	W Rh	Rh Rh
最小総ろ過	30 μm Mo	25 μm Rh	60 μm Mo	50 μm Rh	25 μm Rh
係 数	1.0	0.86	0.41	0.38	0.58

注記：各係数は，X 線管電圧 28 kV における，Mo ターゲットと Mo エッジフィルタとの組合せに対する，各ターゲットと各エッジフィルタとの代表的な X 線出力（μGy/mAs）比である.

X 線発生効率は 2.4.3 を，特性 X 線は 2.4.4 を，吸収端効果は 2.5.1(3) をそれぞれ参照されたい.

は軟 X 線による乳房入射表面線量を抑えるため，X 線ビームの線質をターゲットとエッジフィルタとのすべての組合せについて，総ろ過は**表6.1** に示す値以上でなければならないとしている[10]. また，乳房専用 X 線管ではターゲット材として Mo（$Z=42$），Rh（$Z=45$）および W（$Z=74$）が使用されてきた. Mo や Rh の場合，連続 X 線の発生効率としてはタングステン（$Z=74$）のそれぞれ 0.57 倍，0.61 倍であるが，付加フィルタ（吸収端フィルタ，エッジフィルタ）の吸収端効果（edge filtering technique）により，ターゲットから放出される特性 X 線を有効利用することで効率的に軟部組織の撮影が行える.

ターゲットが Mo，エッジフィルタが Mo の場合を例にとり，エッジフィルタによる X 線の選択吸収の原理を説明する. Mo の K 殻の電離エネルギー（K 吸収端エネルギー；K-absorption edge energy）は20.0 keV のため，これ以上の電子加速電圧を X 線管に印加すれば，ターゲットから K_α 線（17.5 keV），K_β 線（19.6 keV）の特性 X 線が発生する. **図 6.39** 破線はモリブデンターゲットにおける管電圧 30 kV の付加フィルタを挿入しない場合の X 線スペクトルを示したものである. これに付加フィルタとして Mo の薄板を入れると図 6.39 の実線（グラフの網掛け部分）に示すようにフィルタを透過してくる X 線のエネルギーの大部分は K_α 線，K_β 線を含む 17〜20 keV の範囲になり，フィルタを透過した特性 X 線を有効利用できるとともに，撮影に無用の低エ

K 吸収端エネルギーを超える X 線は，フィルタ材質の K 殻軌道電子と光電効果を起こして消滅する. K_α 線，K_β 線は 20 keV に満たないため，付加フィルタの K 殻電子と光電効果を起こすことができずフィルタを透過してくる. これを選択吸収という.

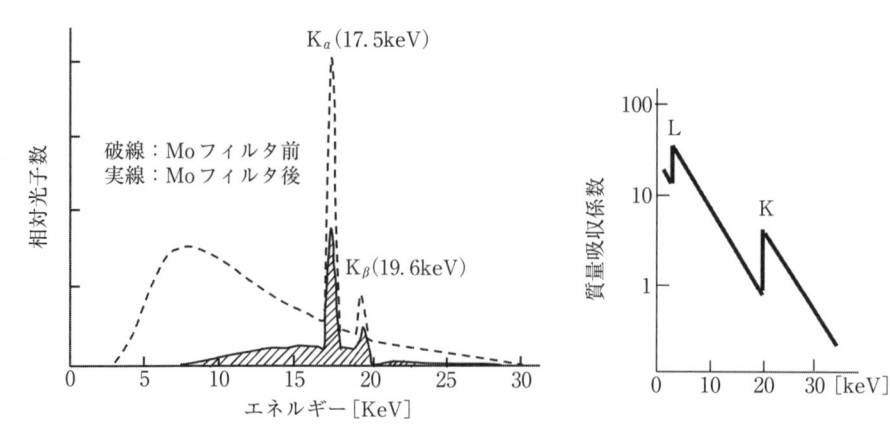

(a)　Mo ターゲットからの X 線スペクトル　　　　(b)　Mo の質量減弱係数

図 6.39　乳房撮影用 X 線管の線質

ネルギー X 線と画像コントラストを低下させる高エネルギー X 線の両
方をカットできる．これは Mo の K 吸収端エネルギーが 20.0 keV のた
め，20.0 keV 以上のエネルギーの X 線は Mo フィルタで選択吸収され
るとともに，また，20.0 keV 以下のエネルギーの X 線に対しては Mo
フィルタの自己吸収により，エネルギーの低い X 線ほどフィルタで相
対的に多く減弱するためである．

　低管電圧（30 kV 程度）で一般の X 線管を使用すると，空間電荷制
限領域の特性によってフィラメントの加熱電流を上げても管電流が増加
しない．この特性の範囲は空間に出た電子の量と電界の強さで決まる．
したがって，乳房撮影用 X 線管では，陰極・陽極間の距離を短くするこ
とで，電界の強さ $E\,[\mathrm{V\cdot m^{-1}}]$ を大きくしている（式（2.7）参照）．一
般の X 線管の電極間距離は 17〜18 mm であるが，乳房撮影用 X 線管
の電極間距離は 10〜13 mm 程度に縮められている．最高使用管電圧は
35〜50 kV となっている．

W の K 吸収端エネルギー
は 69.5 keV であるから，
乳房撮影の管電圧範囲では
W ターゲットからは K_α 線
は発生しないことに注意．

　図 6.38 に示す乳房撮影用 X 線管の外囲器はメタル管（metal tube）
でメタル部分はアース電位である．陰極はメタルの左側面に装着されて
おり，同じくアース電位となっている（カソード接地）．焦点寸法は大
焦点で 0.3 mm，小焦点で 0.1 mm となっている．さらにデジタルマン
モグラフィ装置や乳房トモシンセシスでは，コントラストを画像処理
により最適化できるため，X 線発生効率の高いタングステンターゲッ
ト（$Z=74$，K 吸収端エネルギー 69.5 keV）と Rh フィルタの組み合わ
せが用いられている．

6.5.5 拡大撮影用 X 線管

拡大撮影（magnification technique）は被検体と X 線受像器との距離を離すことで受像面上の X 線像を 2〜6 倍に拡大する．拡大撮影では，幾何学的拡大率（geometric magnification factor）が大きくなることで半影によるボケも大きくなるため，拡大撮影用 X 線管には微小焦点が要求される．使用される焦点は 0.05 mm から 0.3 mm となるが，0.3 mm で 1.5 倍，0.1 mm で 4 倍程度の拡大率で撮影が可能である．微小焦点は正焦点の中に副焦点を入れるのが難しく，X 線撮影条件によって焦点寸法が変化するため，撮影条件の考慮が必要であること，管電流が小さいので撮影時間が長くなるため，X 線管を十分に保持するための拡大撮影専用の X 線管支持器が必要となる．

幾何学的拡大率と半影によるボケについては，4.5.2 (8)・(9) を併せて参照されたい．

6.5.6 ステレオ撮影用 X 線管

ステレオ撮影（stereo-radiography）は**図 6.40** に示すように，拡大撮影をしない密着ステレオ撮影（contact stereo-radiography）と拡大撮影をする拡大ステレオ撮影（magnification stereo-radiography）の手法がある．密着ステレオ撮影用の X 線管は左右 63 mm 離れた 2 つの 0.8 mm 焦点をもっており，密着した状態で左右から X 線の撮影を行うものである．

標準的な人の眼の左右の瞳孔距離にほぼ等しい．

これに対して，拡大ステレオ用 X 線管は左右 40 mm 離れた 2 つの 0.2 mm 焦点をもっており，左右 2 枚の拡大撮影を行うものである．拡

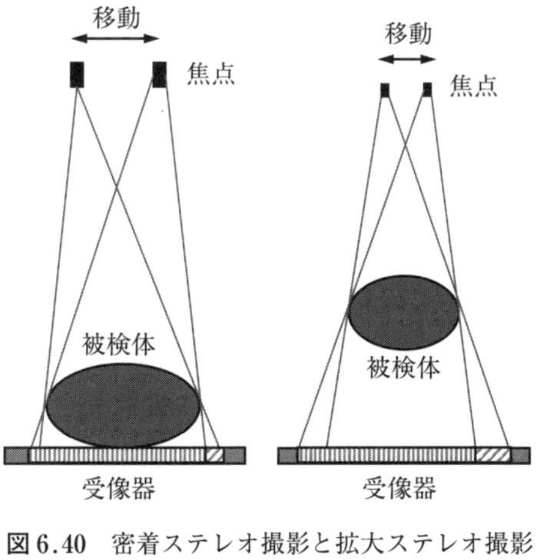

図 6.40 密着ステレオ撮影と拡大ステレオ撮影
左右 2 つの焦点をもっており，それを切り替えて使用する．

大ステレオは頭部の撮影に，密着ステレオは腹部の撮影に使用されることが多い．どちらもステレオ観察装置（stereo observation device）で合成し立体像（stereoscopic image）を得るもので，複雑に入り組んだ血管像などを立体的に観察することで入り組んだ血管像にある病変を見つけやすくできるメリットがある．

6.5.7　固定陽極 X 線管

陽極が固定された X 線管を固定陽極 X 線管（stationary anode X-ray tube）といい，図 6.41 にその外観と構造を示す．陽極にはタングステン板（ターゲット）が埋め込まれた銅（融点：1,085℃，比熱：0.39 J·g^{-1}·K^{-1}）を使用しており，熱伝導（thermal conduction）にて焦点で発生した熱を油に逃がす構造であり，小型ではあるが，長時間の許容負荷は大きい．現在，透視術式がメインの外科手術用の C アーム装置（外科用イメージ装置），歯科用装置や可搬形などの小型装置に使用されている．回転陽極 X 線管に比べターゲット面積は小さいので，焦点外 X 線の発生は少ない．

　陰極はガラスバルブ（glass bulb）の中心に集束電極とその溝内にタ

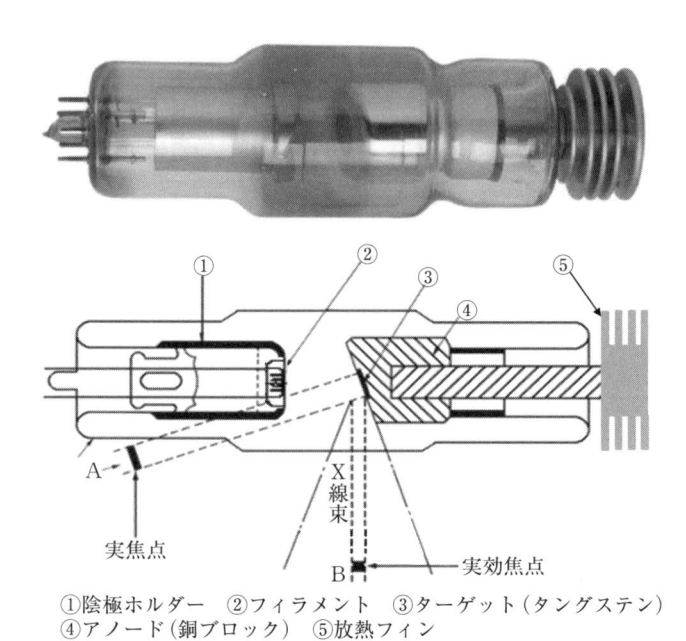

①陰極ホルダー　②フィラメント　③ターゲット（タングステン）
④アノード（銅ブロック）　⑤放熱フィン

図 6.41　固定陽極 X 線管の概観と構造

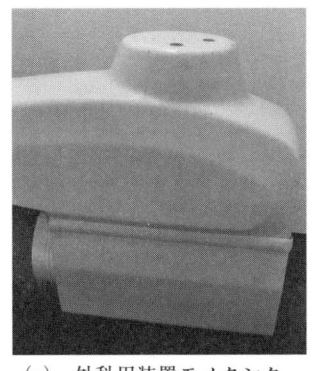 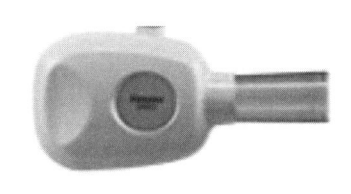

(a)　外科用装置モノタンク　　　　　　(b)　歯科用装置モノタンク

図 6.42　固定陽極 X 線管の使用例

ングステンフィラメントが装着されるが，電極構造は回転陽極と同じである．陰極フィラメントからの熱電子が陽極に埋め込まれたタングステン板に当たり，焦点を形成する．タングステン板の傾斜に沿って長い実焦点が形成されるが，基準軸から見た実効焦点が短くなる線焦点（line focus）の原理は回転陽極と同じである．

　回転陽極と違い，焦点面は固定であるため，焦点での溶融を防ぐため，許容負荷は小さく，撮影はせいぜい数 10 mA までである．焦点サイズは透視専用であれば，0.5 mm 程度のものが可能であるが，1.0 mm 以上が一般的である．X 線管が小型であり，出力も小さいことから，高電圧発生装置の高電圧変圧器等の高圧部も小さく，X 線管と高電圧装置を一体化したモノタンク方式（mono-tank type）で構成されるケースがほとんどである（**図 6.42**）.

6.6　X 線管の保守点検

6.6.1　X 線管に関する主な JIS 規格

　過去，X 線管装置の安全・性能および試験に関する JIS 規格はすべて JIS Z 4704（医用 X 線管装置通則）で規定していたが，現在は IEC 規格と整合した JIS Z 4751-2-28（診断用 X 線管の基礎安全および基本性能），JIS Z 4120（診断用 X 線管装置-焦点特性），JIS Z 4121（診断用 X 線管装置の固有ろ過の測定），JIS Z 4122（診断用回転陽極 X 線管の最大照射野の決定），JIS T 60613（診断用 X 線管装置の負荷特性）に規定

されている．

　各規格に関して簡単に解説をしておく．JIS Z 4120 では焦点寸法の測定方法とその規格値が示されている．現在は 2008 年度版が最新で，スリット法で撮影した像にて幅，長さを測定することが規定されており，JIS Z 4704 では焦点寸法の最大値，最小値が決められていたが，現在は最大値のみが規定されている．次に，JIS Z 4121 の固有ろ過の測定ではアルミ板を挿入していった場合の減弱曲線から半価層を求め，アルミニウムで換算した場合のアルミ当量にて固有ろ過を求める方法を規定している．JIS Z 4122 は照射野の測定方法とヒール効果等で視野周辺部が中心に対して線量が低下するが，所定の線量以上になることを規定している．

　安全性試験の規格としては，医用 X 線装置全体を網羅している規格である JIS T 0601-1-2017（医用電気機器の基礎安全および基本性能に関する一般要求事項），JIS T 0601-1-3：2012（副通則：診断用 X 線装置における放射線防護）を満たす仕様となっている．

6.6.2　X線管寿命を縮めないための取扱法

　X 線管は容積が比較的大きく，内部が箇所により高温になる真空管であるため，内部の残留ガスにより動作中に真空度が変化する．使用開始時にその影響で放電しやすい特性をもつため，朝一番の使用開始時に低めの負荷で慣らすエージング（aging）を実施することで，安定した動作が確保される．このエージングはメーカーによっては自動で動作するものもあるが，そうでない場合は，手動で実施することが推奨される．特に 120 kV 以上の高電圧で使用する場合にはエージングを実施することはより長く使用する上で重要となる．

　エージングの主な方法としては以下のとおり．1 分に 1 回の割合で，以下の X 線照射を行う．

1)　80 kV-短時間許容負荷の半分程度の管電流 −0.1 sec
2)　90 kV-短時間許容負荷の半分程度の管電流 −0.1 sec
3)　100 kV-短時間許容負荷の半分程度の管電流 −0.1 sec

同様に 120 kV までは 10 kV ずつ昇圧して，120 kV 以上では 5 kV ずつ昇圧して，使用する最高管電圧までの負荷を印加していく．

　また，透視を使用する場合にはエージングにも透視を取り入れて，10 kV/30 sec 程度の昇圧速度にて，使用する最高管電圧まで連続負荷を印加する．最高使用管電圧で 3 分間維持する．

　また，1週間を超えて長期間使用しなかった場合には，使用開始時にエージングを実施することは重要となる．この場合，毎朝に実施するエージングの2倍程度の負荷をかけて，ゆっくり上昇させるなどを行うことが有効となる．

　X線管の故障モード（failure mode）としては，耐電圧性能（真空度）の低下，フィラメントの消耗によるフィラメントの断線やフィラメント材料のガラス外囲器への蒸着膜生成による耐電圧低下，軸受け潤滑剤切れによる回転騒音の増大などがある．上記のエージングは真空度低下による放電を抑制する効果がある．また，フィラメントの消耗を防ぐためには，フィラメント点灯時間を短くすることが重要であり，X線照射準備完了後，すぐにX線照射する方がよい．また，大電流での撮影は撮影時間短縮に有効であるが，動きがない部位に関しては管電流を下げてフィラメント電流を小さくすることはフィラメントの長寿命化に重要であるし，ブルーミング効果による焦点の拡張を避ける意味もある．

　陽極の回転性能に関しては軸受の潤滑剤に鉛を使用しており，長時間使用後に摩耗により潤滑剤切れが発生する場合がある．また，鉛は軸受のボール表面と内外輪の転走面に均一に薄くコーティングされているが，一部が剥がれ，再度転走面に転着された場合，一時的に騒音値が上がる現象が見られる．鉛は軟金属であることから，暫くすると馴染んで静音化するので，寿命との見極めを行う必要がある．

〔**参考文献**〕

1）Behling, Rolf.：Modern diagnostic x-ray sources, technology, manufacturing, reliability, Second edition, CRC Press, 2021

2）Oppelt, Arnulf, ed.：Imaging systems for medical diagnostics, fundamentals, John Wiley & Sons, 2005

3）坪島茂彦：誘導電動機，基礎から制御まで，東京電機大学出版局，2001

4）長倉三郎，井口洋夫，江沢　洋，岩村　秀，佐藤文隆，久保亮五編：岩波理化学辞典 第5版，岩波書店，1998

5）Z 8126-1：2021 真空技術—用語—第1部：一般用語，日本規格協会，2021

6）JIS Z 4120：2008 診断用X線管装置—焦点特性，日本規格協会，2008

7）JIS T 0601-1-3：2012 医用電気機器—第1-3部：基礎安全及び基本性能に関する一般要求事項—副通則：診断用X線装置における放射線防護

8）JIS Z 4712：1998 診断用X線可動絞り，日本工業規格協会，1998

9）JIS Z 4751-2-54：2025 医用電気機器—第2-54部：撮影・透視用X線装

置の基礎安全及び基本性能に関する個別要求事項，日本規格協会，2025

10）JIS Z 4751-2-45：2025 医用電気機器—第 2-45 部：乳房用 X 線装置及び乳房撮影定位装置の基礎安全及び基本性能に関する個別要求事項，日本規格協会，2025

11）神戸邦治著，X 線管装置の技術の系統化調査 平成 28 年度 技術の系統化調査報告，国立科学博物館発行（2017 年 3 月）

12）Rotating anode X-ray tube - G series - VAREX Imaging - standard radiography（medicalexpo.com）（https://www.vareximaging.com/wp-content/uploads/2022/01/G-1080-G-1081_PDS_132912-000.pdf，2024.10 月最終確認）

13）URL：動画一覧　キヤノン電子管デバイス株式会社（etd. canon）（https://etd.canon/ja/movie/index.html，2024.10 月最終確認）

14）Schardt, Peter, et al.：New x-ray tube performance in computed tomography by introducing the rotating envelope tube technology, Medical physics, 31.9（2004）：2699-2706

15）Straton - a Rotating X-ray Tube - Siemens Healthineers Bulgaria（siemens-healthineers.com）（https://www.siemens-healthineers.com/bg/press-room/press-media-gallery/im-2015070926hc.html，2024.10 月最終確認）

16）X-ray tube for mammography - Svetlana-X-Ray Company（http://svetlana-x-ray.ru/production-list-eng.html?cid=1，2024.10 月最終確認）

17）Behling, Rolf. "History and Future of the X-Ray Tube：Can We Do It Better?." AAPM Spring Clinical Meeting, SLC. 2016.

18）JIS T 60613：2013 診断用 X 線管装置の負荷特性，日本規格協会，2018

19）JIS Z 4005：2012 医用放射線機器—定義した用語（JIRA/JSA），日本規格協会，2012

20）日本化学会編：化学便覧 改訂 5 版，丸善出版，2020

7

X線高電圧装置

X 線高電圧装置（X-ray high-voltage generator）は，X 線発生装置において，X 線を発生させるために必要な電力（electric power）を X 線管に供給する装置である．X 線高電圧装置は高電圧発生装置（high-voltage transformer assembly）と X 線制御装置（X-ray control unit）から構成される．

X 線撮影において，被検者の被ばく線量を最小限に抑えつつ，診断に必要な体内情報を可能な限り忠実に画像に反映し，かつ，高精度の再現性（reproducibility）を確保するためには，発生する X 線のエネルギー（線質，quality）と線量（dose）を正確に制御する必要がある．X 線制御の 3 要素は管電圧（kV），管電流（mA）および負荷（照射）時間（ms）である．X 線画像診断の目的と撮影状況を踏まえて，所望する 3 要素を正確にかつ再現よく制御するために，X 線高電圧装置はきわめて重要な役割を担っている．

第 4 章でインバータ式高電圧発生装置と発生 X 線制御のあらましを述べた（4.4.6 を参照）．本章では，診断用 X 線装置システムを安全に取り扱うために必要となる，X 線高電圧装置と X 線制御装置の原理についての詳細を学ぶ．

7.1　X 線高電圧装置の概要

7.1.1　分　　　類

診断用 X 線装置は，診療の用途に応じて多様なシステムが構築されている．**図 7.1** は X 線高電圧装置を組み合わせた一般撮影装置のシステム例である．図の右端の壁に掛けている X 線高電圧装置の制御卓

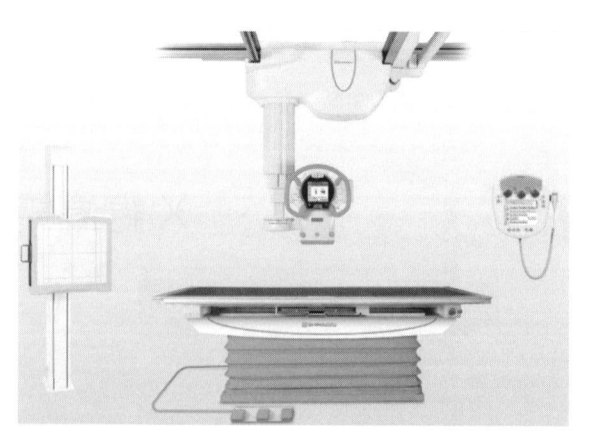

図7.1　一般撮影装置のシステム例（島津製作所）

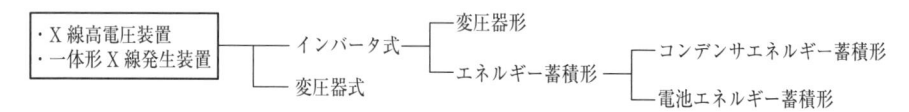

図7.2　X線高電圧装置および一体形X線発生装置の分類（文献1））

（control console）によりX線撮影に必要な種々の制御パラメータを設定する．

　日本産業規格（Japanese Industrial Standards，以下 JIS 規格という）によるX線高電圧装置の分類を**図7.2**に示す．ここでの分類は現在製造されているX線高電圧装置を対象としており，過去に製造されていたX線高電圧装置は含まれていない．現在は，装置の性能向上や小型軽量化のため，高電圧発生装置はインバータ式（inverter type）が主流となっており，変圧器式（transformer type）のX線高電圧装置は単相電源から電力を供給する装置のみとなっている．

7.1.2　特　　徴

(1)　インバータ式高電圧装置

　直流電力（direct-current power, DC power）を交流電力（alternating-current power, AC power）に変換する装置を逆変換器（inverter, インバータ）または DC/AC コンバータ（DC/AC converter）という．

　X線照射中に直流電力を交流電力に変換して必要な電圧を得るX線高電圧装置をインバータ式X線高電圧装置（inverter type high-voltage generator）という．インバータ式X線高電圧装置は他のX線

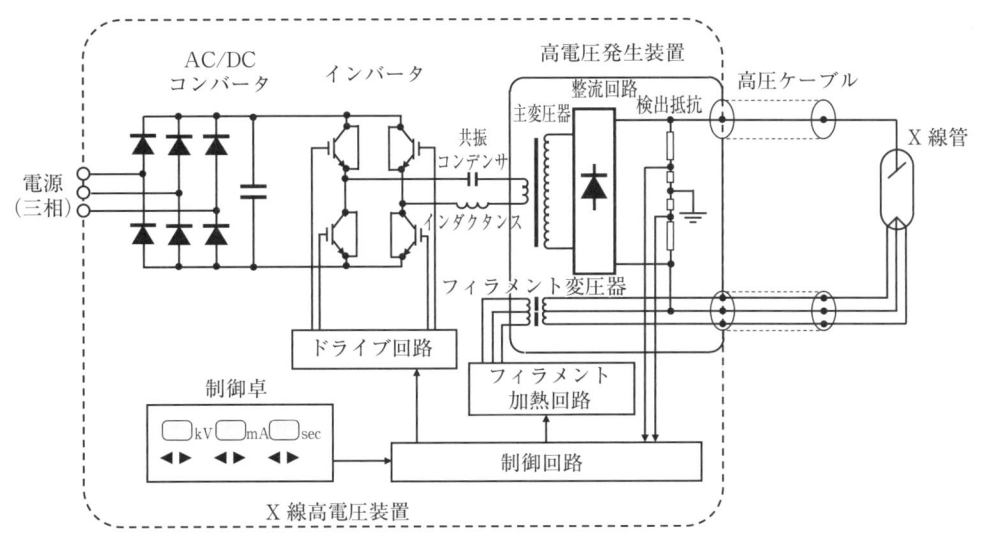

図7.3 変圧器形インバータ式（共振形）X 線高電圧装置の構成

高電圧装置と比較して，出力の再現性（reproducibility）と安定性（stability）に優れている，出力が電源電圧の変動や X 線管電流の影響をほとんど受けない，小型で生産コストが低いなど数多くの利点を有する．

インバータ式 X 線高電圧装置は，変圧器形（transformer type）とエネルギー蓄積形（energy storage type）に分類され，エネルギー蓄積形はさらに，コンデンサエネルギー蓄積形（capacitor energy storage type）と電池エネルギー蓄積形（battery energy storage type）に分類される（図7.2）．

変圧器形インバータ式 X 線高電圧装置（共振形）の構成例を図7.3に示す．現在，診断用 X 線装置で最も多く採用されている方式である．交流電源から供給される正弦波交流電圧を AC/DC コンバータ（AC/DC converter）で直流電圧に変換し，その後，インバータ回路で高周波交流電圧に変換した後，高電圧変圧器（high voltage transformer）の一次側に入力する．インバータの駆動周波数（drive frequency）は数 10 kHz 程度となり，後述するように高電圧変圧器の大幅な小型・軽量化が可能となる．

エネルギー蓄積形は移動形の X 線装置で採用されており，バッテリーに充電した電力を電源として用いる．バッテリーの電圧は直流なので，DC/AC コンバータで高周波の交流に変換して高電圧変圧器に入力する．X 線照射時の電力は電池またはコンデンサから供給するため，

照射時には電源プラグをコンセントから切り離して使用できる．コンデンサエネルギー蓄積形の場合は，コンデンサに蓄積されたエネルギー量を超える出力は得ることができない．また，撮影の都度，コンデンサを充電する必要がある．一方，電池エネルギー蓄積形は，1回の電池の充電で何度でも繰り返し使える利点をもっている．

(2)　一体形 X 線高電圧装置

一体形 X 線発生装置（integrated X-ray generator）は，モノタンク（mono tank）と呼ばれる高電圧発生器と X 線管をひとつの容器に入れたユニットを X 線高電圧装置に構成した装置で，JIS 規格では規格の適用対象として X 線高電圧装置の分類に含めている．携帯形の X 線装置や据置形でも比較的小出力の X 線システムと組み合わせる．また，歯科用 X 線装置や乳房用 X 線撮影装置にも多く採用されている．

(3)　変圧器式 X 線高電圧装置

変圧器式 X 線高電圧装置（transformer type high-voltage generator）は，インバータ式 X 線高電圧装置が開発される前に採用されていた方式である．現在は単相電源（single phase power supply）に接続する装置だけが製造されており，三相電源（three phase power supply）に接続する装置は新たには製造されていない．電源の周波数が 50 Hz または 60 Hz と低いことや，三相交流用の高電圧発生器は大型で重くなることから，インバータ式に淘汰されていった．

変圧器式の管電圧の制御は，商用電圧をオートトランス（auto-transformer；単巻変圧器）で電圧変換して高電圧変圧器の 1 次側に入力し，設定された管電圧を得るようにしている．この制御方式は管電圧のフィードバック制御が行えないため，電源電圧の変動の影響がそのまま管電圧に現れ，精度も再現性も高くない．また，高電圧を印加するタイムタイミングや遮断するタイミングが電源に同期するため，撮影時間の精度も高くない．

7.1.3　電源設備

日本では，単相電源 100 V，200 V，三相電源 200 V，415 V が商用電源として使用されている．X 線装置の電源設備（power-supply system）は，X 線高電圧装置の出力定格（output rating）に応じた電源容量（power capacity）を必要とし，専用の電源を単独で設置することが JIS 規格で求められている[1]．

図 7.4（a）に示すように，単相電源は電源端子から正弦波交流

JIS 規格では，定格（値）（rating（value））を"指定した作動条件に対し製造業者が定めた値を意味する用語"と定義している．一方で，公称（値）（nominal（value））を"許容差を含む基準値として引合いにする値"と定義している．

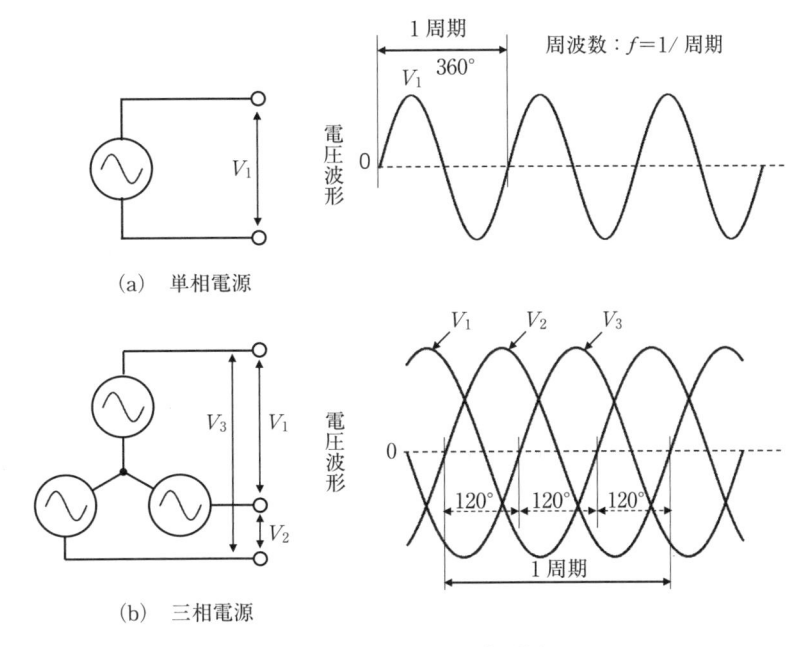

図7.4 単相電源と三相電源

（alternating current：AC）を得る．交流波形の最小の繰返し単位の時間を周期（cycle）［s］といい，その逆数を周波数（frequency）［Hz］という．国内では，西日本圏は 60 Hz，東日本圏は 50 Hz の正弦波交流を使用している．

三相電源は図 7.4（b）に示すように，交流波形の位相（phase）が120° ずれている 3 つの交流電源を組み合わせている．三相交流電源は大きな電力が得られることから，大出力の X 線高電圧装置は三相電源を用いている．

X 線高電圧装置の出力定格に応じて電源設備の電圧や容量が変わってくることから，JIS 規格では標準となる型名（附属書 JAA）に対する詳細な要求仕様を記載している[1]．

7.2 変 圧 器

変圧器（transformer）は電磁誘導（electromagnetic induction）を利用して交流電圧を昇降（したがって交流電流を降昇）させる装置である．変圧器は電圧を高くしたり，低くしたりと容易に変換できる利点と，一次側と二次側を電気的に絶縁する効果もある．高電圧発生装置に

は，高電圧変換用の変圧器，フィラメント加熱用の変圧器などいくつかの変圧器が備わっている．本章では前者を特に主変圧器（main transformer）と呼ぶことにする．

7.2.1　変圧器の原理

コイルを貫いている磁束（magnetic flux）が時間的に変化すると，コイルに起電力（electro motive force）が発生する．これを電磁誘導という．変圧器は**図7.5**に示すように，透磁率（permeability）の高い素材で作られた鉄心（iron core）に銅線が一次巻線（primary winding）と二次巻線（secondary winding）に分かれて巻かれている．一次巻線に交流電圧 $v_1(t)$ を印加すると，電磁誘導作用で鉄心内部に時間的に変化する磁束（magnetic flux）$\Phi(t)$ が発生する．この発生した磁束は二次巻線を通り二次巻線の両端に交流電圧 $v_2(t)$ を発生させる．

一次巻線の巻き線数を N_1，二次巻線の巻き線数を N_2 とすると，二次巻線には

> 一般に電源側に接続される巻線を一次巻線，負荷側に接続される巻線を二次巻線という．

$$v_2(t) = \frac{N_2}{N_1} \times v_1(t) \tag{7.1}$$

の電圧 $v_2(t)$ が発生する．N_2/N_1 を巻数比（turns ratio）という．二次巻線に負荷（load）R を接続すると

> 一般的には変圧器の巻数比は N_1/N_2 と定義されるが，本書では便宜上 N_2/N_1 で定義する．

$$i_2(t) = \frac{v_2(t)}{R} \tag{7.2}$$

の電流が負荷 R に流れる．この電流は変圧器の二次巻線に流れ，$N_2 i_2(t) = N_1 i_1(t)$ が成り立つので，変圧器の一次側には

$$i_1(t) = \frac{N_2}{N_1} \times i_2(t) \tag{7.3}$$

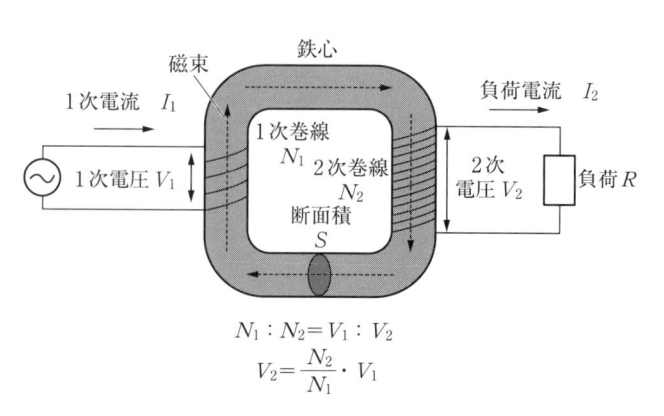

$$N_1 : N_2 = V_1 : V_2$$
$$V_2 = \frac{N_2}{N_1} \cdot V_1$$

図7.5　変圧器の原理

高電圧発生装置の電源側（一次側）は電圧，電流ともに実効値を用いる．一方で変圧器二次側では，管電圧は最大値，管電流は平均値で表示する．正弦波交流の場合，最大値＝$\sqrt{2}$×実効値，平均値＝$\dfrac{2\sqrt{2}}{\pi}$×実効値の関係がある．

の電流が流れる．たとえば 200 V（実効値）の一次電圧で 150 kV（最大値）の管電圧を得ようとすると，変圧器で 530 倍に昇圧することになる．この場合，巻数比の N_2/N_1 は 530 となるように設計される．二次側の電圧はこのように 530 倍になるが，逆に一次側には 530 倍の電流が流れる．もし，管電流 1,000 mA（平均値）の負荷電流を流すとなると，一次側には 588 A（実効値）の電流が流れることになる．

7.2.2 変圧器の基本特性[2]

(1) 電圧変動率

変圧器の一次側電圧を一定に保っても，二次側端子間電圧は負荷の状態に応じて内部電圧降下により変化する．変圧器の定格二次電圧を V_{2n}，無負荷時の二次側電圧を V_{20} とするとき，変圧器の電圧変動率（voltage fluctuation rate）ε は次式で定義される．

$$\varepsilon = \frac{V_{20} - V_{2n}}{V_{2n}} \times 100 \,[\%] \tag{7.4}$$

変圧器の電圧変動率は，一次，二次両巻線の比較的小さな抵抗（resistance）および漏れリアクタンス（leakage reactance）によるものである．

(2) 変圧器の損失

変圧器は一次側から二次側へ電力を伝達する際に電力の損失（loss）が生じる．変圧器の損失は無負荷損（non-load loss）と負荷損（load loss）に分けられる．

無負荷損は，変圧器を無負荷にして，定格周波数，定格電圧を一次に加えたときの損失で，そのほとんどが鉄損（iron loss）である．

負荷損は変圧器に負荷をかけたときに流れる負荷電流（load current）によって生じる損失で，主として巻線抵抗の銅損（copper loss）である．

a 鉄 損

鉄損はヒステリシス損（hysteresis loss）と渦電流損（eddy-current loss）の和である．

鉄心が磁化されるときのヒステリシス特性に基づく損失をヒステリシス損という．ヒステリシス損 ω_h はヒステリシスループ（hysteresis loop）の囲む面積に比例するので，周波数 f に比例し，鉄心の磁束密度の最大値 B_m の 2 乗にほぼ比例し，次式で表される．

$$\omega_h = K_h f B_m^2 = k_h \frac{V^2}{f} \tag{7.5}$$

ここで，K_h，k_h はそれぞれ比例定数，V は誘導起電力で，電磁誘導の原理より $V \propto f B_m$ の関係が成り立つ．すなわち，ヒステリシス損は電圧が一定のとき，周波数に反比例する．

変圧器のヒステリシス損は鉄損の約80％程度である．

b　渦電流損

磁束の変化によって鉄心内に起電力を生じ，電流が流れるときに鉄心内に生じる渦状の電流による損失を渦電流損という．渦電流損 ω_e は，鋼板の厚さ t，周波数 f および磁束密度の最大値 B_m のそれぞれ2乗に比例し，次式で表される．

$$\omega_e = K_e \frac{t^2 f^2 B_m^2}{\rho} = k_e V^2 \tag{7.5}$$

ここで，K_e，k_e はそれぞれ比例定数，V は誘導起電力，ρ は鉄板の抵抗率（resistivity）である．すなわち，渦電流損は電圧が一定のとき，周波数に依存しない．

珪素鋼（silicon steel）は高透磁率，低保磁力，高抵抗率の特性を有し，鉄損，ヒステリシス損の両方の損失が少ないので，変圧器用の鉄板には絶縁被覆した珪素鋼板（0.3～0.35 mm 厚）が多く用いられている．

c　銅　損

銅損は一次および二次巻線抵抗の抵抗損で，巻線に流れる電流の2乗に比例する．すなわち，二次負荷電流を I_2，直流抵抗を R とするとき，銅損 W_l は，$W_l = R I^2$ で表される．

7.2.3　高電圧変圧器（主変圧器）

実際の高電圧発生装置の主変圧器は**図7.6**のように，一次巻線と二次巻線は鉄心（iron core）に重ねて巻かれる．これは，一次巻線と二次巻線の磁気的な結合を高めるのが目的で，図7.5のように離れて一次巻線と二次巻線を巻くと電圧の変換効率（conversion efficiency）が低下する．

一次巻線と二次巻線はそれぞれの円筒状の巻枠（reel frame）に巻かれる．一次巻線には電源電圧が印加されるので，鉄心との絶縁距離は小さくて済むが，二次巻線は出力電圧が ±75 kV に及ぶため，厚い巻枠を使用して耐圧を確保している．また，二次巻線の各層間にも高い電圧がかかるため，絶縁紙（insulating paper）を挿入して耐電圧（withstand voltage）を確保するようにしている．

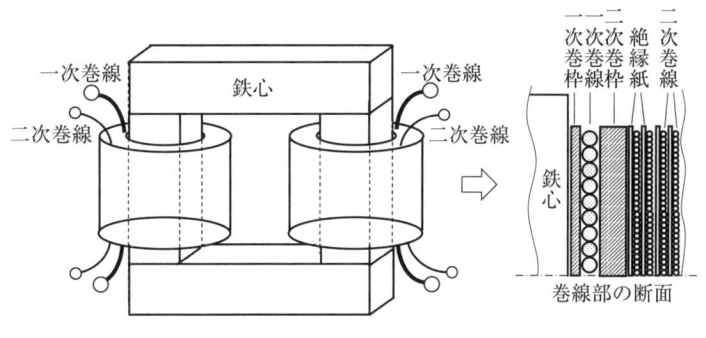

図 7.6 主変圧器の構造

　診断用の X 線装置は X 線を 1 日中連続して発生させることはなく，撮影や透視のときだけ高電圧を発生させる．このため，変圧器の巻線抵抗による発熱量は連続通電よりも小さくて済み，組み合わせる X 線管装置の定格を考慮して，連続的に電圧を発生させる場合よりも巻線の径を小さくすることで小型化を図っている．

　この主変圧器や高電圧ソケット（high-voltage socket）などは耐電圧を高めるために，絶縁油（insulating oil）の入った金属の 筐体^{きょうたい}（housing）に収めている．筐体は電撃（electrical shock）からの感電防止のため金属を使用して接地（grounding）している．

モールド：電気的に接続された部分を樹脂で覆うこと．

　近年では，絶縁油の代わりに樹脂でモールド（mold）して小型化する装置も開発されてきている．樹脂でモールドする利点は，変圧器の小型化と絶縁油の漏れをなくすことにある．しかし，1 台の高電圧装置で複数個の X 線管を組み合わせて使用する場合には，高電圧切換器を準備するか，個体絶縁の高電圧発生器を X 線管装置の数だけ準備する必要がある．

7.2.4　高電圧変圧器の小型化

　主変圧器の一次側に入力する交流の周波数を高くすると変圧器の小型・軽量化が可能となることから，電源電圧をインバータで高周波電圧に変換して変圧器の一次側に入力するインバータ式高電圧発生装置が開発され，X 線発生装置用の高電圧発生装置の主流となっている．

　変圧器を設計するには，以下の順に設計に必要なパラメータを決定していく．

・電源電圧 V_1 と電源周波数 f が決まる．

・鉄心材料の最大磁束密度 B_m と鉄心の断面積 S が決まる．

・以下の計算式で一次側コイルの巻き数が決まる.

$$N_1 = \frac{\sqrt{2}\ V_1}{2\pi \cdot f \cdot S \cdot B_m} \qquad (7.4)$$

・二次側で必要とする電圧を V_2 とすると二次側コイルの巻数は次式となる.

$$N_2 = \frac{V_2}{V_1} \times N_1 \qquad (7.5)$$

式 (7.4) から, 電源周波数 f を高くすると N_1 が小さくなる. 逆に, N_1 を同じにするならば, 周波数 f を高くすると鉄心の断面積 S を小さくすることができる. すなわち, 電源周波数を高くすると鉄心の大きさやコイルの巻き数を減らすことが可能となり, 変圧器の大幅な小型化・軽量化が可能となる.

7.2.5　フィラメント加熱変圧器

フィラメント加熱変圧器 (filament heating transformer) は. X 線管のフィラメントに電流を供給する (図 7.21 参照). X 線管装置に印加する管電圧は最高 150 kV に達するので, 高電圧変圧器の二次側を中性点接地 (neutral grounding) し, X 線管装置の陽極には +75 kV を陰極側には −75 kV を印加することで, 接地電位からの電位差を小さくしている. よって, X 線管フィラメント変圧器は陰極側のフィラメントコイルを加熱するため, 一次側コイルと二次側コイルの絶縁耐圧としては −75 kV が必要となる.

フィラメントに流れる電流は最大 5 A 程度で電圧も最大 10 V 程度なので, フィラメント加熱変圧器の容量としては 50 W 程度と, 主変圧器の 100 kW 程度に比べると非常に小型となる. それでも, 変圧器の小型化を目的として, フィラメント加熱回路には入力周波数を高くするインバータ式の高周波交流制御を採用している.

7.2.6　管電圧のリプル百分率の定義と管電圧波形

X 線管に印加される陽極電圧は時間的に変動しており, 管電圧 (最大値) が同じでも, 高電圧発生装置の原理や整流方式 (rectification method) により発生 X 線の平均エネルギーが異なってくる. この電圧変動の程度はリプル百分率 (percentage ripple) で表す. JIS 規格による管電圧のリプル百分率の定義を図 7.7 に示す[3]. リプル百分率は, 電源 1 周期の電圧波形の最大値と最小値との差の最大値に対する比をパー

直流波形の中に含まれている脈動の成分をリプル (ripple) という.

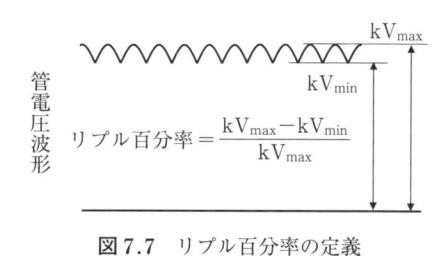

図7.7　リプル百分率の定義

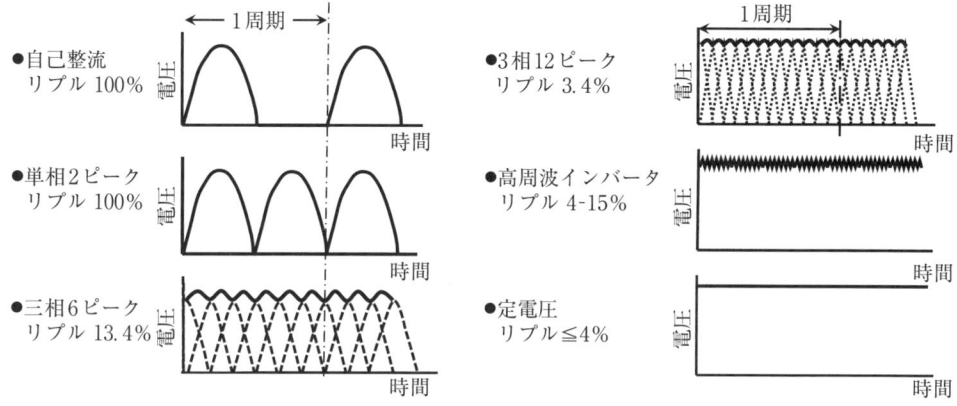

図7.8　管電圧波形の種類とリプル百分率

セントで表す.

　リプル百分率は, 管電圧波形のリプルの程度を表す指標であり, 管電圧 (最大値) が同じであれば, リプルが小さくなるほどX線の発生効率は高くなり, また, X線ビームの線質は硬くなる. したがって, リプル百分率が小さい高電圧発生装置ほど, 照射時間の短縮化と被検者の被ばく線量の低減化を図ることができる.

　図7.8に各種高電圧装置の管電圧波形の種類と対応するリプル百分率を示す. インバータ式高電圧装置は, 主変圧器に入力する一次側の電圧の周波数は高いものの, 主変圧器二次側出力電圧や整流回路の構成上からは, たとえ高周波であってもリプル百分率は単相全波整流方式と同じ100%となってしまう. しかし, 実際のシステムでは高電圧ケーブルの浮遊容量 (floating capacitance) やコンデンサの平滑作用 (smoothing) の影響により, リプルは数%程度まで小さくなる. ただし, ケーブルの浮遊容量が同じであればインバータ周波数が高くなるほど, また, 管電流が小さくなるほどリプル百分率は小さくなることから (図7.31 参照), インバータ式高電圧発生装置のリプル百分率は一義的には決まらない.

管電圧 (最大値) が同じでもリプル百分率が大きくなると, 電圧の平均値は小さくなるため加速する電子ビームの平均エネルギーが小さくなることで, 発生するX線の平均エネルギーが小さくなる. 2.4.1 参照.

7.3　インバータ式高電圧装置

7.3.1　パワーエレクトロニクス

電力用半導体素子（power semiconductor devices）を用いた電力の変換と制御に関する技術をパワーエレクトロニクス（power electronics）という[4]．電力の変換と制御を効率よく行うには，必要とされる大きさの電圧・電流を高速でオン・オフできる電力スイッチが必要となる．

X線高電圧装置に電力変換用の半導体素子であるサイリスタ（thyristor）が初めて導入されたのは1980年代である．サイリスタの導入とその後のパワーエレクトロニクスの技術の進化とともに，電力用半導体素子の動作周波数の高周波化が進み，X線高電圧装置の大幅な小型化ときわめて精度の良い再現性を可能にした．現在では周波数100 kHzを超える素子も開発されている．

(1)　電力用半導体素子

電力用半導体素子には，電流を流して制御する電流制御素子（current control device）と電圧を加えて制御する電圧制御素子（voltage control device）がある．前者の代表的素子としては，バイポーラトランジスタ（bipolar junction transistor, BJT），サイリスタ（thyristor：SCR），ゲートターンオフサイリスタ（gate-turnoff thyristor；GTO）などがある．後者の代表例としては，金属酸化膜半導体電界効果トランジスタ（metal-oxide semiconductor field-effect transistor, MOSFET）および絶縁ゲートバイポーラトランジスタ（insulated-gate bipolar transistor：IGBT）がある．

制御信号によりオン・オフの両機能が可能な半導体素子を自己消弧形（self-extinguishing type）の半導体素子という．**表7.1**に主な電力用半導体素子の特性の比較を，**図7.9**に電気記号をそれぞれ示す．半導体素子が導通しているときの電圧降下をオン電圧（on-voltage）という．電圧制御形半導体素子は，MOS構造のため制御電流はほとんど流れず，小信号での動作が可能で高速動作に適しているが，オン電圧が高くなる傾向にある．

電力用半導体素子の高速化のメリットは，回路の受動素子であるインダクタ（コイル）やキャパシタ（コンデンサ）を小型化できることであ

表 7.1 電流用半導体の特徴の比較

半導体制御素子	特徴			
	大電力化	自己消弧	高周波化	インバータ周波数
サイリスタ	◎	×	△	~5 kHz
トランジスタ	◎	◎	○	~10 kHz
MOS-FET	△	◎	◎	~100 kHz
IGBT	◎	◎	○	~50 kHz
SiC MOS-FET	◎	◎	○	~100 kHz

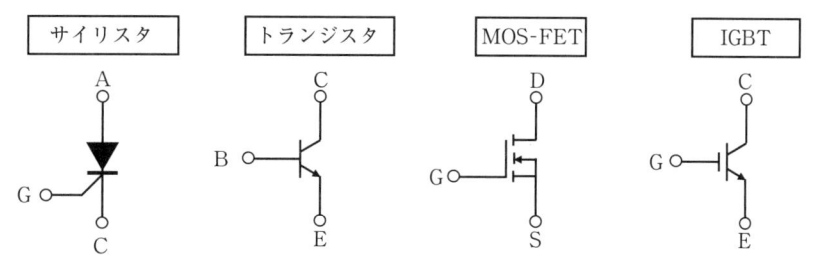

図 7.9 主な電力用半導体素子の電気記号

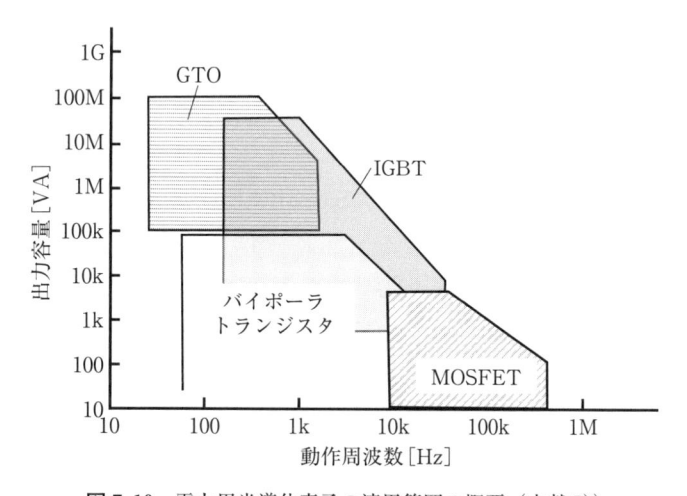

図 7.10 電力用半導体素子の適用範囲の概要（文献 5)）

る．また，半導体が正常動作する最高温度は 120℃ 程度であり，大容量の素子では冷却技術も重要となる．図 7.10 に自己消弧形の主な電力用半導体素子の動作周波数と変換容量の適用範囲を示す[5]．IGBT は MOSFET の高速スイッチング特性とバイポーラトランジスタの低オン電圧特性の 2 つの長所を併せ持つ素子で，オン電圧が小さいため高耐圧・大電流化が可能で，パワーエレクトロニクス分野では中心的な存在である．一般的な X 線高電圧装置のインバータ回路には IGBT を採用

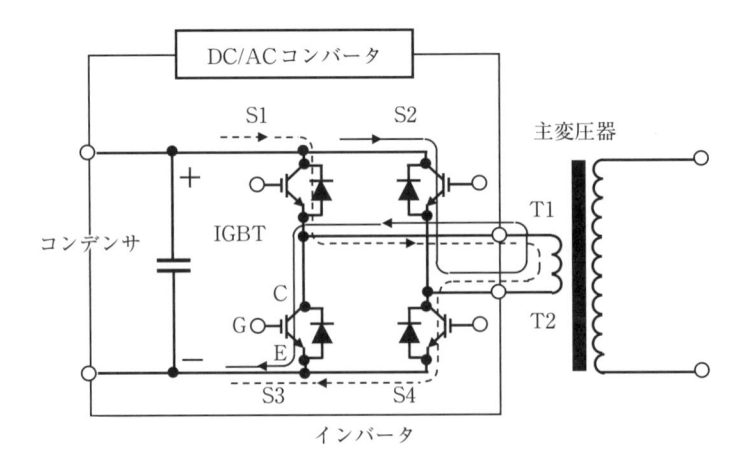

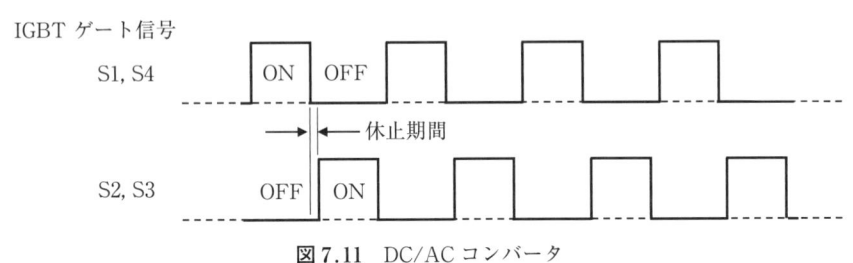

図 7.11　DC/AC コンバータ

している.

　近年, SiC-MOSFET が実用化された. SiC（silicon carbide）とはシリコン（Si, $Z=14$）にカーボン（C, $Z=6$）を加えた材料を主材料とする半導体であり, 大電力化, 低損失（低発熱）化が可能である. 価格が下がってくると将来の主流になると考えられる.

(2)　インバータ回路の基本動作

　インバータ式 X 線高電圧装置では, 直流電圧を交流電圧に変換する機構である DC/AC コンバータ（インバータ）が必須となる. **図 7.11** に IGBT を使った DC/AC コンバータの動作原理を示す. IGBT のゲート（G）にパルス状の電圧が印加されると, その期間だけ IGBT は導通し, コレクタ（C）からエミッタ（E）まで電流が流れる. 電力制御素子 S_1 と S_4 が ON し S_2, S_3 が OFF すると, 主変圧器の 1 次コイルの端子 T_1 に正, T_2 に負の電圧が印加される. 一旦すべての素子を OFF にしたのち, 次に S_2, S_3 を ON にし, S_1, S_4 を OFF にすると, T_2 に正, T_1 に負の電圧が印加されることになる. 以降, 同じ動作を繰り返して主変圧器の一次コイルに交流電圧が入力される.

7.3.2　インバータ式 X 線高電圧装置の動作

　主変圧器の巻数比は固定であるので，主変圧器一次側の電圧が一定であれば，二次側の電圧も一定となり管電圧を調整することができない．管電圧の調整は主変圧器一次側の入力電圧を制御して行う．インバータ式 X 線高電圧装置による管電圧の制御法について説明する．

（1）　一次電圧制御方式

　一次電圧制御方式は，初期のインバータ式で採用された制御方式で，主変圧器の一次コイルの電圧を制御して，設定した管電圧を得るように考案された．この方式は，変圧器式 X 線高電圧装置がオートトランスで一次電圧を制御し，設定された管電圧が二次側コイルに発生するように制御するのと同じ考え方をそのままインバータ式に移行したものである．

　一次電圧制御方式の回路構成を**図 7.12** に示す．この方式は，DC/DCコンバータが AC/DC コンバータと DC/AC コンバータの間に挿入されており，DC/DC コンバータの出力電圧を設定管電圧に対応した一次電圧に制御することで，所定の管電圧を得るようにしている．

　AC/DC コンバータの出力電圧②は電源電圧で決まり一定であるが，DC/DC コンバータで所望の管電圧に比例した直流電圧③になるように

ある電圧の直流電力をスイッチングのオン・オフ動作の周期的な繰り返しにより別の電圧の直流電力に変換する装置を DC/DC コンバータあるいは直流チョッパ（chopper）という．

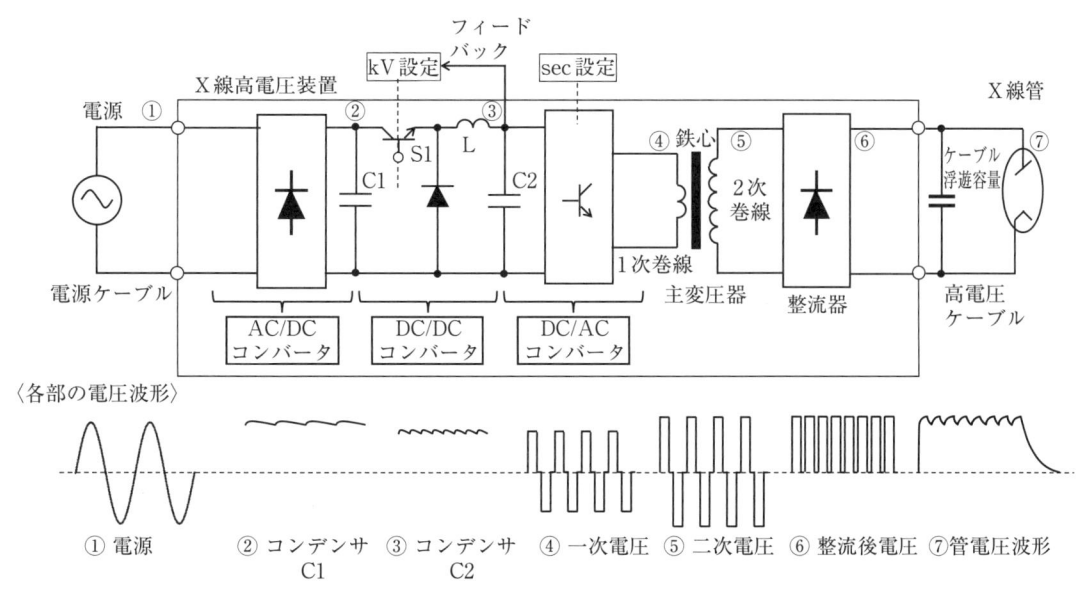

図 7.12　一次電圧制御のインバータ式 X 線高電圧装置

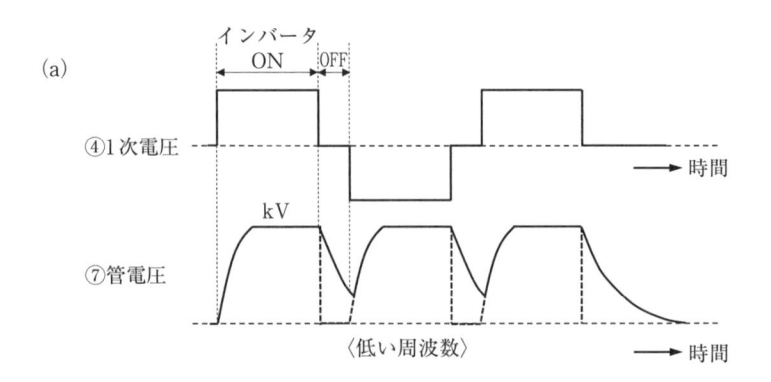

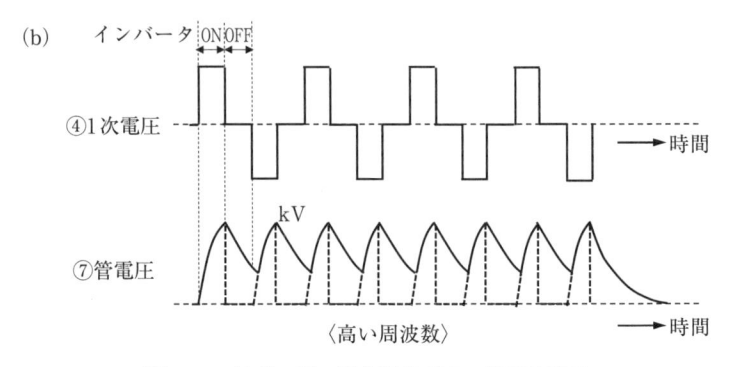

図7.13　速度の遅い電力制御素子の管電圧波形

半導体制御素子 S_1 の ON/OFF 制御を行う．この電圧③が DC/AC コンバータで交流に変換され，主変圧器の一次側コイルに入力され，主変圧器の巻数比に対応した高周波交流電圧が二次側コイルに発生する．高周波交流電圧は整流回路により正の高周波交流電圧⑥に変換された後，高電圧ケーブルの静電容量によって平滑化され，定電圧⑦に近い状態で X 線管に印加される．

　速度の遅い電力用半導体素子の動作周波数の違いによる管電圧波形の比較を**図7.13**に示す．初期の頃のインバータ式回路は動作速度の速い電力用半導体素子が得られなかった．一次電圧制御方式で周波数を高くして主変圧器を小型化しようとしても，インバータの OFF 期間は一定なので短くすることできず，ON 期間を短くしなければならなかった．すると，図7.13（b）のように高電圧の立ち上がり期間中にインバータが OFF してしまい，管電圧が所定の値まで立ち上がらなくなる問題があった．

（2）　管電圧フィードバック制御方式

　管電圧フィードバック制御方式（tube-voltage feedback control

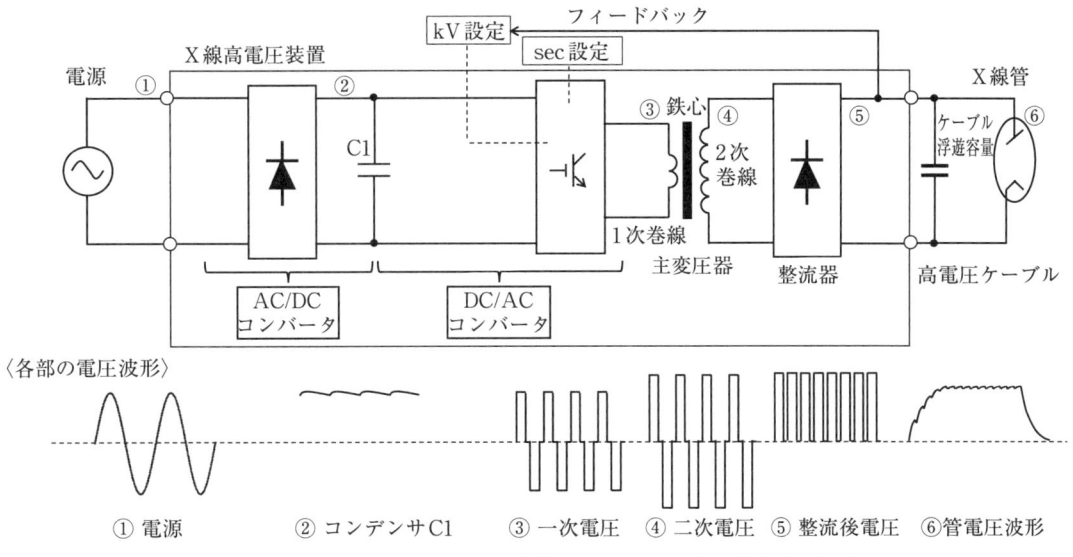

図7.14 管電圧フィードバック制御のインバータ式X線高電圧装置

method）の回路構成を**図 7.14** に示す．スイッチングの OFF 期間が短い高速な IGBT や MOS-FET（以下，本節では制御素子という）が開発されてくると，インバータの高周波化が可能となった．周波数を高くすると制御素子の ON の期間も短く，1 パルスで管電圧が設定の値に立ち上がらない．しかし，休止期間は短いため管電圧の降下は小さく，次のパルス以降で次第に設定管電圧値に達していく．休止期間が短いためリプル百分率は小さくなる．この 1 パルスでは管電圧が立ち上がらないことを利用したのが，管電圧フィードバック制御のインバータ式 X 線高電圧装置である．

a 周波数制御方式

周波数制御方式（frequency modulation control method）のパルス周波数と管電圧波形の関係を**図 7.15** に示す．制御素子のパルス幅（pulse width）は固定で DC/AC コンバータのスイッチング周波数を制御して所定の管電圧を得る方式である．周波数が固定の場合，管電圧は kV_1 値となるが，管電圧をインバータの制御回路へフィードバックし，設定値 kV_2 に達するとインバータの発振を止める．管電圧が降下して設定値を下回るとインバータを ON し，管電圧のピーク値が設定値になるように制御する．この制御では，インバータの ON 期間は一定であるが，OFF 期間が変化する．

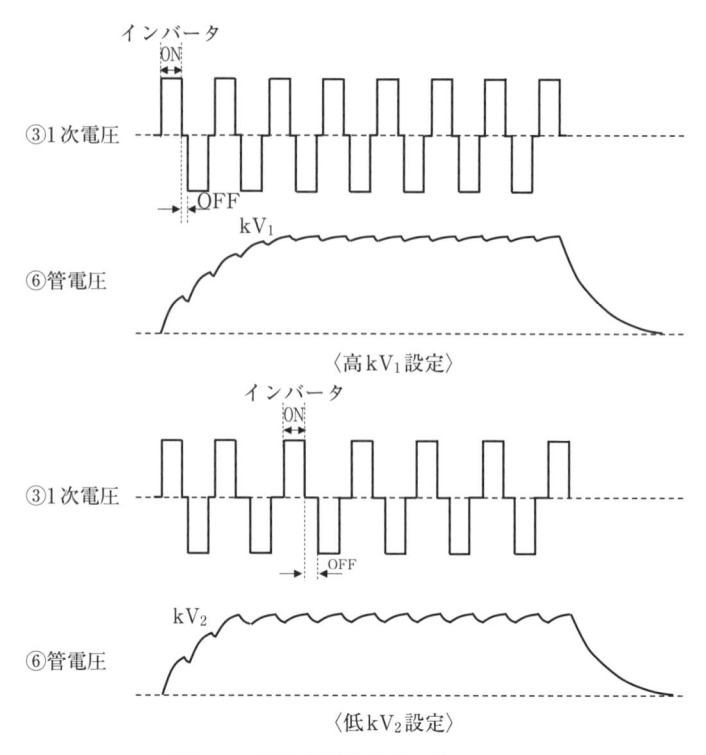

図7.15　周波数制御方式の管電圧波形

b　パルス幅制御方式

パルス幅制御方式（pulse-width modulation control method，PWM）のパルス幅と管電圧波形の関係を**図7.16**に示す．周波数は一定でパルス幅を制御して設定された管電圧になるように調整する方式である．周波数が一定ということは周期 T が一定となり，パルス幅を変化させることで管電圧の値が制御される状態を示している．パルス幅が小さいと管電圧の立ち上がりも小さくなり，管電圧の調節が可能となっている．

（3）　方形波インバータ方式と共振形インバータ方式

インバータ式高電圧発生装置には方形波形（square wave type）と共振形（resonance type）の2種類が採用されている．方形波形は主変圧器の入力電圧，電流ともに矩形波（rectangular wave）をしており，共振型は電圧または電流が正弦波（sine wave）の形をしている．**図7.17**に方形波形インバータ方式と直列共振形インバータ方式のインバータ回路出力波形の比較を示す．共振形には直列共振形（serial-resonant type）と並列共振形（parallel-resonant type）があるが，大容量 X 線装置は主に直列共振形を用いている．

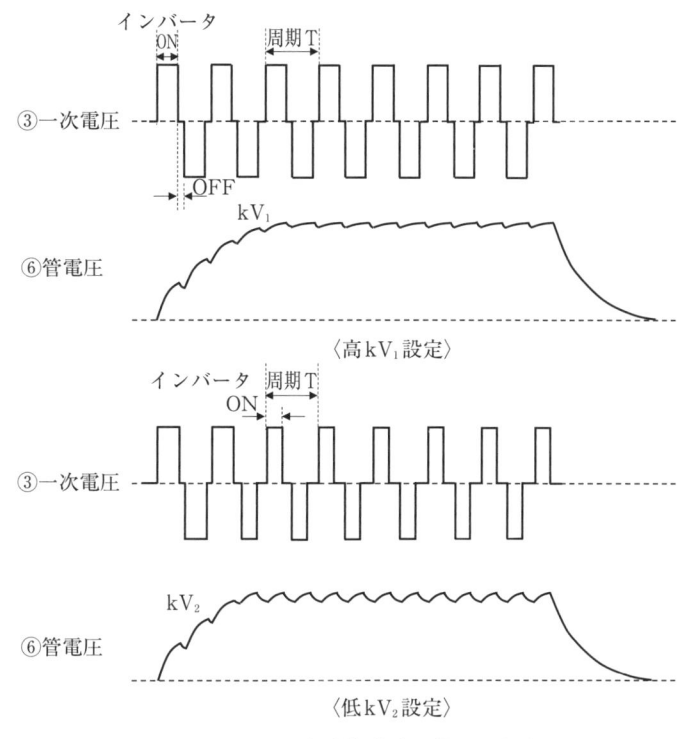

図 7.16 パルス幅制御方式の管電圧波形

図 7.12 および図 7.14 は方形波インバータ方式の回路構成である。図 7.3 の回路構成は直列共振形インバータ方式である。直列共振形インバータ方式は，主変圧器一次側の入力に直列にコンデンサ（capacitor）とインダクタ（inductor）を挿入して電流波形を正弦波としている。

a 共振回路

直列共振回路（RLC 直列回路）の周波数特性（共振曲線，resonance curve）を**図 7.18**（b）に示す。回路を流れる電流は電源周波数（正弦波交流電圧）の変化に追随して大きくなり，電源周波数 f_0 でピークを呈している。共振回路で電流が最大となる周波数を共振周波数（resonance frequency）という。共振周波数は次式で与えられる。

$$f_0 = \frac{1}{2\pi\sqrt{LC}} \tag{7.6}$$

直列共振回路は電源の周波数が共振周波数に一致したとき回路のインピーダンス（impedance）が最小となり，そのときに電源電圧はすべて負荷 R の両端に加わる。図 7.3 のインバータ式 X 線高電圧装置と対比すると，図 7.18（a）の交流電源が図 7.3 のインバータに対応している。

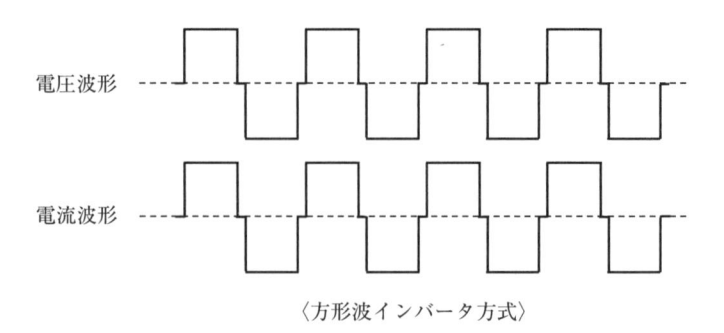

〈方形波インバータ方式〉

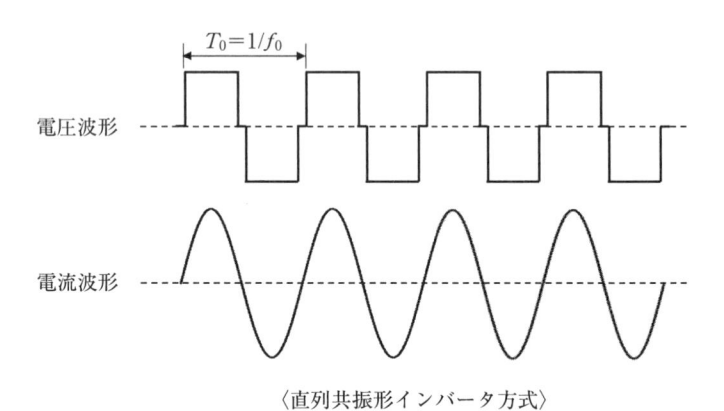

〈直列共振形インバータ方式〉

図7.17　方形波形と共振形の電圧，電流波形

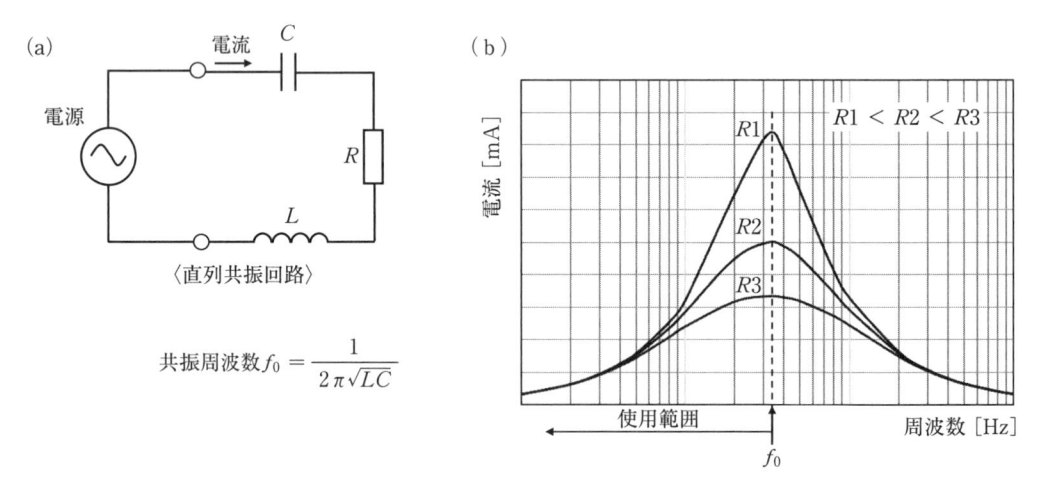

$$共振周波数 f_0 = \frac{1}{2\pi\sqrt{LC}}$$

図7.18　LCR共振回路の回路図と電流の周波数特性

負荷 R は X 線管に対応する．これは X 線管に流れる管電流を一次側に換算した場合，一次電流を負荷 R に流れる電流と見なすことができるからである．

図 7.18（b）の共振曲線は，電源電圧の値は一定であっても，周波数を制御すると負荷 R を流れる電流をコントロールすることが可能であることを示している．同様に共振形インバータ方式でもインバータの周波数を制御して二次側出力を制御しており，共振周波数より低い領域の周波数が使われている．理論的には，共振周波数より高い領域を用いることもできるが，その場合は低出力ほどインバータ周波数を高くしなければならないため，主に共振周波数よりも低い周波数で制御している．

b 共振形インバータ式を採用する利点

共振形インバータ式では，共振させるためのコンデンサやインダクタが必要となるというデメリットがあるが，いくつかの利点が大きいことから多くの装置で採用されている．

① 電力制御素子の損失（発熱）が小さい

制御素子は電圧がかかると電流が流れ，損失が発生して素子が発熱する．この損失は電力用半導体素子の通電期間だけでなく，ON 時とOFF 時にもスイッチング損失として発生する．周波数を高くすると，ON/OFF の回数が増加する分，制御素子の発熱量が増加する．方形波インバータ式では，電流が制御素子のターンオン時間に 0 から直線的に最大値まで立ち上がるため，スイッチング損失が大きくなる．一方，直列共振形インバータ方式の電流波形は正弦波であり，立ち上がりと立下りが緩やかなことから，スイッチング損失は大幅に軽減される．

② 電磁ノイズの発生が小さい

方形波形インバータ式の場合，電流の急峻な立ち上がり（立ち下がり）により制御回路が静電容量やインダクタンスの影響を受けて，電流波形の立ち上がり（立ち下がり）の波形にはリンギング（ringing）と呼ばれる電流の振動現象がみられる．リンギングは電磁ノイズの発生源となる．直列共振形インバータ式では，電流が緩やかに立ち上がり（立ち下がる）ので，リンギングが発生せず，電磁ノイズが抑制される．

このように電流または電圧の立ち上がり（立ち下がり）の波形を緩やかにして電磁ノイズの低減や電力損失の低減を図ったスイッチング方式はソフトスイッチング（soft-switching）と呼ばれており，方形波インバータのように波形の立ち上がり（立ち下がり）が急峻な方式をハードスイッチング（hard-switching）と呼んでいる．

リンギングとは，電気回路において信号が電線の両端で反射して振動することをいう．スイッチングを行う際に高周波が発生し，それがノイズとして出現するためスイッチングノイズともいう．

7.3.3　フィードバック制御

電子回路で閉ループを形成して出力の一部を差の形で入力に印加し，制御量の値と目標値とを比較してそれらを一致させるように訂正動作を行う制御法を負帰還（negative feedback control）という．負帰還制御（以下フィードバック制御という）系の基本構成を**図 7.19** に示す[6]．フィードバック制御は，目標値に等しくなるように制御対象（control target）を制御することから，制御量（control amount）の一致性（consistency）と再現性（reproducibility）が著しく向上する．以前の変圧器式 X 線高電圧装置の場合，管電圧のフィードバック制御は原理的に行えず，電源変動などの影響を受けて管電圧・管電流の再現性は高くなかった．

（1）　管電圧のフィードバック制御

共振形インバータ式 X 線高電圧装置の管電圧のフィードバック制御の例を**図 7.20** に示す．図 7.19 の目標値が管電圧設定値，制御量が管電圧，制御対象がインバータ回路，検出部が分圧器に相当する．

図 7.20 の回路では主変圧器の二次コイルが 2 つに分割され，それぞれが直流に平滑されて X 線管に高電圧が印加される．それぞれの整流器には検出抵抗が接続されており，高電圧は検出抵抗で分圧されて制御回路系で扱える低電圧まで下げられる．制御回路では，陽極側の検出電圧 kV_+ と陰極側の検出電圧 kV_- とが加算されて，管電圧のフィードバック値 kV_{feed} を得る．このフィードバック値は，設定した管電圧値 kV_{ref} と比較され，その偏差が 0 になるようにインバータの周波数を調整する．フィードバック回路は，実測値 kV_{feed} が設定値 kV_{ref} よりも高くなれば周波数を下げ，逆に低くなれば周波数を高くして，常に管電圧が設定値に等しくなるように制御する．

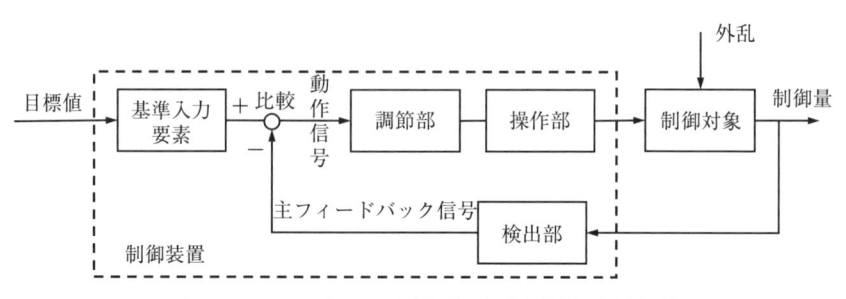

図 7.19　フィードバック制御系の基本的構成（文献 6））

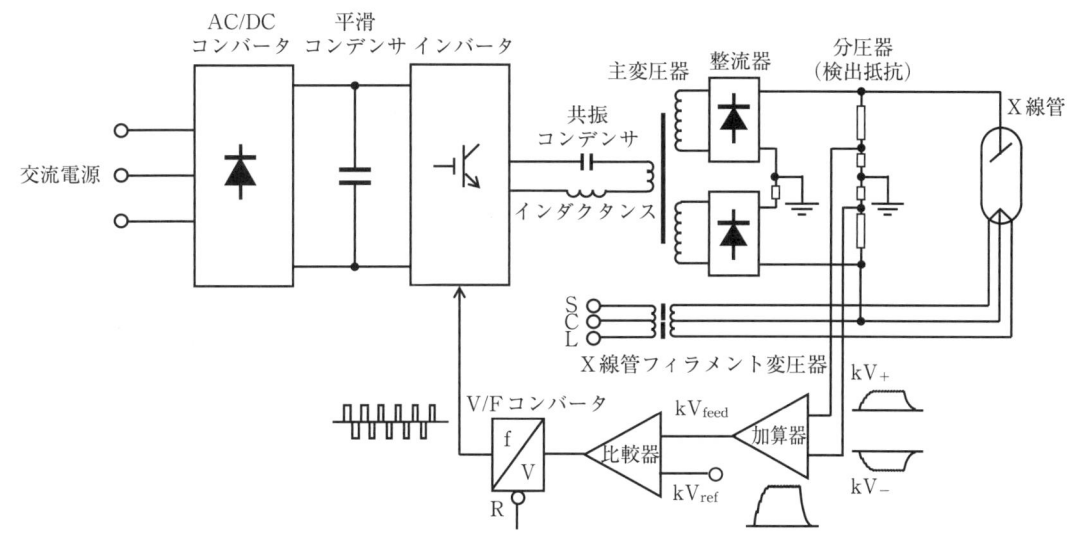

図 7.20 管電圧のフィードバック制御

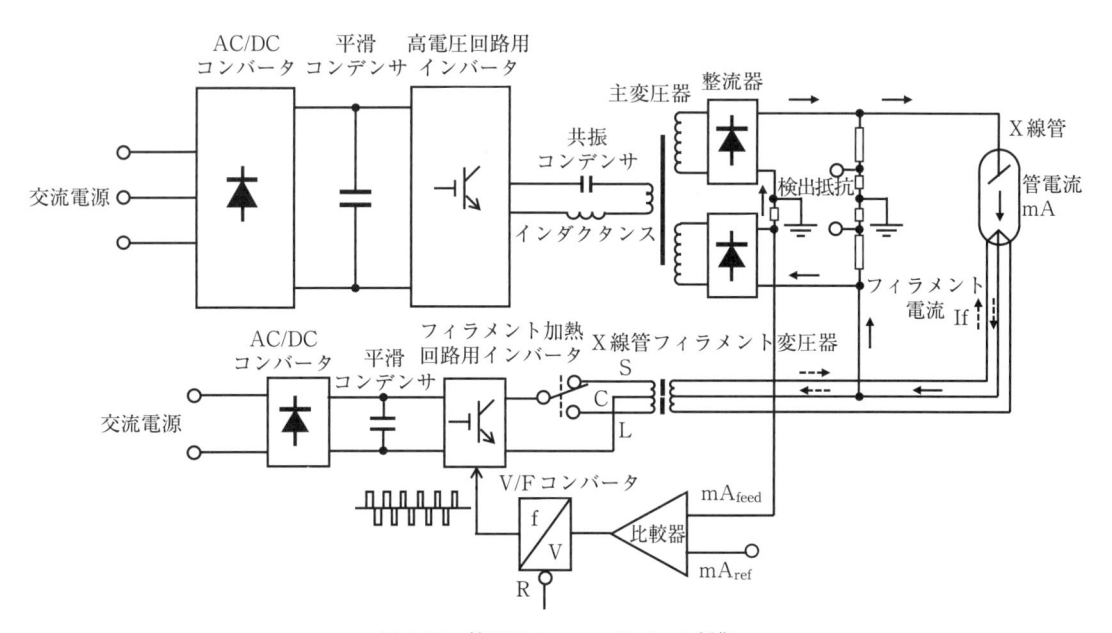

図 7.21 管電流のフィードバック制御

　なお，パルス幅制御のインバータ式 X 線高電圧装置は，管電圧の設定と検出値が等しくなるようにインバータのパルス幅を制御する．

(2) 管電流のフィードバック制御

　管電流の調節はフィラメント加熱電流を制御して行う．フィラメント

のある陰極側は最大 −75 kV が印加されることから，フィラメント加熱
変圧器は一次コイルと二次コイル間の絶縁耐圧をこの電圧に耐えるよう
に設計されている．

　共振形インバータ式 X 線高電圧装置の管電流のフィードバック制御
の例を図 7.21 に示す．図 7.19 の目標値が管電流設定値，制御量がフィ
ラメント加熱電流，制御対象がフィラメント加熱用インバータ回路，検
出部が検出抵抗に相当する．

　図 7.21 の回路は，二焦点の X 線管を組み合わせており，小焦点（S）
を選択している．フィラメント加熱回路用インバータの高周波交流電圧
をフィラメント加熱変圧器の一次側巻線に入力することで，二次側巻線
に電圧が発生してフィラメントにフィラメント電流（I_f）を流す．フィ
ラメント電流により加熱されたフィラメントから熱電子が発生し，管電
圧で加速されてターゲットに衝突した電子ビームが管電流を形成する．

　管電流（mA）は X 線管の陽極から陰極方向に流れ，整流器の低圧側
に接続されている検出抵抗を通る．検出器は接地電位に近いことから，
管電圧の検出抵抗のように分圧して電位を下げる必要はない．フィード
バック回路は，検出した管電流 mA$_{feed}$ を比較器で管電流の目標値
mA$_{ref}$ と比較し，その偏差が 0 になるようにフィラメント加熱回路用イ
ンバータの駆動周波数を制御する．

7.4　その他の X 線高電圧装置

　現在の診断用 X 線高電圧装置は，据置型，移動型ともにほとんどが
インバータ式高電圧装置に移行しているが，それ以外の高電圧装置の回
路構成と管電圧波形について簡単に触れておく．

7.4.1　自己整流 X 線装置

　自己整流 X 線装置（self-rectifying X-ray equipment）は，主変圧器
の高電圧側に直接 X 線管を接続し，交流電圧をそのまま X 線管に印加
させて X 線を発生させる装置である．自己整流 X 線高電圧装置の回路
構成と管電圧・管電流の波形を図 7.22 に示す．X 線管自体は二極真空
管のため，正の電圧が印加されている半周期には管電流が流れるが，負
の半周期で逆方向の電圧が印加されると，X 線管の整流作用で管電流
は流れない．装置としてはダイオードが不要であることから安価で小型
にできるが，X 線の発生効率が悪く，X 線管に逆バイアスの電圧が印

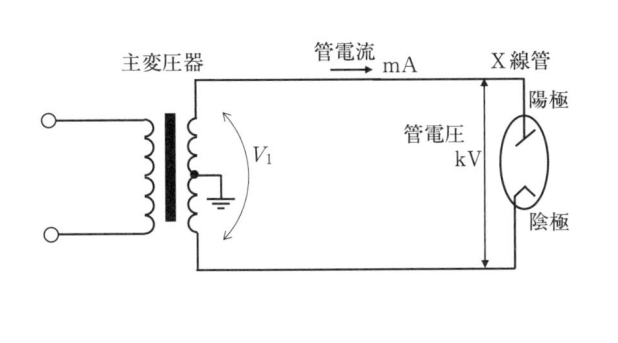
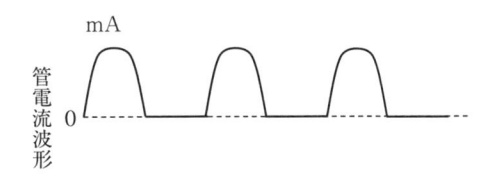
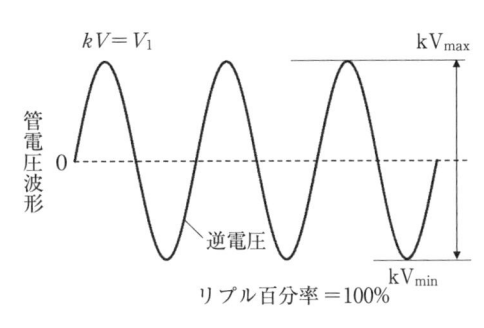

図 7.22 自己整流 X 線高電圧装置

加されることから，現在はほとんど用いられない．

リプル百分率の定義からすると，自己整流式高電圧装置のリプル百分率は 100% となる．

7.4.2 単相 X 線高電圧装置

単相 2 ピーク X 線高電圧装置（single-phase 2-pulse high-voltage generator）の回路構成と管電圧・管電流の波形を図 7.23 に示す．入力電源を単相電源とする X 線高電圧装置である．単相交流電圧が主変圧器で昇圧され，ダイオードブリッジ整流器（diode bridge rectifier）で全波整流（full wave rectification）することで直流の高電圧を得ている．電源の 1 周期に 2 つのピークを生じることから 2 ピーク形と呼ばれており，リプル百分率は 100% となる．

7.4.3 三相 X 線高電圧装置

X 線管への入力電圧を三相交流とする X 線高電圧装置である．主変圧器の 2 次側のコイルの構成によって，6 ピーク形と 12 ピーク形が存在する．12 ピーク形は主変圧器の構造が複雑となるが，リプル百分率が小さく X 線の発生効率も高くなる．

(1) 6 ピーク形 X 線高電圧装置

三相 6 ピーク X 線高電圧装置（3-phase 6-pulse high-voltage gen-

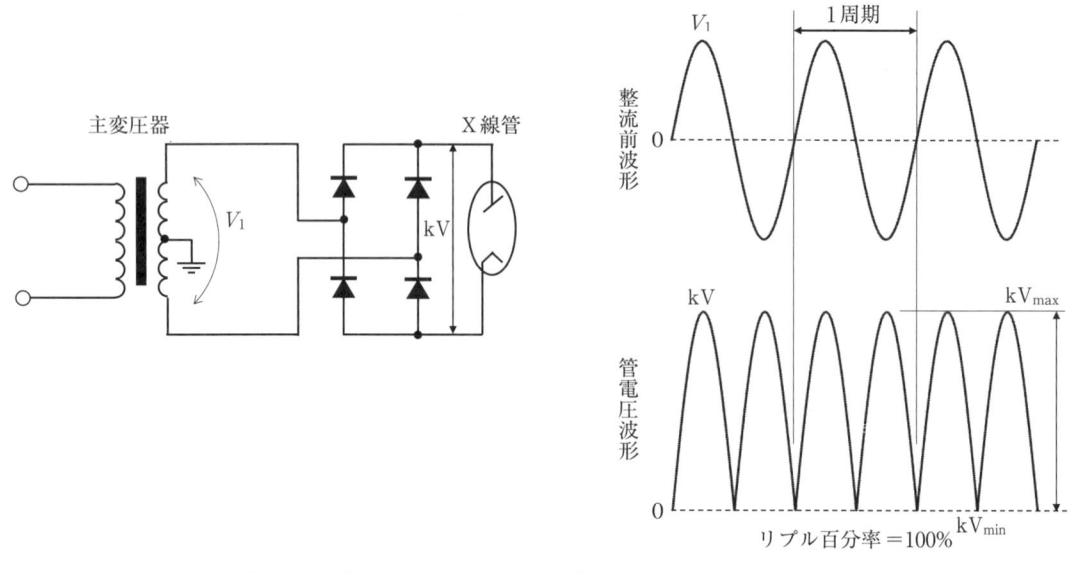

図 7.23　単相 X 線高電圧装置（2 ピーク形 X 線高電圧装置）

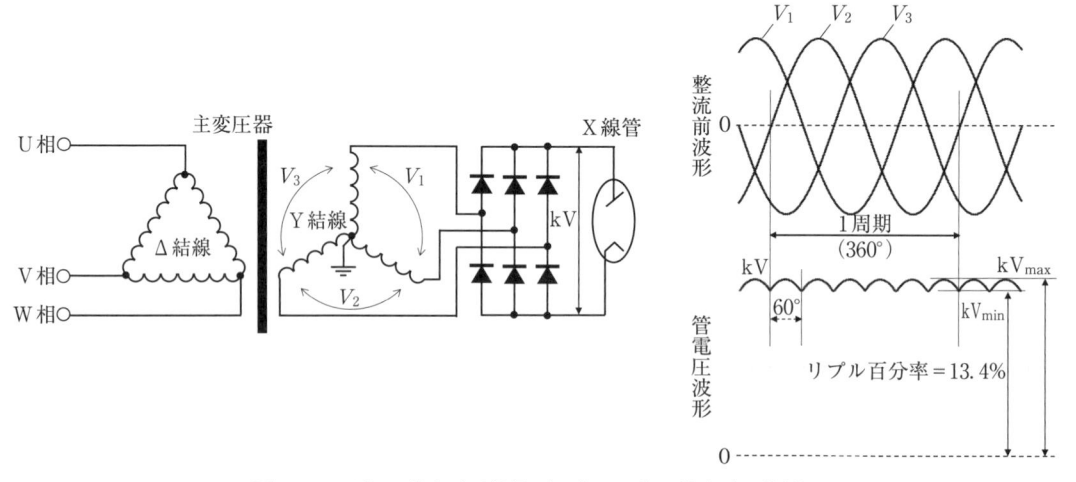

図 7.24　三相 X 線高電圧装置（6 ピーク形 X 線高電圧装置）

erator）の回路構成と管電圧・管電流の波形を**図 7.24** に示す．主変圧器の 1 次コイルは Δ 結線（delta connection）に，2 次コイルは Y 結線（Y-connection, star connection）で構成され，整流回路は 6 個のダイオードを使用する．この結線方式は出力電圧が接地電位に対して正負非対称となり，X 線管の不具合の原因になることもあった．

　三相交流は各波形の位相が 120° ずれているので，整流すると 1 周期に 6 つのピークが表れる．リプル百分率は，計算上 13.4％となり，2 ピ

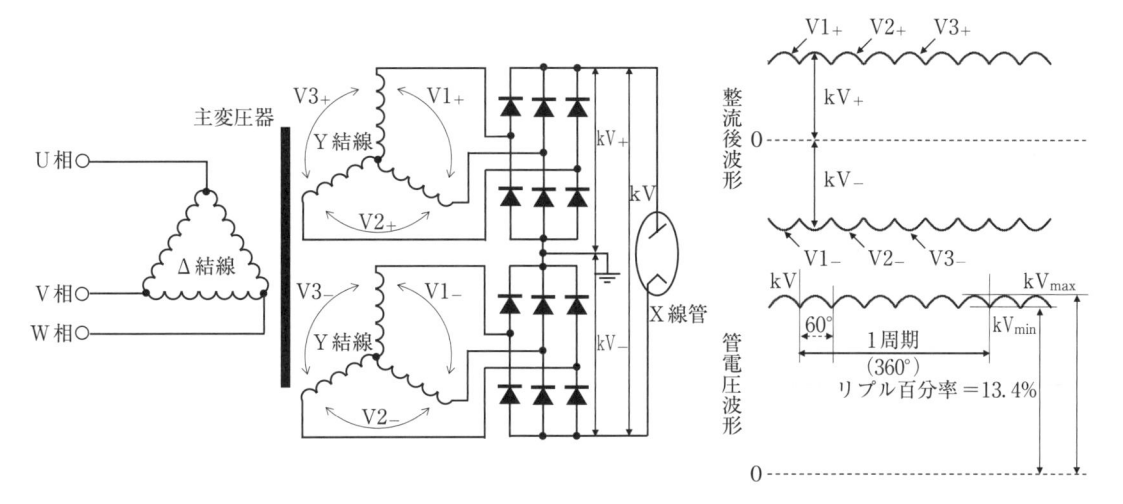

図 7.25　三相 X 線高電圧装置（2 重 6 ピーク形 X 線高電圧装置）

ーク形よりも X 線の発生効率は高くなる.

(2)　2 重 6 ピーク形 X 線高電圧装置

前述の 6 ピーク形 X 線高電圧装置の欠点を解消するために，主変圧器の 2 次コイルの Y 結線を直列に 2 個接続した装置が開発された．三相 2 重 6 ピーク形 X 線高電圧装置の回路構成と管電圧の波形を**図 7.25**に示す.

各 Y 結線の出力を整流した後に接地されるため，X 線管には正負対称の電圧を印加することができる．1 周期当たりのリプル数は 6 つなので，リプル百分率は，13.4% のままである.

(3)　12 ピーク形 X 線高電圧装置

三相 12 ピーク形 X 線高電圧装置（3-phase 12-pulse X-ray high-voltage generator）の回路構成と管電圧の波形を**図 7.26**に示す．主変圧器の 2 次コイルに Y 結線と Δ 結線を直列接続した装置である．Y 結線と Δ 結線の位相差は 30° となり，各整流後のピークの位相差も 30° なので，正負間のリプル数は 1 周期で 12 個（360°÷30°）となる．管電圧波形は X 線管に対して正負非対称となるが，電圧差は 6 ピーク形よりは小さくなる.

リプル百分率は，非常に小さくなり理論上は 3.4% とほぼ直流が得られる.

(4)　定電圧形 X 線高電圧装置（高電圧テトロード制御形）

定電圧形 X 線高電圧装置（constant potential high-voltage genera-

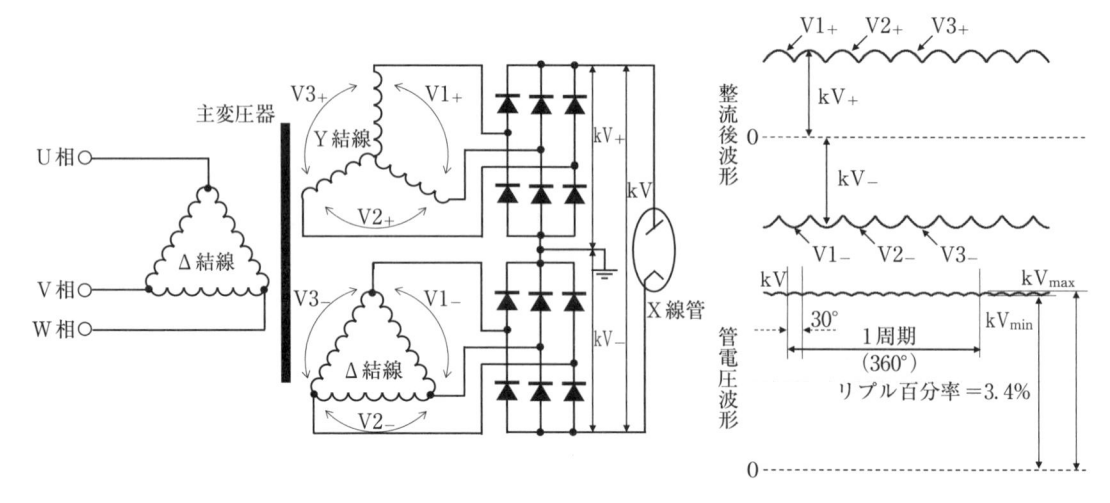

図 7.26　三相 X 線高電圧装置（12 ピーク形 X 線高電圧装置）

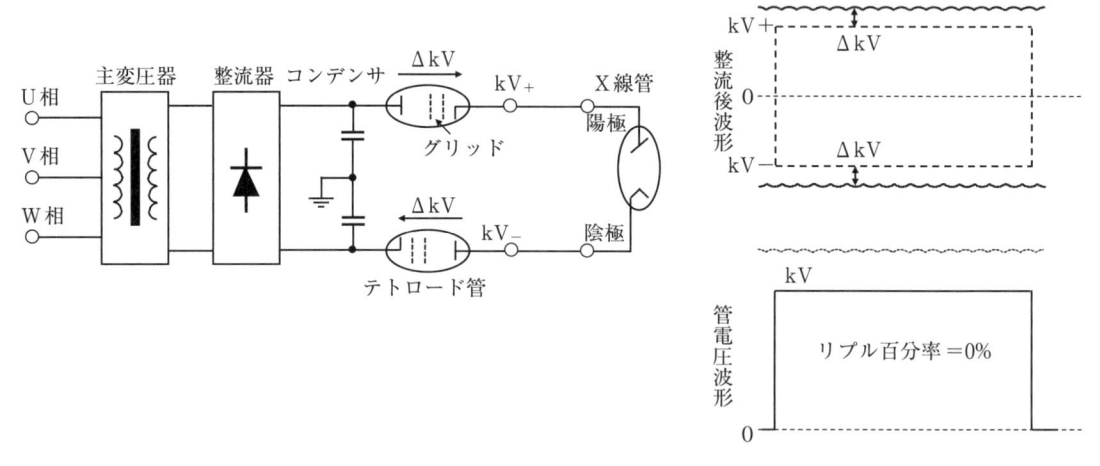

図 7.27　定電圧形 X 線高電圧装置（高電圧テトロード制御形）

tor）の回路構成と管電圧の波形を**図 7.27** に示す．三相 X 線高電圧装置の管電圧のリプルを更に減少させるために開発された高電圧装置である．図 7.26 の 12 ピーク形 X 線高電圧装置の主変圧器の整流器の後に高圧コンデンサを挿入し，このコンデンサと X 線管装置の間にテトロード管（tetrode tube，4 極真空管）を挿入した構成になっている．高電圧テトロード管のグリッド制御で高電圧の ON/OFF の制御と同時に電圧降下（ΔkV）を発生させている．整流波形の脈流は高電圧テトロード管に吸収されるので X 線管に印加される管電圧は定電圧波形となり，リプル百分率が 0% となる．

しかし，高電圧テトロード管やコンデンサの追加で，装置は大型となり高価なものとなってしまう欠点があり，インバータ式の高性能化とともに製造されなくなった．

7.4.4　コンデンサ式 X 線高電圧装置

コンデンサ式 X 線高電圧装置（capacitor discharge high-voltage generator）の回路構成と管電圧・管電流の波形を **図 7.28** に示す．過去，移動形の X 線装置に採用されていた方式である．主変圧器の 2 次側に高容量の高電圧コンデンサを接続しており，設定管電圧値に対応した電圧がコンデンサに充電される．X 線管はグリッド制御三極管（grid control triode）が使われており，グリッドにフィラメントに対して負バイアスを印加することで，フィラメントからの熱電子の放出をカットオフしている（6.5.1 参照）．

X 線照射スイッチを押すとグリッドバイアスが 0 となり，フィラメントから熱電子が飛び出して加速され，管電流となって X 線管を流れる．X 線照射中は高電圧コンデンサへの充電は行われないため，コンデンサの充電電圧の低下に伴って管電圧も時間とともに低下していく．管電圧が低下するので管電流も同様に低下していく．設定された撮影時間に達するとグリッドに負のバイアスが印加されて熱電子の放出が止まり，X 線の発生も停止する．

コンデンサ式 X 線高電圧装置は高電圧波形が特殊なため，リプル百分率の考え方は適用されない．

コンデンサ両端の電圧は指数関数的に減少していく．静電容量 C のコンデンサの充電電圧と波尾切断電圧をそれぞれ V_0，V_c とするとき，負荷時間 t におけるコンデンサからの放電電荷量 Q は

$$Q = C(V_0 - V_c)$$
$$= CV_0\left(1 - e^{\frac{t}{\tau}}\right)$$

と表される．ただし，τ は回路の時定数（$\tau = RC$）である．電圧を kV，静電容量を μF の単位で表せば，Q の単位は管電流時間積（mAs 値）と同じになる．

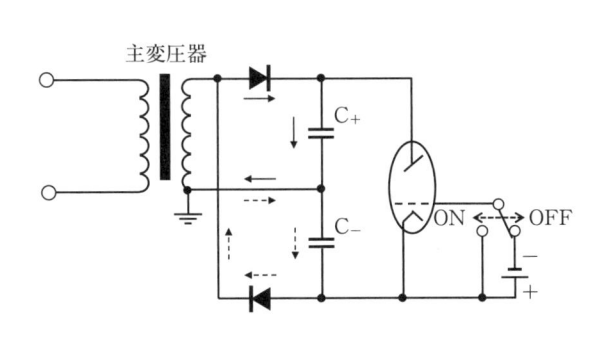

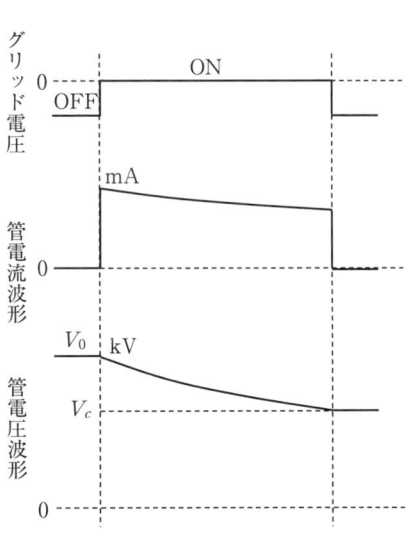

図 7.28　コンデンサ式 X 線高電圧装置（V_0 は充電電圧，V_c は波尾切断電圧）

7.5　医用 X 線装置用プラグ付き高電圧ケーブル

　医用 X 線装置用プラグ付き高電圧ケーブル（high-voltage cables with plugs for medical X-ray equipment, 以下高電圧ケーブルという）は，高電圧発生装置で発生した高電圧を X 線管に接続する装置である．JIS Z 4732 で規定している高電圧ケーブルの種類を**表7.2** に示す．プラグの極数は 3 極と 4 極があり，3 極は焦点が 2 個の X 線管（2 極）用であり，4 極は焦点が 2 個のグリッド制御 X 線管（3 極 X 線管）に使用する．3 極プラグの場合，陽極側は 3 端子を短絡して陽極に接続し，陰極側はフィラメントの各端子（大焦点用，小焦点用）および共通端子にそれぞれ接続する．

　プラグの形状と寸法は国際的にも決まっており，この規格を準拠しているケーブルは各社取り替えが可能となっている．しかし，この規格と互換性のない高電圧ケーブルを製造しているメーカーもある．

　高電圧ケーブルの断面図を**図 7.29** に，ケーブルヘッドの構造を**図 7.30** にそれぞれ示す．高電圧ケーブルの最外層には，金属の網線で構成された遮へい層（shielding layer）があり，ケーブルヘッドを通じて

表7.2　JIS 規格によるプラグ付高電圧ケーブルの種類（文献 7))

一方の端子	X 線用高電圧ケーブル	他方の端子	標準となる長さ m
3 極プラグ	3 心ケーブル	3 極プラグ	2, 4, 6, 8, 10, 12, 14, 16, 18, 20, 22, 24
4 極プラグ	4 心ケーブル	4 極プラグ	

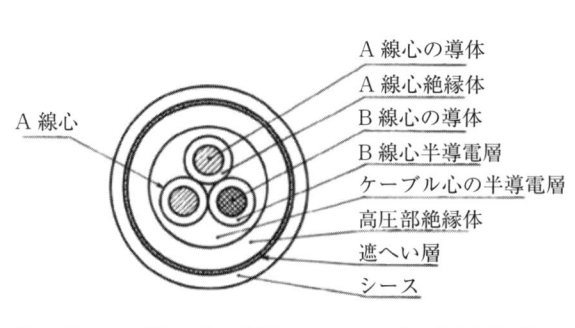

図 7.29　JIS 規格による高電圧ケーブルの断面（文献 8))

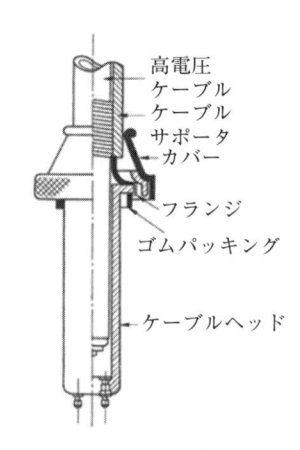

図 7.30　ケーブルヘッドの構造（文献 9))

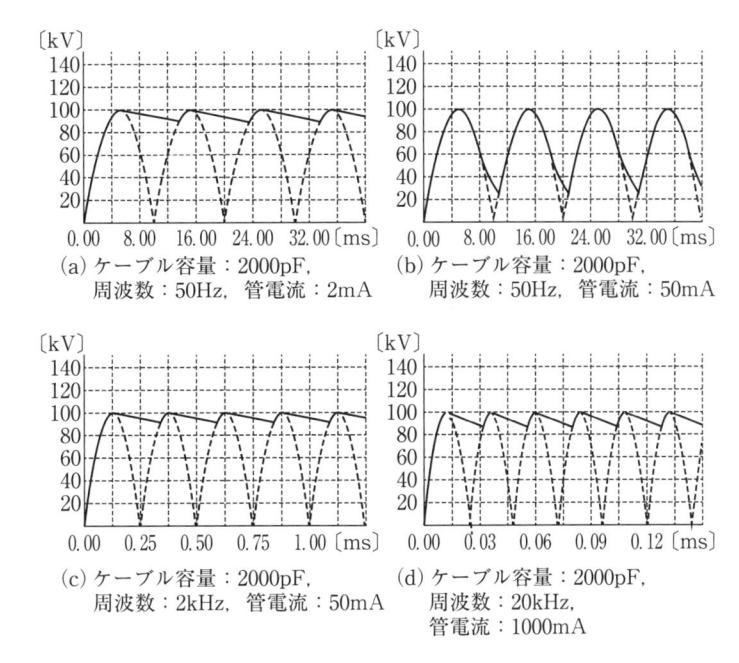

(a) ケーブル容量：2000pF,
　　周波数：50Hz, 管電流：2mA

(b) ケーブル容量：2000pF,
　　周波数：50Hz, 管電流：50mA

(c) ケーブル容量：2000pF,
　　周波数：2kHz, 管電流：50mA

(d) ケーブル容量：2000pF,
　　周波数：20kHz,
　　管電流：1000mA

図7.31 電源周波数と管電圧波形（文献9))

接地される．遮蔽層と芯線との間にはコンデンサが形成され，約200
pF/m の静電容量をもつため，ケーブル長20 m の場合，4,000 pF もの
静電容量が主変圧器の整流器に接続されることになる．この高電圧ケー
ブルの静電容量は管電圧波形を平滑する作用をもつ．特にインバータ式
X 線高電圧装置の場合，原理的には二次側電圧波形は2 ピーク式と同
じであるが，この静電容量で高周波電圧がかなり平滑化することで，リ
プル百分率が大幅に低減する．

コンデンサの電圧は放電される電気量が大きいほど早く低下するた
め，管電流が大きいと電圧波形のリプル百分率は大きくなる．また，周
波数が低くなり放電期間が長くなるとやはり電圧波形のリプル百分率は
大きくなる（**図7.31**).

7.6　自動露出制御システム

X 線撮影における発生 X 線制御の三要素（管電圧，管電流，照射時
間）を手動で調整する場合は，被ばく線量と画質の最適化がなされるよ
うに被検者や撮影部位・目的に応じて最適な三要素の組合せを事前に決
定して X 線照射するが，適正な撮影線量を把握するには豊富な経験と

知識を必要とし，また画像診断上重要な経過観察における再現性も乏しくなる．

　自動露出制御システム（automatic exposure control system：AEC システム）は，X 線撮影中に被検体を透過して受像面（image reception area）に到達した X 線量をリアルタイムに検出し，適切なシステム線量（system dose）に達した時点で X 線照射を自動的に遮断（terminate）する装置である．一般撮影装置の AEC システムは，管電圧，管電流を手動で設定し，撮影時間を制御する方式が主に採用されている．

　自動露出制御（AEC）の使用に関してはバックアップタイマ（back-up timer）の設定が重要な役割をもつ．バックアップタイマは，AEC 回路が正常に機能せず，X 線の遮断信号（termination signal）が発せられなかった場合に，X 線を強制的に遮断する働きをもつ．もし，バックアップタイマが正常に機能せずに X 線が正常に遮断しなかった場合は，被検者に過剰な被ばくを与えてしまうとともに，X 線管に過負荷がかかって破損する恐れもある．また，バックアップタイマの設定値を AEC 回路が遮断する時間よりも短く設定すると，過少照射となって SNR（signal to noise ratio）が著しく劣化した撮影画像となってしまう．

　消化管撮影装置（gastro-intestinal imaging system）や循環器撮影装置（cardio-vascular imaging system）では，動いている部位の撮影が多く，動きによるボケの少ない画像を得るために，管電圧や管電流も撮影部位や体位に応じて自動的に設定する方式が主流となっている．この方式では，X 線撮影直前の透視条件に関係付けて，撮影時の管電圧，管電流を決定し，撮影時間を AEC システムで遮断する方式をとっている．

7.6.1　自動露出制御の原理

　図 7.32 に一般撮影装置用の AEC システムの原理を示す．AEC 検出器（AEC sensors）はグリッドと受像器（カセッテ）の間に挿入されており，被検体とグリッドを透過した X 線を検出する．受像器の前面で透過 X 線を検出する方式は，受像器（カセッテ）前面検出方式（front-receptor detection type）と呼ばれる．一方，受像器の後面に AEC 検出器を配置する方式は受像器（カセッテ）後面検出方式（back-receptor detection type）と呼ばれる．

システム線量とは受像面での空気カーマをいう．4.5.2 参照．

X 線撮影画像の SNR は撮影線量の平方根にほぼ比例する（式（5.12）参照）．

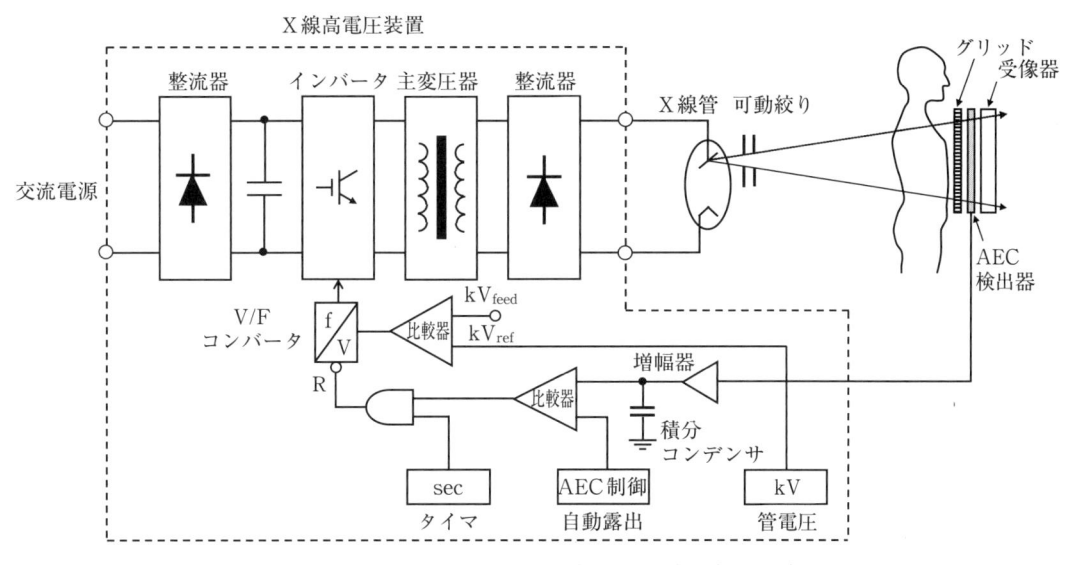

図7.32 自動露出機構の原理（カセッテ前面検出方式）

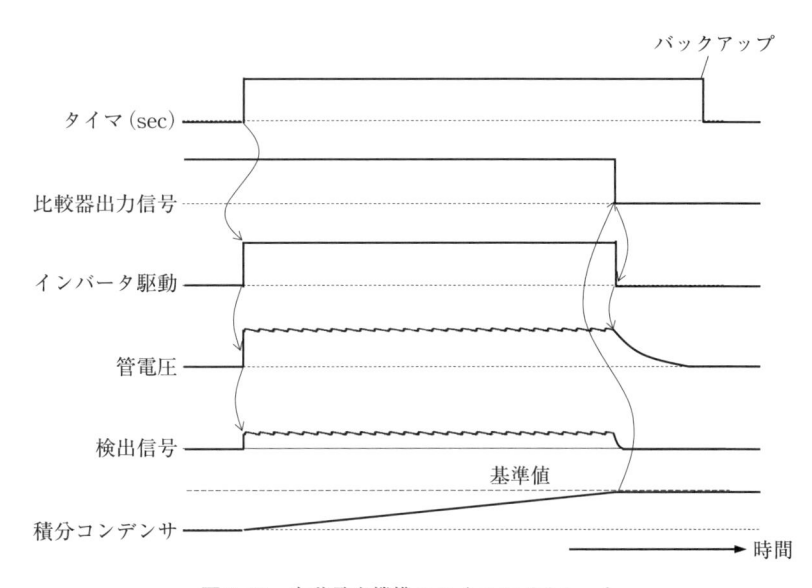

図7.33 自動露出機構のタイミングチャート

　図7.33にAECシステムのタイミングチャートを示す. X線照射ス
イッチを押すとデジタルタイマ（digital timer）がスタートし, X線高
電圧装置のインバータ回路が駆動を始める. インバータが発振して高電
圧がX線管に印加されるとX線が発生し, 被検体に照射される. 被検
体とグリッドを透過したX線がAEC検出器に入射すると, AEC検出

器は X 線強度に対応した電気信号の発生を開始する．増幅器（amplifier）を通じて増幅された信号は，積分コンデンサに信号強度に比例した電荷を蓄積する．積分コンデンサの電位は蓄積した電荷量に比例するので，AEC 検出器が検出した X 線量に比例して積分コンデンサの電位が次第に高くなっていく．

積分コンデンサの電位が目標値に達すると比較器（comparator）の出力が 0 となり，AEC システムは X 線遮断信号を発生する．デジタルタイマは事前に設定したバックアップタイマの時間に達すると OFF となり，AEC システムが動作しなかった場合のバックアップとなってインバータの駆動を停止させる働きをもつ．

7.6.2　検出器の種類

AEC 検出器の種類は，電離箱式検出器（ionization chamber type detector），半導体検出器（semiconductor type detector）および蛍光体（scintillator）と光電子増倍管（photomultiplier tube：PMT）を組み合わせたホトタイマ（photo-timer）と呼ばれる検出器がある．また，乳房用撮影装置などの受像器が FPD（flat panel detector）システムの場合，FPD 本体を AEC 検出器として利用している．

(1)　ホトタイマ方式の検出器

ホトタイマ（**図 7.34**）方式では，検出器に入射した X 線が蛍光体で可視光に変換され，可視光は透明のアクリル板を伝って光電子増倍管へ導かれる．光電子増倍管は可視光を電気信号に変換して AEC システムの制御装置に入力する．AEC 検出器の外側にホトタイマ装置を接続するため，X 線撮影台にはこの装置を収納するスペースが必要となる．

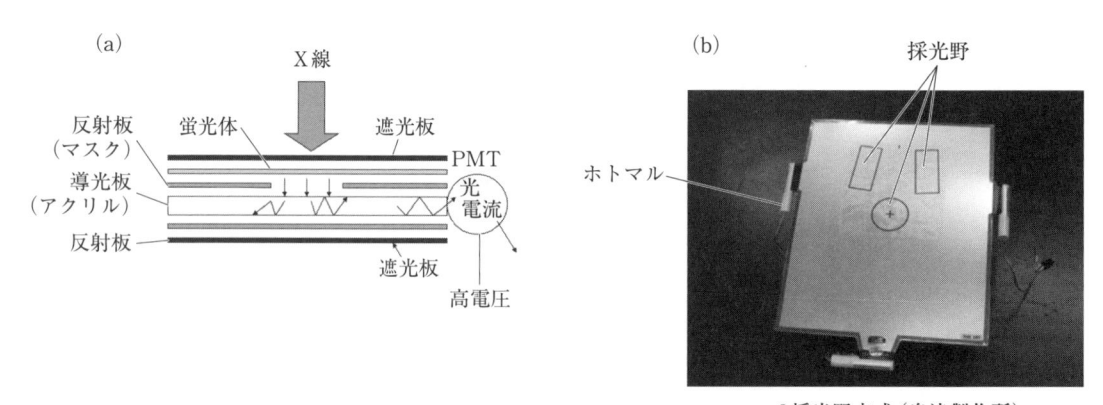

図 7.34　ホトタイマ方式の検出器

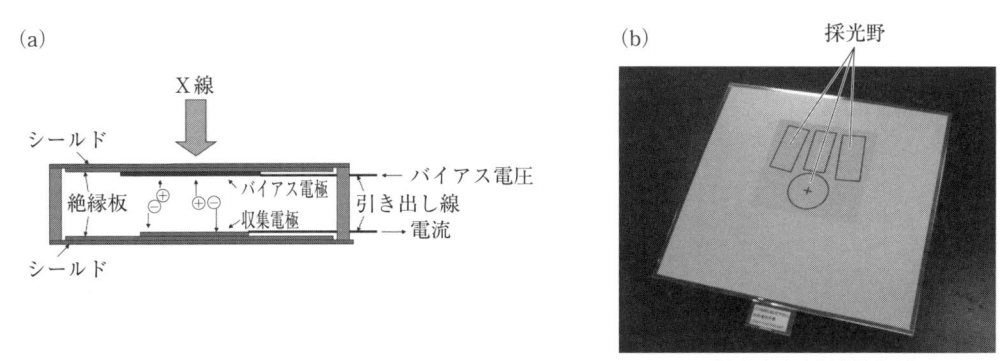

図7.35 電離箱方式の検出器

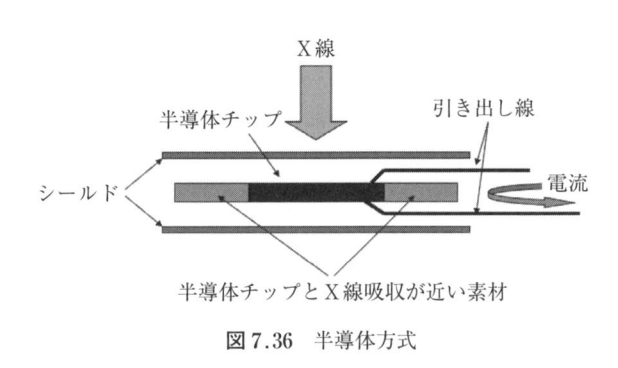

図7.36 半導体方式

(2) 電離箱式の検出器

電離箱式（**図7.35**）は，内部に気体を充填した電離箱線量計（ionization chamber dosimeter）をAEC検出器としている．AEC検出器に入射したX線が内部気体を電離し，電離電流が集電極で収集されて電気信号としてAEC制御回路に入力される．気体は密度が小さいのでX線の検出感度が低く，検出感度を高めるためにホトタイマ方式よりも検出器の厚さを厚くする必要がある．しかし，光電子増倍管が不要であるという利点もある．

標準状態（STP：standard temperature and pressure）における空気の実効原子番号は7.78である[10]．電離箱式検出器の感度を高めるため，空気の代わりに原子番号の高いXe（$Z=54$）ガスを封入したタイプも製品化されており，従来のホトタイマ方式と同等の厚さまで薄くなっている．

基準の温度を0℃（273.15 K），標準圧力を10^5 Paとしたときの気体の状態をいう．

(3) 半導体方式の検出器

AEC検出器に半導体検出器（semiconductor detector）を用いたAECシステムも製品化されている（**図7.36**）．空気の電離作用を利用

した電離箱方式よりも薄いことや気圧・湿度などの環境の影響を受けにくい特徴がある.

7.6.3　検出器の採光野の役割

AEC 検出器の X 線検出部は採光野（detection field）と呼ばれており，撮影部位や撮影目的に応じて採光野を複数選択できる装置が多い. 胸部用の AEC 検出器は 3 個の採光野をもったものが多く製造されている. 図 7.34（b）は 3 採光タイプの例である. 左右の検出部はそれぞれ左右の肺野に対応し，中央の採光野は縦隔撮影や側面撮影時に適用するように意図されている.

また，腹部撮影用では，検出器の中央に採光野を配置することが多い. 図 7.35（b）は 4 採光野タイプの例である. 4 採光野方式では，胸部撮影と腹部撮影の両方に使用できるようになっている. 採光野が複数個選択されている場合には，どれかの採光野が適正線量に達したとき X 線を遮断するモードと，すべての採光野が適正線量に達した時点で X 線を遮断するモードのどちらかを選択できる方式もあり，適正線量を得たい部位に応じて選択するようになっている.

7.6.4　デジタル画像への対応

図 7.32 の受像器部分は，古くはカセッテ（cassette）と呼ばれるフィルム・増感紙を内蔵したケースを用いていたが，CR（computed radiography）装置では輝尽性蛍光体（stimulable phosphor）を内蔵したイメージングプレート（IP：imaging plate）をここに配置する. 近年は従来のカセッテと同じサイズの DR（digital radiography）装置が普及し，同様にカセッテの位置に DR の検出器（FPD, flat panel detector）が配置される.

CR 装置や DR 装置のデジタル画像は，画像処理装置の後処理で調整が可能となったことから，多少の X 線の照射量が異なってもディスプレイの輝度を調整することができる. しかし，X 線の照射量が少なすぎると SNR の劣化した画像となり，逆に，照射量が多すぎると被検者の過剰被ばくにつながる. たとえデジタル撮影といえども，画質と線量の最適化を踏まえて適切な撮影条件を選択して撮影することは当然の義務である.

AEC システムの制御対象は，従来のフィルム濃度の最適化からシステム線量の最適化に役割が変わってきたといえる. DR 装置では，受像

器で X 線検出の読み取りがリアルタイムで行えるようになり，I.I. に取って代わり透視画像も得られるようになっている．X 線量のリアルタイム検出が可能となり，専用の AEC 検出器を組み込まずに，DR 受像器の一部の画素を AEC システムの線量検出に併用する装置が開発されている．予め設定された検出用の画素が基準値に達すると X 線の遮断信号を発し，X 線高電圧装置が受信して X 線を遮断するようになっている．カセッテの時代には AEC 検出器を受像器に組み込むことができなったが，DR の場合，FPD の画素を検出器として用いることで，受像器に AEC 検出器を組み込まなくても自動露出制御が行える利点をもつ．

FPD による AEC の原理については，8.1.6 で詳細に説明している．

7.6.5 自動露出制御システムの特性

図 7.32 の AEC システムは前面検出方式であるが，CR システムを用いた乳房撮影用 X 線装置などは後面検出方式が採用されている．乳房撮影は 10 keV～40 keV 程度の軟 X 線が使われている．受像器の前面に AEC 検出器を配置すると，AEC 検出器の自己吸収があるために線量を増加せざるを得ず，過剰被ばくを招くとともに，AEC 検出器が画像上に障害陰影として写り出されるためである．

後面検出方式の方が AEC 検出器の自己吸収がなく，被検部と受像器の距離を短くできて画像の拡大率が小さいなどの利点があるにもかかわらず，一般撮影では前面検出方式が用いられている．この理由は，受像器（カセッテ）の種類や材質により X 線吸収率が異なるため，受像器の前面に AEC 検出器を配置することで，受像器の X 線吸収の違いによる検出線量の変動を避けるためである．

(1) 線質依存性

AEC システムは，体厚によらずに受像面の適正線量を AEC 検出器で正確に検知することを目的としているが，検出 X 線の線質が基準線質と異なると，検出線量の目標値が適正線量と符合しなくなる現象が生じる．これを AEC システムの線質依存性という．**図 7.37** にホトタイマ（前面検出方式）の被検体，AEC 検出器および受像器との位置関係を示す．この図を用いて，AEC 検出器の線質依存性を説明する．

被検体を透過した X 線は，ホトタイマの検出器内の蛍光板を透過した後，受像器に到達する．蛍光板の蛍光体には比較的原子番号の大きなシンチレータが用いられており，さらに反射板，導光板，遮光板などにより，ホトタイマ検出部での X 線束の減弱は無視できない．

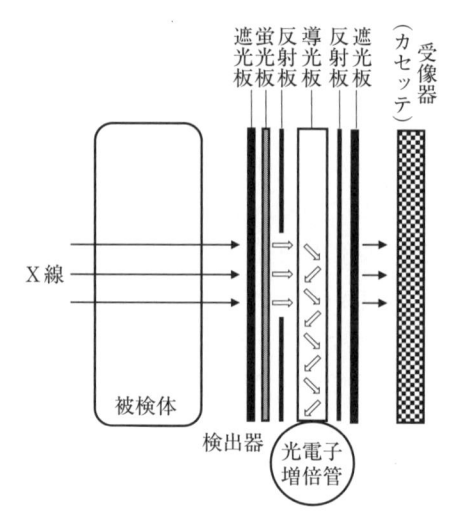

図7.37　線質依存性の要因（前面検出方式）

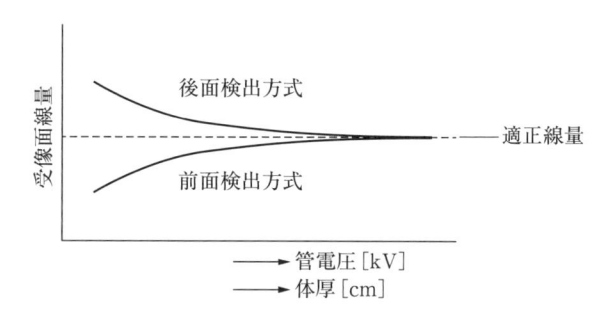

図7.38　検出器の位置の違いによる受像面線量の線質依存性

　　ある基準の管電圧と体厚において受像面で適正線量が確保されるように AEC 検出器の検出線量の目標値を決定したとしても，管電圧が低くなるにつれ X 線の線質が軟くなり，AEC 検出器の自己吸収が大きくなるため，受像面では過少照射となる（管電圧依存性）．

　　また，管電圧が同じ場合，ある基準の被検体厚において受像面の適正線量が確保されるように AEC 検出器の検出線量の目標値を決定したとしても，被検体の厚さが薄くなるほど線質硬化（beam hardening）が起こりにくいため，被検体を透過した X 線の線質は軟質になる．よって，体厚が薄くなるほど AEC 検出器による自己吸収が大きくなり，受像面では過少照射となる（体厚依存性）．

　　図7.38 は定性的に管電圧と被検体厚による線質依存性の影響を表したものである．

連続 X 線は透過物質の厚さが厚くなるほど X 線束の平均エネルギー（線質）が大きくなる．この現象を線質硬化という（2.5.2（5）参照）．

　一方，後面検出方式の線質依存性は，検出器とカセッテの位置が逆になることから，受像器による透過 X 線吸収の影響から，管電圧が低く，体厚が薄くなるほど受像面では過剰照射となる．AEC システムの検出器が電離箱方式でも半導体方式であっても原理的には同じ傾向を示す．

(2) 短時間特性

　AEC システムは，管電圧が同じであっても，管電流を大きくしたり，被検体厚が極端に薄くなったりすると，適正な遮断時間に対して実際の遮断時間に遅れが生じ，受像面で過剰照射となる特性が見られる．この時間的ずれは，ホトタイマの比較器が基準値に達して X 線高電圧装置に遮断信号を送るが，AEC 回路の応答遅れや制御素子の OFF 遅れにより，遮断信号の発生と実際に X 線が遮断されるまでの間に時間差が生じるためである．これを AEC システムの短時間特性という．**図 7.39** に X 線照射時間と短時間特性との関係を示す．

JIS 規格では，公称最短照射時間を，「少なくとも 50 倍より大きな負荷時間によって得られた平均の空気カーマから 20% を超えない平均の空気カーマが得られる負荷時間」と定義している[1]．

　JIS 規格では，照射時間を変える AEC システムをもつ X 線高電圧装置において，制限された放射線量の変動がある範囲に保たれる最短照射時間を公称最短照射時間（nominal shortest irradiation time）と定義している[1]．

　特に，変圧器式 X 線高電圧装置では，電源の電圧が 0 になるタイミングでしかサイリスタを OFF できない．AEC システムを用いて最適な時間で X 線照射を OFF しようとしても，サイリスタが OFF するまでの応答時間中の余分な線量が追加され，過剰照射となってしまう．インバータ式 X 線高電圧装置の場合，電源の周期と無関係に X 線を遮断できるため，短時間特性による影響はかなり改善されている．

　また，AEC 検出器に過度の X 線量が照射されると，ホトタイマなどのセンサが飽和する場合や増幅器が飽和する場合がある．この場合，AEC システムは線量を過小評価するため，受像面での過剰照射を招く．

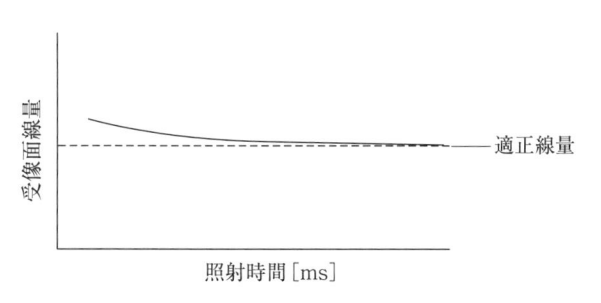

図 7.39 AEC システムの短時間特性

(3)　被覆特性

体厚が同じであっても，採光野に造影剤や体内インプラントなどの非生体物質を透過した X 線が入射すると，X 線高吸収体の影響により受像面の線量が過剰線量となる場合がある．この現象を被覆特性（covering properties）という．AEC を使用する X 線撮影では，事前に体内インプラント等の存在位置と採光野の確認が必要である．

7.6.6　透視撮影装置の自動露出制御

受像器にイメージインテンシファイア（I.I.：image intensifier）を搭載した透視撮影装置の AEC システムは，I.I. を AEC 検出器としている．被検体を透過した X 線は I.I. で可視光に変換され，一部が分光されてホトタイマの AEC 検出部に入る．以降の動作は一般撮影のホトタイマと同様である．受像器（カセッテ）の後面に検出器が配置されているので後面検出型となる．

近年は，I.I. とカセッテの受像システムに代わって，FPD システムが透視画像と撮影画像を取得する機能を兼ねた装置として普及している．このシステムは，図 7.40 のように FPD の前面にホトタイマ用の検出器を配置するので前面検出型となる．

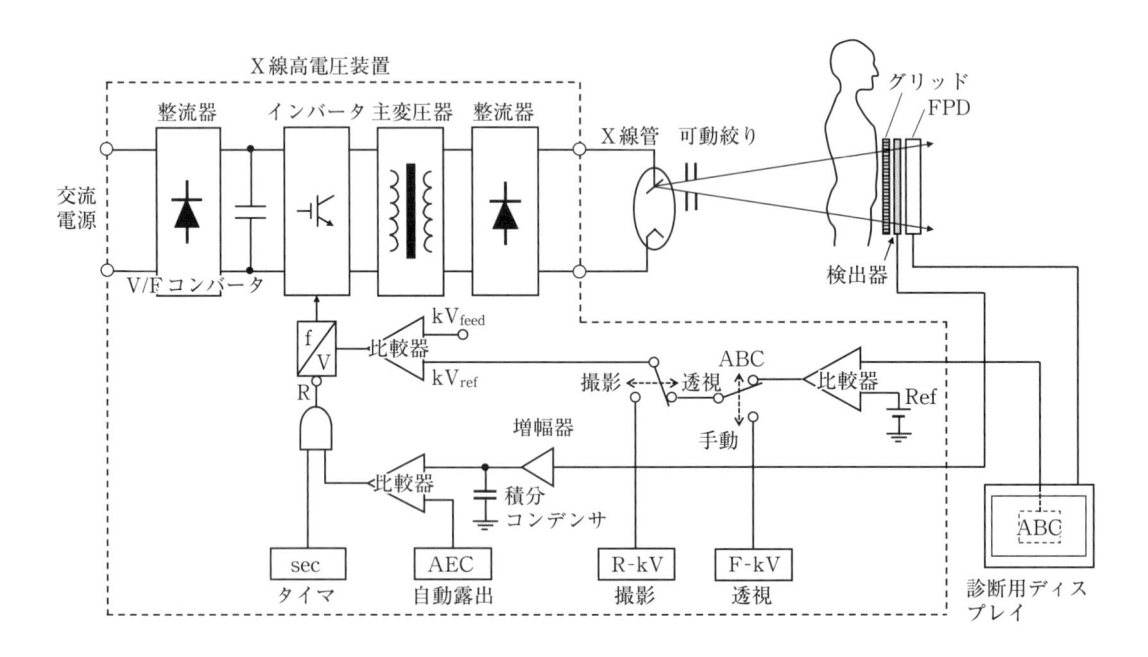

図 7.40　FPD を用いた透視撮影装置

　透視撮影装置の X 線管電圧は，撮影用と透視用で別個の設定が必要となる．透視中には被検体の部位や体位が頻繁に変化するので，透視中に画像表示装置の輝度が逐次変動することになる．これに対応するために，透視撮影装置は画像表示装置の輝度を一定に保つ自動輝度制御（automatic brightness control：ABC）と呼ばれる機能を備えている．図 7.40 に示すように，画像表示装置の中心領域の輝度に対応する電気信号を取り出し，X 線高電圧装置はこれを受けて画像表示装置の輝度が一定になるように透視管電圧を自動的に調整する．透視と撮影部位は通常は同じなので，撮影直前に ABC システムが把握している透視条件（管電圧，管電流）から撮影条件（管電圧，管電流，バックアップ時間）を自動的に設定する機構が開発され，撮影時間の最適化を図った X 線透視撮影装置が主流となっている．

JIS 規格では自動輝度制御を自動線量率制御（automatic intensity control：AIC）の用語で定義している．

〔参考文献〕

1）JIS Z 4751-2-54：2025：医用電気機器―第 2-54 部：撮影・透視用 X 線装置の基礎安全及び基本性能に関する個別要求事項，日本規格協会，2025

2）坪島茂彦，羽田正弘：変圧器―基礎から応用まで―，東京電機大学出版局，1981

3）JIS T 0601-1-3：2012：医用電気機器―第 1-3 部：基礎安全及び基本性能に関する一般的要求事項― 副通則：診断用 X 線装置における放射線防護，日本規格協会，2018

4）大野榮一，小山正人共編：パワーエレクトロニクス入門（改訂 5 版），オーム社，2014

5）山本秀和：パワーエレクトロニクス産業の動向とパワーデバイス実装への要求，エレクトロニクス実装学会誌 20.7，442-448，2017

6）日本機械学会編：機械工学事典，日本機械学会，1997

7）JIS Z 4732：1993：医用 X 線装置用プラグ付高電圧ケーブル，日本規格協会，1993

8）JIS C 3407：2003：X 線用高電圧ケーブル，日本規格協会，2003

9）青柳泰治，安部真治監著：改訂新版 放射線機器学（Ⅰ）診療画像機器，コロナ社，2015

10）Bezak, Eva, et al.：Johns and Cunningham's the Physics of Radiology, Charles C Thomas Publisher, 2021

8　デジタル X 線受像器

X 線の発見から 20 世紀末までの約 1 世紀間，X 線診断学は唯一の X 線受像システムとして X 線増感スクリーンと X 線フィルムを組み合わせたスクリーン・フィルム（screen-film：S/F）システム系を利用していた．しかし，X 線 CT 装置をはじめとする先行するデジタルモダリティ同様，デジタル技術がもたらすさまざまな利便性を画像診断に導入するため，X 線診断にもデジタル化が必要とされていた．

これらの要求に応えるため 1980 年代より X 線撮影用のデジタル受像システムとして，CR（computed radiography）システムが開発された．さらに，1990 年代後半には，より取り扱いが簡便で，静止画像だけでなく透視画像をリアルタイムに観察できる X 線平面検出器（flat-panel Xray imaging detector：FPD）システムが実用化された．CR システムに対して FPD システムは DR（digital radiography）システムとも呼ばれている．

本章ではデジタル X 線受像システムの原理と構成および入出力特性について学ぶ．なお，本章では X 線ビームによる入射表面空気カーマを撮影線量（exposure dose），被検部を透過した X 線が受像面に形成する二次元の X 線強度（エネルギーフルエンス）分布情報を X 線パターン（X-ray pattern），受像器前面の空気カーマをシステム線量（system dose）と呼ぶことにする．

> X 線画像のデジタル化は 1972 年の X 線 CT 装置の開発から始まった．

8.1　X 線平面検出器（FPD）

8.1.1　FPD システムの概要

X 線平面検出器は，X 線パターンを X 線検出部で二次元の電荷分布

表8.1　直接変換方式 FPD と間接変換方式 FPD の比較

	直接変換方式 FPD	間接変換方式 FPD
検出方式	半導体（a-Se）を用いて光電変換により X 線を電荷（キャリア）に変換し，TFT で読み出す．	蛍光体（CsI:Tl または $Gd_2O_2S:Tb^{3+}$）を用いて X 線を可視光に変換し，フォトダイオードで光電変換を行って可視光を電荷に変換し，TFT で読み出す．
利点	・高電界によりキャリア（電子・正孔対）を収集するため，画像のボケが少ない． ・乳房撮影で使用する X 線エネルギー領域では X 線吸収効率がよい．	・一般撮影で使用する X 線エネルギーでもよい X 線吸収特性をもつ． ・温度による劣化が少ない． ・動作に高電圧を必要としない．
欠点	・a-Se は高エネルギー X 線の吸収効率が十分ではない． ・電荷収集に高電圧を必要とする． ・a-Se は環境温度への配慮が必要である．	・X 線を可視光に変換するため，可視光の拡散による画像のボケが発生する．CsI:Tl 柱状結晶シンチレータを用いることでボケを軽減することが可能である．
用途	一般撮影，動画撮影，マンモグラフィなどに用いられているが，エネルギー特性と画像の鮮鋭性からマンモグラフィでは直接変換方式が用いられることが多い．	一般撮影，動画撮影，マンモグラフィなどに用いられているが，一般撮影，動画撮影の用途では間接変換方式が用いられることが多い．

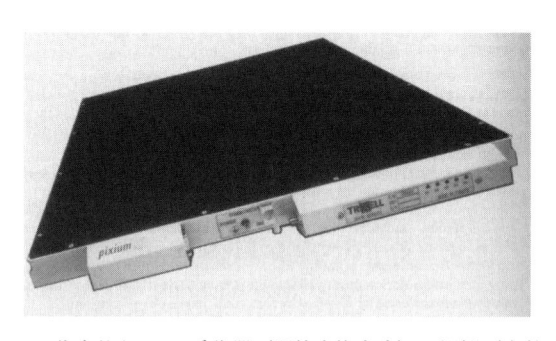

図8.1　代表的な FPD 受像器（間接変換方式）の概観（文献4））

アクティブマトリクス型パネルの構成要素のひとつで，一方の基板上に各画素に対応して非線形素子をマトリクス状に配列し，配線接続したものをいう．

に変換し，アクティブマトリクスアレイ（active-matrix array）の高速信号処理技術を利用してリアルタイムにデジタル画像化する固体撮像デバイスである．大面積（〜43×43 cm²）TFT アレイ（thin film transistor array）と信号読み出し LSI（large-scale integration）の技術は液晶ディスプレイ（liquid-crystal display；LCD）で培われた技術の応用であり，FPD システムと LCD とは構造上の共通要素が多い．代表的な一般撮影用 FPD 受像器（有効視野 43×43 cm²，デクセルサイズ 143×143 μm²）の概観を図8.1 に示す[4]．

　FPD システムは，X 線パターンから電荷分布への変換過程の違いから，直接変換方式（direct conversion type）と間接変換方式（indirect conversion type）に区別される．直接変換方式 FPD と間接変換方式

FPD の特徴の比較を**表8.1**に示す.

8.1.2 アクティブマトリクスアレイ

FPD パネルは X 線を電気信号に変換する X 線検出部, 高速スイッチング回路を有する a-Si TFT アレイ（amorphous-silicon TFT array）部および増幅器や AD 変換器などの集積回路を有する高速信号処理部から構成される. 一般的な FPD のアレイ構造を**図8.2**に示す. TFTは 0.7 mm 程度の薄いガラス基板に a-Si：H（hydrogenated amorphous silicon：水素化非晶質シリコン）を蒸着したスイッチング素子である. TFT アレイ部はアクティブマトリクスアレイと呼ばれる大面積集積回路で構成されており, 2 次元マトリックス状に配置した検出素子（detector elements：dexels, 以下デクセルという）に分割されている.

個々のデクセルは, TFT, 電荷収集電極（charge collection electrode）またはフォトダイオード（photo diode）および電荷蓄積コンデンサ（storage capacitor）から構成され, 縦横のゲートライン（gate lines）とドレインライン（drain lines）で相互接続されている.

アクティブマトリクス上の個々のデクセルで収集した電荷はデクセルごとに蓄積コンデンサに蓄えられ, TFT のオン・オフの制御により電気信号として読み出される. 電気信号の読み出しは, TFT スイッチを順次切り替えることで選択されたゲートラインを走査し, 個々のデクセルの蓄積電荷を読み出してデータラインに出力する（図8.2（b）参照）. 1 本のゲート信号がオンになると, このゲートラインに接続されている横方向 1 行のすべての TFT がオンになり, 各デクセルの蓄積電荷はそれぞれのデクセルが接続されているドレインラインに掃き出され

デジタル画像システムでは, binning 等のデジタル技術により検出素子と画像の画素（picture elements：pixel）とは完全に一対一対応しない場合もあるため, 本書では pixel と dexel の用語は区別して扱う.

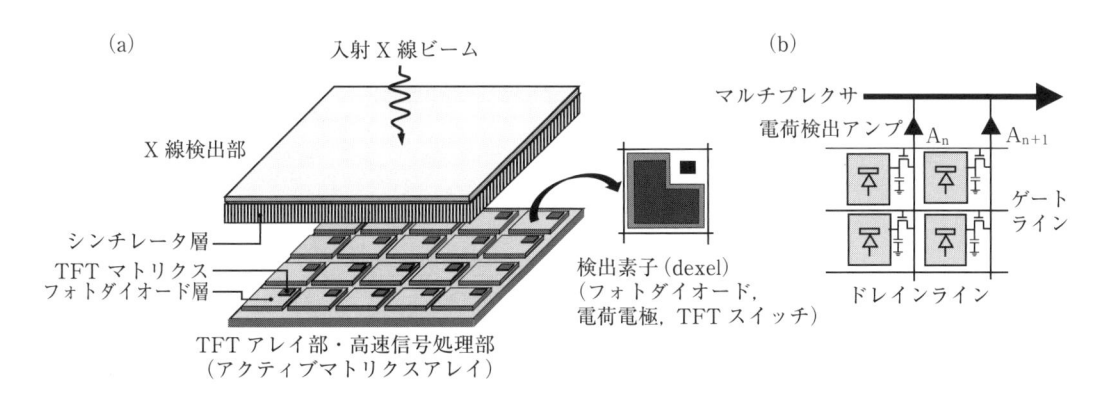

図8.2 一般的な間接変換方式 FPD のアレイ構造（a）と高速信号処理回路（b）（文献 1））

る. あるメーカーの FPD パネルは 35×43 cm² のパネルサイズで, デクセルサイズ 139×139 μm², マトリクスサイズ 2560×3072 dexel のアクティブマトリクスアレイを構築している[2].

出力電流信号は電荷検出アンプ (charge detection amplifier) で電圧に変換した後, A/D 変換器でデジタル信号に変換し, 画像処理部に転送する. FPD パネルのすべてのデクセルを読み取る時間は数 100 ms 程度と非常に短いので, ほぼリアルタイムに X 線パターンの画像化が可能となる.

8.1.3　直接変換方式

直接変換方式 FPD パネルの断面構造を**図 8.3** に示す[1]. 直接変換方式は, X 線検出部の電極に挟まれた光電変換層 (photo-electric conversion layer) で X 線パターンを直接二次元の電荷分布に変換する. 光電変換層に入射した X 線 (光子) により発生した光電子は, 半導体中に多数の電子・正孔対 (electron-hole pairs, 以下キャリア (carrier) という) を生成する.

X 線検出部の着目点で生成するキャリア数はその点に入射した X 線のエネルギーフルエンスに比例する. 生成したキャリアはバイアス電極に印加された高電界によって電荷収集電極に集められ, 電荷蓄積コンデンサに蓄積される. 直接変換方式のアクティブマトリクスアレイは高電圧を印加するため, TFT のダメージを避けるための特別の配慮が必要となる.

X 線受像器用の光電変換層材料に求められる要件としては, X 線吸収効率 (X 線変換効率) が高いこと, 電荷収集効率が高いことおよび

> 光電変換層という用語は撮像素子や太陽電池の原理などでよく用いられるが, ここでは X 線が光電効果を起こす材料層を光電変換層と呼ぶことにする.

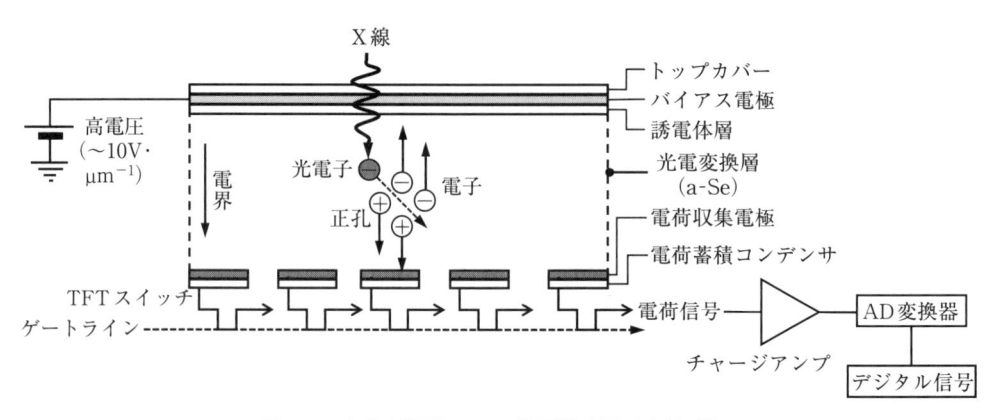

図 8.3　直接変換型 FPD の断面模式図 (文献 1))

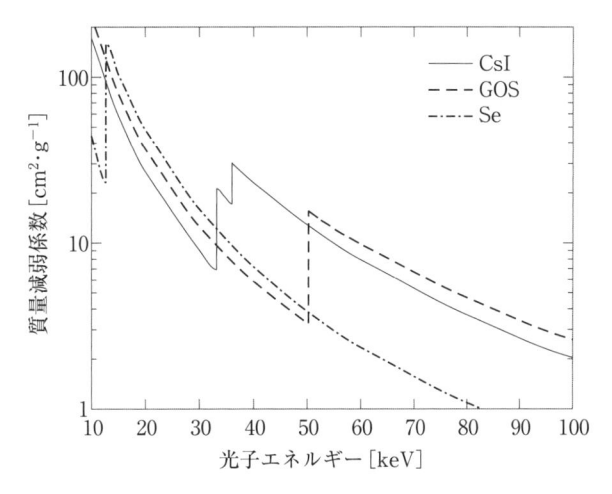

図 8.4 FPD の主な X 線検出材料の質量減弱係数（文献 3））

規則的な結晶構造をもたず
に不規則な原子配列をして
いる非晶質材料をアモル
ファス半導体と呼んでい
る。

暗電流（dark current）が小さいことなどがあげられる。現在の FPD
パネルの光電変換層にはアモルファスセレン（amorphous selenium：
a-Se）が主に用いられているが，a-Se の他にも PbI_2, HgI_2, CdZnTe
などが検討されている。

　マトリクスアレイは，厚さ 500～1000 μm 程度の a-Se（$Z=34$）層
が，a-Si アクティブマトリックス上に直接蒸着されている。a-Se 層の
上下に配置された電極に印加した高電圧（～数千 V）により，電極間
には 10 V·μm^{-1} 程度の強い電界が形成されている。X 線検出部に入射
した X 線が a-Se 原子と光電効果を起こすと，X 線のエネルギーは光電
子の運動エネルギーに転移され，その光電子の運動エネルギーが a-Se
層のキャリアの生成に消費される。a-Se 層のバンドギャップは 1 eV 程
度であり，光電子の運動エネルギーと比べて非常に小さいので，1 個の
光電子により多数のキャリアが生成する。生成したキャリアは電極間の
強い電界に沿って電荷収集電極で収集されるため，原理的に電荷が光電
変換層で側方へ拡散することはなく，X 線画像のボケの発生が少ない。

　Se の原子番号は 34 と比較的小さく，K 吸収端エネルギーが 12.7
keV と低い（**図 8.4**）ので，Se の X 線吸収効率は CsI などのシンチレ
ータより小さい。したがって，一般撮影の X 線エネルギー領域（40～
150 keV）で直接変換方式の FPD システムを使用する場合，X 線によ
る被ばく線量抑制のために光電変換層の厚さを 1 mm 程度まで厚くする
必要がある。一方，乳房撮影（mammography）で用いる低エネルギー
領域（10～30 keV）の X 線に対しては a-Se の X 線吸収効率が上昇す

るので膜厚を 200〜500 μm 程度に薄くすることができ，高空間分解能を確保できることから，多くの乳房撮影専用システムでは直接変換方式の FPD を用いている．典型的な乳房撮影専用の直接変換方式 FPD のデクセルサイズは 50〜100 μm 程度（10〜5 mm^{-1}）である．

8.1.4 間接変換方式

シンチレータの発光特性については，表3.1を参照.

間接変換方式 FPD パネルの断面構造を図 8.5 に示す[1]．間接変換方式は X 線パターンをシンチレータで可視光像に変換した後，シンチレータと光学的に結合したフォトダイオード（photodiode）で可視光を二次元電荷分布に変換する．シンチレータの着目点の発光強度はその点に入射した X 線のエネルギーフルエンスに比例し，個々のデクセルの収集電荷量はその点のシンチレータの発光強度に比例するので，X 線パターンを二次元画像に変換することができる．間接変換方式のデクセルサイズは，一般撮影用で 100〜200 μm 程度（5〜2.5 mm^{-1}）である．

シンチレータの発光光子数に対するホトダイオードの生成キャリア数の比を量子効率という.

FPD 用シンチレータの材料は $Gd_2O_2S{:}Tb^{3+}$（GOS）と CsI:Tl が実用化されているが，現在は CsI:Tl が主流である．CsI:Tl シンチレータは a-Se（$Z=34$）と比べて実効原子番号（$Z_{eff}=54.0$）が大きいので光子検出効率（後述）が優れている．また，CsI:Tl のピーク発光波長（540 nm，緑色）は a-Si フォトダイオードの受光感度波長とほぼ一致するので，量子効率（quantum efficiency）が良い．さらに温度による劣化が少なく，直接変換方式のように電荷収集のための高電圧も必要としないため取り扱いやすい．このような理由で，一般撮影用の FPD システムはシンチレータに CsI:Tl を用いた間接変換方式が主流となっている．

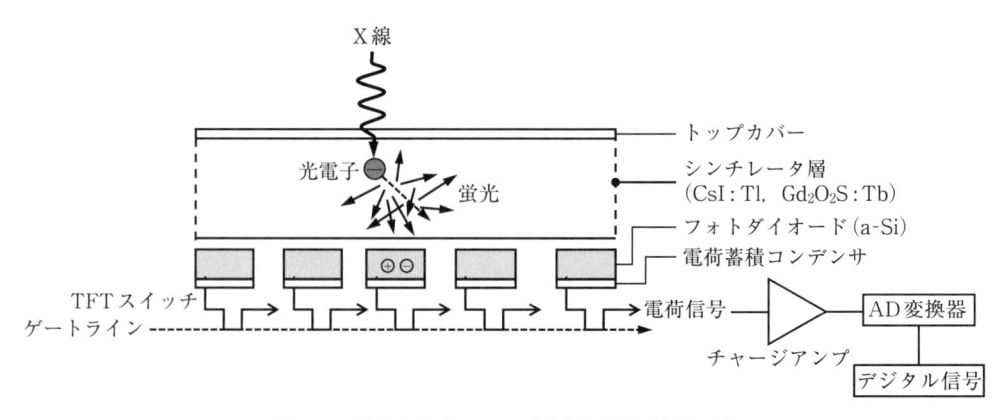

図8.5 間接変換型 FPD の断面模式図（文献 1)）

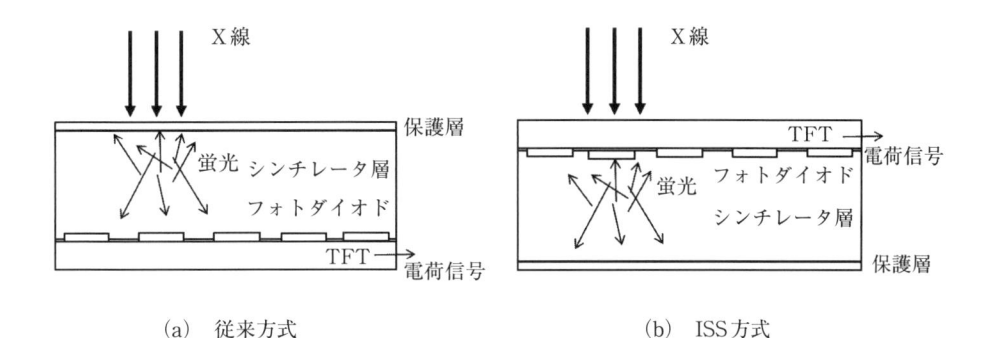

（a）従来方式　　　　　　　　　　　（b）ISS方式

図 8.6　従来方式と ISS 方式の間接変換型 FPD

　シンチレータの発光光は等方的に拡散するため，間接変換方式は直接
変換方式に比べて画像の空間分解能が劣化する．ただし，CsI:Tl は，
GOS とは異なり，直径 5 μm 程度の微細な柱状結晶（columnar crystals）
に加工できるため，GOS より膜厚を厚くすることが可能となる（図
8.14 参照）．これは，柱状結晶は光ファイバ（optical fiber）と同様の
機能を果たすため，屈折率で決まる臨界角以上の光は結晶内を全反射し
て伝わるので，発光光の側方向への拡散を抑えることができるためであ
る．典型的な間接変換方式のシンチレータ層の厚さを GOS と CsI で比
較すると，GOS 膜の 65 μm に対し CsI 膜は 400〜600 μm と GOS の 10
倍程度厚くできる[1]．よって，CsI:Tl は膜厚を厚くすることで光子検出
効率を向上させ，GOS より被検者の被ばく線量抑制が可能となる．

　CsI:Tl シンチレータは真空蒸着法で作成するが，いくつかの方法が試
みられている．素子基板に直接 CsI を成膜した直接蒸着や，反射層を有
する支持体に CsI:Tl を成膜したシンチレータープレートと受光素子基
板を接合した接合構造などがある．また，**図 8.6**（b）のような，X 線
入射の方向を従来とは逆の受光素子基板側に配置した ISS（irradiat-
ed-side sampling）方式が提案されている．この ISS 方式では X 線入射
側にフォトダイオードを有する TFT が配置されているため，シンチレ
ータからの発光を効率的に検出することが可能であり，また，フォトダ
イオードに入射する発光光の実質的な広がりを抑えることができるた
め，空間分解能の向上が期待されている．

8.1.5　FPD システムの性能特性

　FPD システムの主な性能特性として，光子（X 線）検出効率
（QDE：quantum detection efficiency），ダイナミックレンジ（dynamic

range），幾何学的充填率（fill factor），空間分解能（MTF：modulation transfer function），検出量子効率（DQE：detective quantum efficiency），画像ラグ（image lag）などがある．

(1)　光子（X 線）検出効率（QDE）

検出器に入射した X 線光子数に対する検出器材料と相互作用する X 線光子数の割合を光子（X 線）検出効率という．エネルギー E の光子に対する光子検出効率 $\eta(E)$ は光子エネルギー E の関数として次式で与えられる．

$$\eta(E)=1-e^{-\mu(E)x} \tag{8.1}$$

ここで，$\mu(E)$ は光子エネルギー E に対する検出器材料の線減弱係数，x は検出器材料の厚さである．

図 8.7 に直接変換方式と間接変換方式の FPD に用いられる検出器材料（厚さ 500 μm）の光子検出効率のエネルギー依存性を示す[3]．図は検出器材料の厚さを同じ 500 μm として比較しているが，前述のように，実用可能な GOS の厚さは CsI の厚さのほぼ 1/10 程度であることに注意する．

(2)　ダイナミックレンジ

検出器の入力信号と出力信号の間に直線関係が成立する入力信号の動作範囲をダイナミックレンジといい，X 線デジタル受像系の重要な一つの性能パラメータである．**図 8.8** にシステム線量（空気カーマ）に対する信号（デクセル蓄積電荷量）の応答特性の例を示す[1]．図には F/S

QDE（光子検出効率）を後に述べる DQE（検出量子効率）と混乱しないように注意すること．

X 線撮影に用いる X 線は連続スペクトルであるから，式（8.1）をフルエンススペクトルについて積分する必要がある．

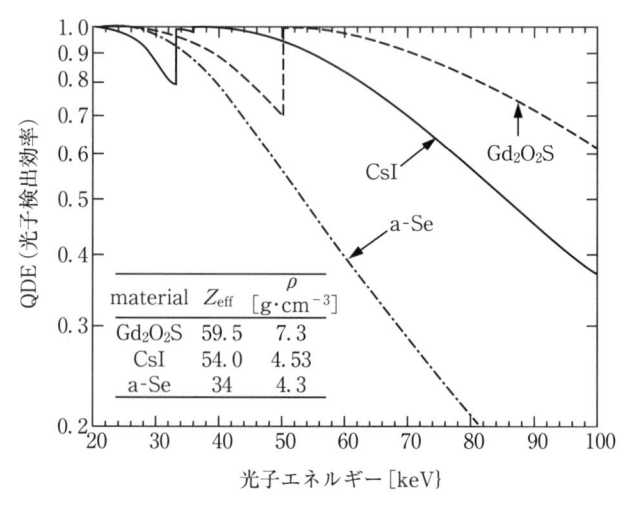

図 8.7　FPD の各種検出器材料の QDE（光子検出効率）
検出器材料の厚さはすべて 500 μm として計算．（文献 3））

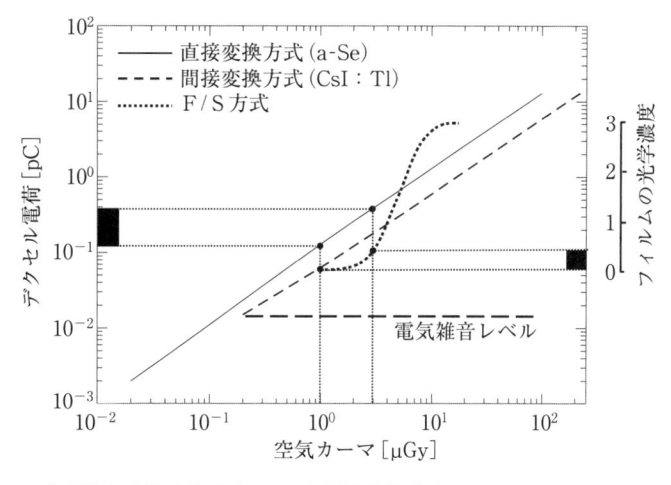

図 8.8 典型的な直接変換方式 FPD と間接変換方式のダイナミックレンジの比較（参考のために F/S 方式特性曲線を示している.）（文献 1））

系の特性曲線も参考のために点線で示している. S/F 系は 2.5〜10 µGy 程度の狭い範囲でしか直線性を示さないのに対し, FPD システムは, 直接変換方式で 0.02 µGy から信号が飽和する 80 µGy まで, 間接変換方式で, フォトダイオードの電気雑音レベルに相当する 0.2 µGy から 200 µGy までの広範囲にわたり直線性を示している.

(3) fill factor

FPD のアクティブマトリクスアレイはゲートライン, ドレインライン, TFT などの半導体素子がデクセル面積の一部を占めている（図 8.2（a）参照）. このため, 間接変換方式の FPD の場合, デクセル面積の一部はシンチレータ光に対して不感領域となる. デクセル全面積に対する光電変換層の有効面積の比を fill factor（FF, 幾何学的充填率）と呼ぶ. fill factor が小さいと, 見かけ上の検出素子感度が低下し, 結果として被ばく線量の増加につながる. 一般的な間接変換方式 FPD の fill factor は CsI:Tl ベースで 60〜70％程度である[1]. 一方, 直接変換方式の FPD は不感領域を避けることができ, ほぼ 100％に近い fill factor を達成できる.

(4) 空間分解能（MTF）

ピクセル開口（pixel aperture）幅が a のデジタル検出器の開口部（$FF=1$）のアパーチャ MTF を MTF_{ap} とするとき, MTF_{ap} は原理的に次の sinc 関数で表される.

$$MTF_{ap}(u) = \mathrm{sinc}(\pi a u) = \frac{\sin(\pi a u)}{\pi a u} \tag{8.2}$$

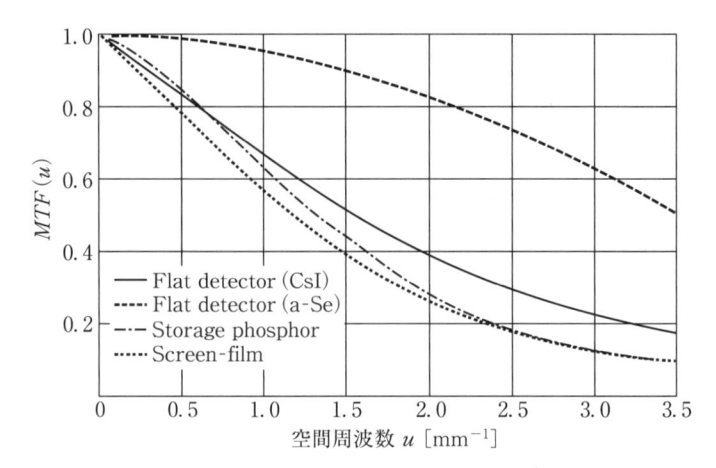

図 8.9　典型的なデジタル X 線受像システムのプリサンプルド MTF 曲線の比較
（文献 4））

検出器のアナログ MTF と
サンプリングアパーチャと
の MTF の積を（プリサン
プルド）MTF といい，デ
ジタル検出系に固有の空間
分解能特性を表す．

ここで u は空間周波数を表す．たとえば，ピクセル開口幅 a が 0.2 mm（$FF=1$）のとき，空間周波数 $u=2.0\,\mathrm{mm^{-1}}$ に対する $MTF_{ap}(2.0\,\mathrm{mm})$ は 0.76 となる．

　デジタル受像システムで測定したプリサンプルド MTF を $MTF_{\mathrm{pre}}(u)$，サンプリング前のアナログ MTF を MTF_A とするとき，理想的な FPD システムの $MTF_{\mathrm{pre}}(u)$ は次式で表される．

$$MTF_{\mathrm{pre}}(u)=MTF_A(u)\cdot MTF_{ap}(u)=MTF_A(u)\cdot\mathrm{sinc}(\pi au)\quad(8.3)$$

　図 8.9 に一般的なデジタル X 線撮影システムの典型的なプリサンプリング MTF の一例を示す[4]．S/F 系と蓄積性蛍光体（storage phosphor）プレートはほぼ類似の挙動を示している．CsI ベースの間接変換方式 FPD の MTF は特に高周波数で蓄積性蛍光体よりも改善されている．a-Se ベースの直接変換方式 FPD の MTF は間接変換方式に比べてかなり改善されており，ほぼ理想的な sinc 関数に近い挙動を示している．この違いは，直接変換方式 FPD が蛍光体による光学的ぼけがないことと，間接変換方式 FPD の fill factor が 60～80% であるのに対し，直接変換方式 FPD の fill factor がほぼ 100% であることが大きく影響している．

イメージングプレート（輝
尽性蛍光プレート）は蓄積
性蛍光体プレートとも呼ば
れる．

　S/F 系の MTF は増感スクリーンとフィルムの感度によって空間分解能が変化するが，FPD システムは広域の線量レベルで直線性が成立するため，プリサンプルド MTF はシステム線量に依存しない．

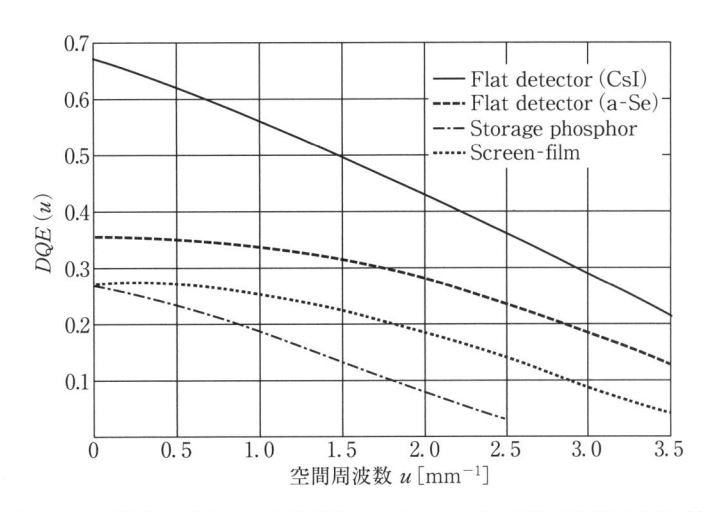

図 8.10 典型的なデジタル X 線受像システムの DQE 曲線の比較（文献 4））

(5) 検出量子効率（DQE）

NEQ は画像形成に寄与した量子数を表しており、SNR に着目した画質評価の指標である．通常はシステムの出力の SNR の 2 乗と定義される．

検出量子効率 DQE は、画像の形成に実質的に寄与した量子数（noise equivalent quanta：NEQ，雑音等価量子数）を単位面積当たりの入射光子数で除した値であり、X 線デジタル受像系の SNR と被ばく線量の最適化を図る上で非常に重要な性能パラメータである（5.3.4（5）参照）．

FPD システムで測定した空間分解能特性（空間周波数 u）を $MTF(u)$，雑音特性を $NPS(u)$，検出器ゲインを G，受像面の光子フルエンス（単位面積当たりの光子数）を $\varPhi$ とするとき、このシステムの量子検出効率 $DQE(u)$ は次式で与えられる[1]．

$$DQE(u) = \frac{1}{\varPhi} \frac{G^2 MTF^2(u)}{NPS(u)} \tag{8.4}$$

RQA：IEC 61267（Medical diagnostic X-ray equipment）で定義された一般撮影用の 4 種類の標準線質のうち、半価層が 6.8 mmAl（管電圧がおよそ 70 kV）に相当する線質．

図 8.10 に、一般的な X 線撮影装置の管電圧 70 kV（RQA 5）の場合の、異なる受像システムにおける $DQE(u)$ の比較を示す[4]．CsI ベースの間接変換方式 FPD システムは全空間周波数においてかなり高い DQE 値を示している．これは、a-Se と比較して CsI:Tl シンチレータの光子（X 線）検出効率（QDE）が特に優れており、一般撮影領域においては a-Se ベースの FPD システムよりも X 線被ばく線量の抑制効果が高いことを示している．

8.1.6　FPD システムの撮影制御技術

(1)　X 線同期制御と X 線自動検出機能

FPD システムは，画像蓄積，読取り，待機時で，FPD の制御が必要になるため，X 線照射のタイミングを正確に感知する必要がある．そのため X 線撮影装置に組み込んでいる FPD は X 線撮影装置と接続することで X 線照射スイッチのタイミング信号を検知している．

一方，持ち運び可能なカセッテ型 FPD においても，初期の FPD は X 線撮影装置からの X 線照射タイミングなどの検知を必要としていたが，それでは，自由な場所でのカセッテ撮影ができない．そこで FPD 自身が常時 X 線の照射を監視し，X 線の照射が開始された瞬間を検知して，瞬時に画像蓄積に切り替わる，X 線自動検出機能（X-ray automatic detection function）が実用化されている．X 線自動検出機能を用いると X 線装置との接続が必要でなくなるため，CR システムと同じように任意の X 線撮影装置と組み合わせて撮影できる．その結果，撮影の自由度が向上し，移動型 X 線撮影装置と組み合わせることで，病室や ICU などの X 線診療室外で撮影することが可能となっている．

(2)　プレ照射を利用した AEC

FPD システムは，X 線をリアルタイムに検出できるため，理論的には AEC（Automatic Exposure Control）の検出器を FPD で代用することが可能である．乳房撮影専用装置の AEC はいくつかの測光領域の中から，入射する X 線の強度が最も低い領域を選択することで，乳腺密度が最も高い場所に合わせた線量設定を実現している．しかし，離散的な測光領域であるため，被検体やポジショニングによっては，乳腺密度が最も高い場所を捉えることが難しいケースがある．また，X 線吸収率の高いインプラントが挿入されている乳房の場合は，AEC 検出器の検出位置としてインプラント領域の検出位置が選択され，過剰線量となる可能性がある．

これらの問題点を克服するため，X 線をプレ照射した画像を自動解析し，被検部の状況によらずに安定したシステム線量を実現するための AEC 技術が導入されている．この方法によって，インプラントの有無やポジショニングによらず，撮影領域の X 線吸収特性に応じて適切にシステム線量を制御することが可能である．

8.1.7　FPDの補正

FPDのアクティブマトリクスアレイは多数の独立したデクセルから構成されているため，アーチファクトが発生しやすい．最も一般的なアーチファクトはデクセル間の感度や漏れ電流による変動と，一様な放射線場に対する不均一性である．FPDシステムはアーチファクトフリーのX線画像を得るために次のようなキャリブレーション処理が必要となる．

(1)　オフセット補正

X線を照射していないときのTFTアレイの漏れ電流による信号の変動をオフセット（offset）という．オフセットはシステム線量が小さくなるほど影響が大きく，また，アレイの温度にも強く依存する．FPDのオフセット補正（offset correction）は，撮影直前（X線照射を開始する直前）にバックグランド画像（オフセット画像）をあらかじめ収集し，X線照射した画像からオフセット画像を減算して補正する場合が多い．

(2)　ゲイン補正

X線変換部のX線感度不均一性やTFTアレイ出力の不均一性に対する感度の補正は，ゲイン補正（gain correction）と呼ばれる．この変動は時間や温度による変動はほとんどないので，数ヶ月程度の一定の周期でキャリブレーションを行う．空間的に一様なX線を照射して得た画像をゲイン画像という．ゲイン補正は，定期的キャリブレーション時にゲイン画像を取得して画素ごとの補正係数を求め，ルックアップテーブルを作成しておく．X線撮影時には，撮影した画像にこの補正係数を画素ごとに乗じてゲイン補正を行う．

(3)　素子欠損

アクティブマトリクスアレイには数百万もの検出素子が配置されており欠損素子（defective element）の存在は避けられない．このような欠損素子に対しては，隣接する非欠損素子の信号情報を内挿（interpolation，補間ともいう）することで欠損素子のデクセル信号を復元する．

(4)　その他の補正

このほかにもFPDシステムに必要な補正として，画像ラグ補正（image lag correction），ラインノイズ補正（line noise correction）などがあるが詳細は省略する．

8.1.8　FPD を用いた X 線撮影システム

　一般撮影装置，X 線透視撮影装置，循環器用 X 線診断装置，乳房用
X 線診断装置，コーンビーム CT などのそれぞれの診断用 X 線システ
ムに対応した FPD システムが製品化されている．また，FPD システム
は動画撮影が可能なため，トモシンセシス（tomosynthesis）撮影に対
応する装置も製品化されている．

　FPD システムは当初，X 線撮影装置に組み込まれているビルトイン
型システムであったが，イメージングプレートや S/F 系と同じように
可搬性のあるカセッテ型も製品化されている．

(1)　立位・臥位撮影用 FPD システム

　従来の立位撮影装置に FPD を組み込んだもので，撮影情報などが自
動的に撮影装置に送り込まれ，撮影後の画像データも自動的に送り出さ
れるため，作業効率が向上している．

　立位撮影台と同様に臥位撮影台にも FPD を組み込んだシステムが開
発されている．撮影情報や画像データは立位撮影台と同様にデジタル情
報として取り扱いすることができる．

(2)　乳房撮影専用 FPD システム

　乳房撮影専用装置にも同様に FPD を組み込んだシステムが使用され
ている．乳房撮影では前述のように微小石灰化を抽出する必要があるの
で，高空間分解能の画質を確保するために，一般撮影用 FPD より小さ
いデクセルサイズの FPD パネルを用いている．

(3)　可搬型 FPD 撮影システム

　当初，可搬型 FPD システムは撮影制御システムと接続する必要があ
ったが，8.1.6 項で紹介したように，接続不要の FPD が多く使われる
ようになった．このタイプでは X 線撮影装置を意識することなく病室
や手術室で使用することができ，ポータブル撮影にも利用されている．
ポータブル撮影では無線通信環境があれば，1 枚の FPD システムで多
数の撮影が可能となっている．サイズも 43 cm×43 cm から小型の 24
cm×30 cm まで開発され，利用範囲が拡大している．

(4)　動画撮影

　FPD システムは X 線による透視や高速連続撮影が可能である．従
来，X 線透視には I.I.（image intensifier）を用いていたが，FPD は
I.I. に比べてダイナミックレンジが広く，解像力に優れ，画像歪みがな
いなど多くの利点を備えており，現在は FPD システムが主流となりつ

つある.

　また，画面形状も I.I. と異なり矩形になっており，周辺も含めて歪みのない画像が広い範囲で得られる. 薄型構造も含めて撮影システムの小型化にも貢献している. 一般に画素サイズと動画のフレームレート（frame rate）は相反しており，早い動画に対してはビニング（binning）技術を用いてまとめて画素を読み出し，必要なフレームレートを実現する場合もある.

8.2　CR システム

　最初に普及したデジタル X 線撮影システムは CR システムである. CR システムはイメージングプレート（imaging plate：IP）と呼ばれる輝尽性蛍光体（photostimulable phosphor plate：PSP）のプレートを用いた X 線撮影専用のデジタル画像システムである. デジタル技術の発展とともに医用画像においても X 線 CT などの多くのデジタル画像技術が導入されていたが，X 線パターンのデジタル画像化を実現する技術はなかなか実用化できなかった. CR システムは従来の S/F 系で用いられていたカセッテ（cassette）と同一形状のカセッテにイメージングプレートを格納して使用できるので，従来の X 線撮影装置を変更することなく導入することができた.

　CR ステムは以下のような特徴を有している.

① 従来の S/F 系で用いられていた X 線撮影装置を使って撮影することが可能である.

② 広いダイナミックレンジと直線性を有しているため，広範囲のシステム線量に対応できる.

③ デジタル画像であるため，各種の画像処理，データ保存，データ送信が可能である.

④ イメージングプレートの読み取り処理が必要なため，X 線透視などの動画には対応できない.

8.2.1　CR の画像読み取りサイクル

　CR システムの画像読み取りサイクルを**図 8.11** に示す. X 線撮影時にはイメージングプレートは遮光されている必要がある. イメージングプレートで受像した X 線パターンは潜像（latent image）としてイメージングプレートに記憶される. このため輝尽性蛍光体は蓄積性蛍光体

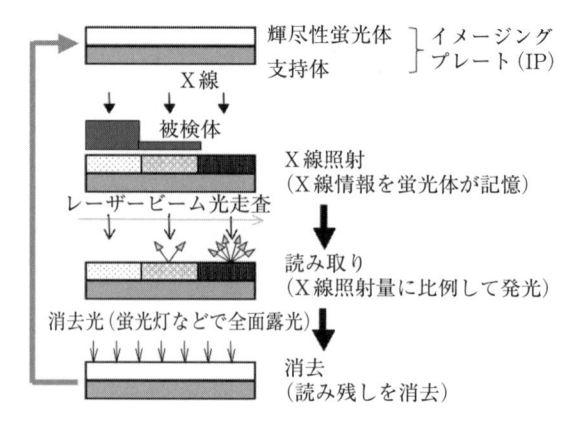

図8.11　イメージングプレートによる画像読み取りサイクル

従来の増感スクリーンで用いられる蛍光体はX線照射時のみ発光するが，輝尽性蛍光体は受像したX線パターンが輝尽性蛍光体に捕獲電子（trapped electrons）として記憶される（一部は増感スクリーンと同様にX線照射時に蛍光に変換される）．

（storage phosphors）とも呼ばれる．記憶されたX線パターンは画像読取装置で，50～100 µm の細いビームのレーザー光で走査し（読み取り操作），走査点ごとにシステム線量に比例した藍色（青紫色）の輝尽発光（photo-stimulated luminescence；PSL）を得る．得られた輝尽発光光はライトガイド（light guide）と呼ばれるアクリル樹脂性の導光板を通して光電子増倍管（photomultiplier tube：PMT）に導き，電気信号に変換する．

　光電子増倍管からの出力信号は対数増幅（logarithmic amplification）後に AD 変換器（analog to digital converter，AD converter）でデジタル信号に変換し，サンプリング間隔ごとに画像の二次元空間座標 (x, y) に割り当てられて，グレースケールの画素値（pixel value）として記録する．全面の画素情報の読取りが完了したイメージングプレートは蛍光灯などを用いて明るい可視光（白色光）を照射することで，読み残した情報を完全に消去する．IP は情報を消去することでX線撮影に繰り返し使用することができる．

8.2.2　輝尽性蛍光体の発光原理

　イメージングプレートは主に支持体（substrate），蛍光体層（phosphor layer）および表面保護層（protective-surface coating）により構成されるが，X線検出の役割を果たすのは輝尽性蛍光体と呼ばれる蛍光体層である．

　図8.12 にイメージングプレートに用いられる代表的な輝尽性蛍光体である BaFBr:Eu²⁺ のバンド構造（3.1.1 参照）を示す．輝尽性蛍光体

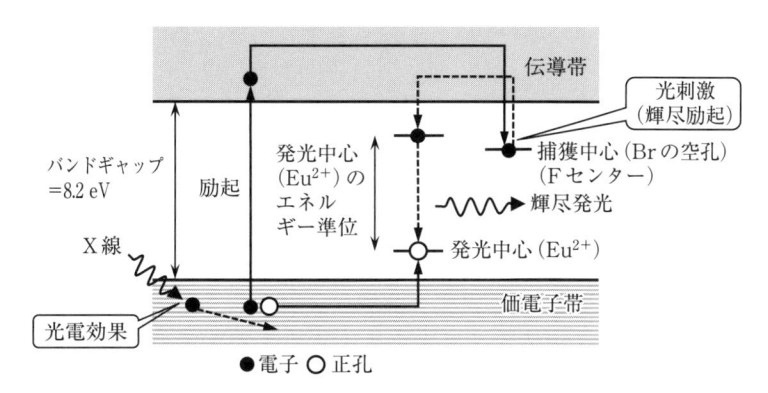

図 8.12 BaFBr：Eu^{2+} のバンド構造と輝尽発光メカニズム

蛍光体のバンド構造については，3.1.1 を参照

に X 線が入射すると，価電子帯の電子は X 線との光電効果で発生した光電子の励起作用によって伝導帯に励起され，同時に価電子帯には正孔が形成される．光電子の運動エネルギーはバンドギャップに比べてはるかに大きいので，1 個の光電子から多数の電子・正孔対が生成される．

正孔の一部は発光中心（luminous center）のエネルギーレベルに捕獲される．BaFBr 結晶には賦活剤（activator）として微量の Eu がドープ（doping）されており，結晶中の Ba^{2+} を置換した Eu^{2+} が発光中心を形成する．

伝導体に励起された電子の一部はすぐに発光する（X 線発光）が，多くは捕獲中心（trapping center）に捕獲され準安定状態（metastable state）として長時間，そのエネルギーレベルに維持される（捕獲電子：trapped electron）．これが潜像である．この捕獲中心は F センター（F-center）と呼ばれるハロゲン元素の空孔（この場合 Br の空孔）によって形成される．

捕獲電子に輝尽励起光（stimulant excitation light，実際の装置では波長 600〜700 nm 付近の赤色レーザービーム）を照射すると，捕獲電子は再励起され，発光中心のエネルギーレベルで電子と正孔が結合して波長 400 nm 付近の可視光が放出される．これが輝尽性発光である．その発光量は捕獲電子の個数に比例し，捕獲電子の個数は光電子の運動エネルギー，すなわち蛍光体の着目点に入射した X 線のシステム線量に比例する．このようにして，イメージングプレートの読み取り座標 (x, y) ごとに X 線パターンの位置座標 (x, y) に対応した発光量が記録できることになる．

イメージングプレートに用いる輝尽性蛍光体には，次のような性能が

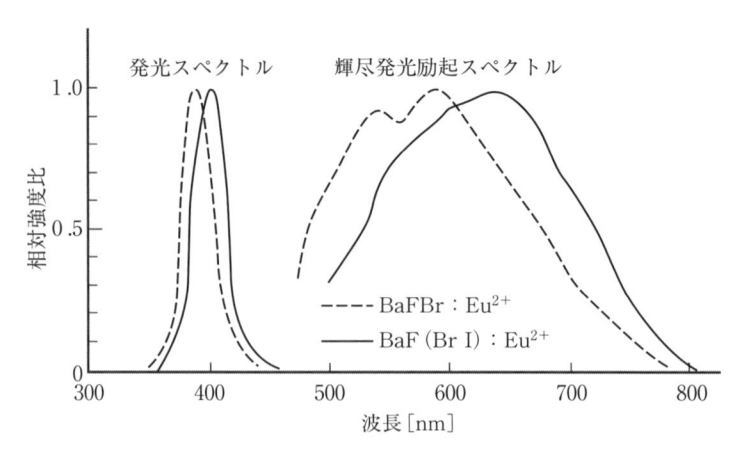

図 8.13　輝尽励起光スペクトルと輝尽発光光スペクトル

要求される.

①　光子検出効率（X線吸収効率）が大きい. すなわち蛍光体の密
　　度と原子番号が大きい.

②　輝尽励起光の蛍光減衰時間（luminescence decay time）が短い
　　（蛍光減衰時間が長いと読み取り方向にボケが生じる. また, 蛍光
　　減衰時間によってイメージングプレートの読み取り時間が制限され
　　る）.

③　実用的なレーザーの波長で輝尽励起が可能で, かつ受光デバイス
　　（光電子増倍管）の受光感度波長に近い発光波長を有する.

　このような特性をもつ輝尽性蛍光体としては, $BaFX:Eu^{2+}$（X は Br
または I）や $CsBr:Eu^{2+}$ などが知られている. これらの輝尽性蛍光体は
X線吸収の大きい Ba（$Z=56$）あるいは Cs（$Z=55$）を含んでおり,
光子検出効率（X線吸収効率）が高い. また, 安定したレーザーであ
る AlGaInP 系半導体レーザー（波長 660 nm～690 nm）や He-Ne レー
ザー（波長 633 nm）で効率よく輝尽励起することが可能である. さら
には, 輝尽発光ピーク波長（400 nm：藍色）は, ダイナミックレンジ
や S/N 比が優れている光電子増倍管の受光感度波長と一致している.

　図 8.13 に $BaFX:Eu^{2+}$（X は Br または I）の輝尽発光スペクトルと
輝尽励起スペクトルを示す. 上述のように赤色半導体レーザー光の波長
と輝尽励起スペクトルが一致しており, かつ, 輝尽発光光の波長と光電
子増倍管の受光感度波長が一致していることが確認できる.

　輝尽発光の時間応答特性は発光中心となる賦活剤の種類に依存する.
CR システム用のイメージングプレートは賦活剤として主に Eu^{2+} が用

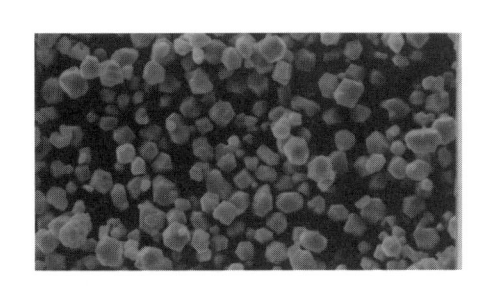
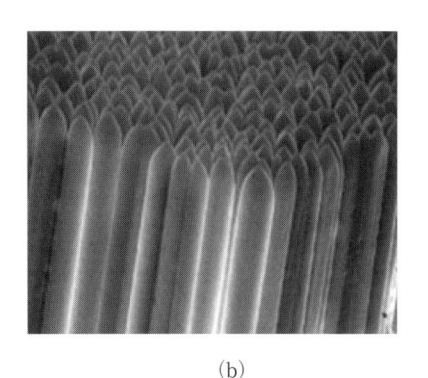

(a)   (b)

図 8.14 輝尽性蛍光体層の結晶構造 (a) BaFX : Eu²⁺ 14 面体粒子（文献 5))
(b) CsBr : Eu²⁺ 蛍光体柱状結晶（文献 6))

いられており，蛍光減衰時間は $0.7\,\mu s$ 程度と短い.

　輝尽性蛍光体の電子顕微鏡写真を**図 8.14** に示す．図 8.14 (a) は
BaFX:Eu²⁺（X は Br または I）で用いられている蛍光体層の作成方法
で，平均粒子径が $10\,\mu m$ 程度の輝尽性蛍光体粉末をポリマー
（polymer）中に分散し塗布している．図 8.14 (b) は CsBr 蛍光体の作
成方法で，支持体に真空蒸着法（vacuum deposition method）で柱状結
晶（columnar crystal）構造の蛍光体層を形成している．この作成方法
はイメージインテンシファイア（Image Intensifier：I.I.）の入力蛍光
面で用いられている CsI:Na と同じである．このように柱状結晶とする
ことで結晶内での発光光の拡散が抑えられ，また，深い位置で発光した
輝尽発光を取り出しやすくする効果があり，X 線撮影時の被ばく線量
の低減と X 線画像の空間分解能の向上に有利となる.

8.2.3　画像読取装置

　潜像としてイメージングプレートに記録された X 線パターンは画像
読取装置によって，デジタル画像情報に変換される．画像読取装置は**図
8.15** に示すように，輝尽励起用レーザー，走査光学系，副走査系，輝
尽発光検出系・信号処理系などの構成要素から成っている.

　イメージングプレートの読み取りは，走査するレーザービームの照射
位置とその時点で検出される輝尽発光との信号とを対応させてサンプリ
ングすることで二次元画素情報を構築しているので，レーザー走査の精
度が重要である．そのため，高精度のポリゴンミラー（polygon mirror：
多面体回転ミラー）を用いるとともに，光学的補正・電気的補正をして
高精度化を図っている.

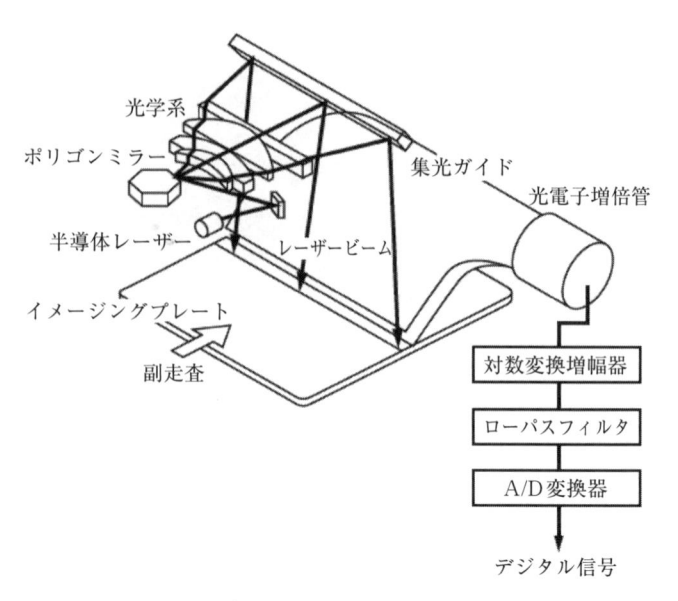

図 8.15 読取システムの構成要素（文献 7））

　レーザー走査（主走査）の方向と垂直方向にイメージングプレートを移動させる機構は副走査と呼ばれており，この機構によりイメージングプレート全面をレーザービームで順次読み取ることができる．

　輝尽発光検出系では微弱な輝尽発光光を，高効率で低ノイズの電気信号に変換する必要がある．輝尽発光光の受光デバイスに光電子増倍管が用いられる理由は，微弱な光に対しても高い SN 比をもち，広い強度範囲の光が検出でき，しかも高速の信号にも対応できることにある．

　光電子増倍管から出力される電気信号は，対数増幅器を用いて対数変換を行った後に AD 変換をする．対数変換する理由は，出力信号が 5 桁程度の非常に広いダイナミックレンジを有するためである．また，信号処理系での固定ノイズの発生を抑えるため，対数変換増幅器と AD 変換器の間には低域通過フィルタ（low-pass filter：LPF）が設けられている．この LPF はアンチエイリアシングフィルタ（antialiasing filter）とも呼ばれ，デジタル化の際にナイキスト周波数（Nyquist frequency）を超えた高空間周波数領域のノイズが，低空間周波数側に回り込んでしまう現象（エイリアシング：aliasing）を防止する働きがある．

　X 線照射によってイメージングプレートに記録された情報は，読み取るまでに時間が経過すると徐々に減衰していく．この現象をフェーディング（fading）という．フェーディングはトラップされた電子や正孔

が熱的に消失する現象であり，周囲の温度が高いほど影響が大きくなる．したがって，X線撮影後は速やかに読み取りを行うことが望ましい．

8.2.4 両面集光画像読取装置

CR システムによる X 撮影において被ばく線量を抑制しつつ画質向上を実現するためには，X 線の利用効率を改善することが重要である．通常の片面集光イメージングプレート読取システムは，プレートの蛍光体層厚を厚くすると，深部で発光した光は表面に到達するまでに蛍光体層で減弱してしまう．したがって，蛍光体層をある厚さ以上にしても実質的な X 線の利用効率の向上は見込めない．そこで，**図 8.16** に示すようにイメージングプレートの支持体を透明にし，支持体側からも発光を検出する両面集光システムが開発されている．

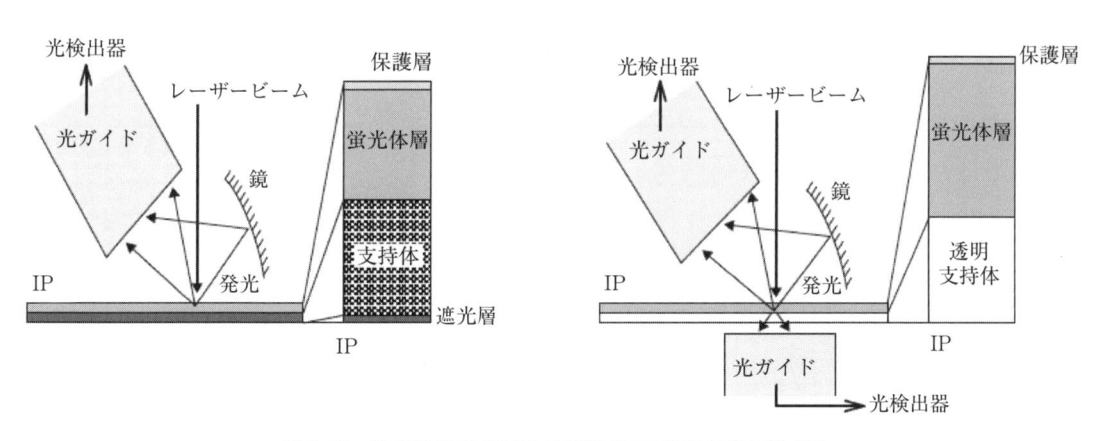

図 8.16 片面集光 IP 読取と両面集光 IP 読取方式の模式図

8.2.5 各種読取り装置とイメージングプレートのサイズ

CR システムの例を**図 8.17** に示す．（a）は処理能力（時間当たりの読取り可能なイメージングプレートの数）が高く，両面集光にも対応可能な CR システムであり，（b）は小型の CR システムである．また，読取りシステムを X 線撮影システムに組み込んだ（c）のようなタイプもあるが，FPD システムに置き換わりつつある．

表 8.2 に使用可能なイメージングプレートのサイズと画素サイズを示す．この表は富士フイルムの製品であるが，各社とも多様なサイズのイメージングプレートが用意されており，多用途に対応できるようになっている．

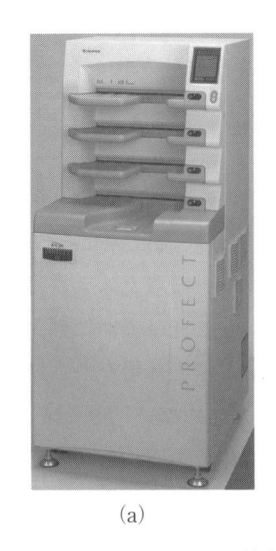
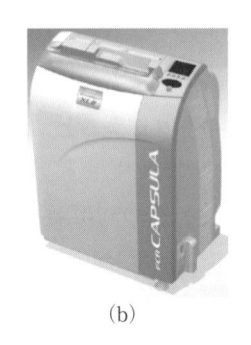
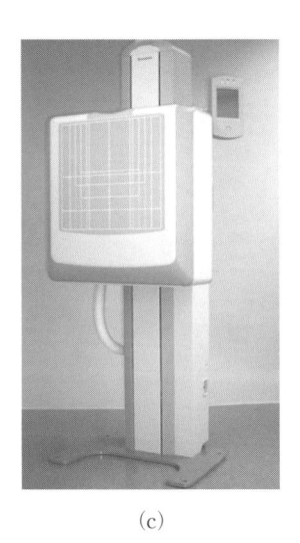

(a)　　　　　　　　　　　　　　(b)　　　　　　　　　　　　　　(c)

図 8.17　CR 読取り装置の例（富士フイルム製）
（a）Profect CS，（b）FCR CAPSULA，（c）FCR VELOCITY U

表 8.2　IP の各種サイズと画素サイズ

IP の種類	大きさ	用途	画素サイズ
17×17 サイズ	17 inch×17 inch	組込み型 CR	100/150/200 μm
半切サイズ	14 inch×17 inch	一般撮影	100/200 μm
大角サイズ	14 inch×14 inch	一般撮影	100/200 μm
四つ切サイズ	10 inch×12 inch	一般撮影	100/150 μm
六つ切りサイズ	8 inch×10 inch	一般撮影	100 μm
24×30 サイズ	24 cm×30 cm	マンモ撮影	50 μm
18×24 サイズ	18 cm×24 cm	マンモ撮影	50 μm

8.3　デジタル X 線画像システムの入出力特性

8.3.1　デジタル X 線受像システムの信号伝達特性

デジタル X 線受像システム（間接変換方式 FPD システムを例にして）の X 線照射から画像出力までの信号伝達特性を**図 8.18**に示す．図中の例 1 と例 2 はそれぞれ，同一被検部の X 線撮影において，撮影線量が小さい場合と大きい場合の相対的な X 線パターンの線量分布（ヒストグラム）の比較を模擬的に表している．

図中の第 1 象限は，システム線量に対するシンチレータの発光特性である．直線は，システム線量とシンチレータの発光量との関係が直線関

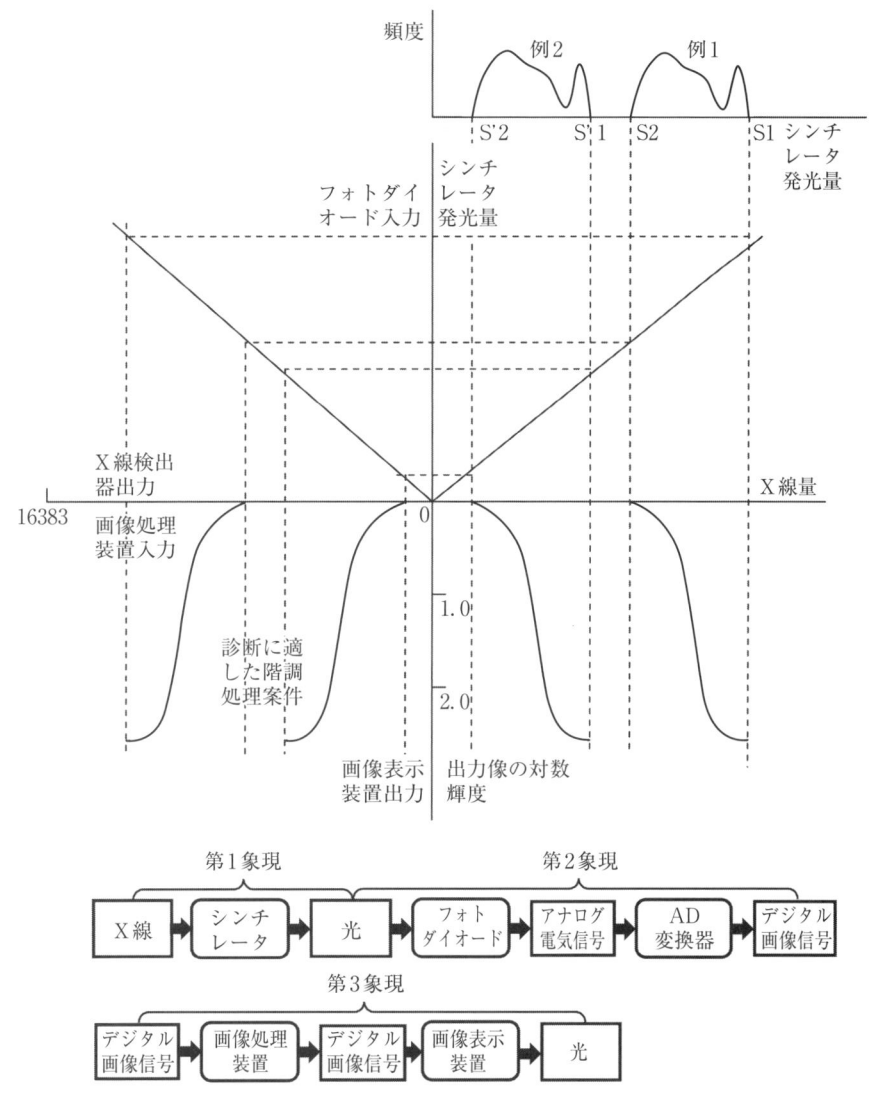

図 8.18　FPD（間接変換方式）システムの動作原理

係にあることを示している.

　第 2 象限は,シンチレータの発光量と受像器から出力されるデジタル信号値との関係を表している.間接変換方式の FPD は,シンチレータの発光量をフォトダイオードにより電気信号に変換し,その後 AD 変換して,デジタル信号値を割り当てる.図は,シンチレータの発光量と出力するデジタル画像信号値が直線関係にあることを示している.

　第 3 象限は,画像処理装置および画像表示装置の特性を示している.

デジタル受像器から画像処理装置に入力したデジタル画像信号は，画像処理装置で撮影メニューに応じた画像処理を適用し，画像表示装置に伝送してディスプレイ画面上に表示する．図の曲線は，デジタル画像信号値が画像処理装置および画像表示装置によって，非線形変換されることを示している．

　第 4 象限は，デジタル受像システムの入力から出力までのオーバーオール特性を示しており，受像面上の X 線パターンが最終的に画像表示装置でどのような輝度信号に変換されるかを示している．

8.3.2　自動感度・コントラスト設定処理

　一般的なデジタル X 線画像の階調はグレースケールで 10〜14 bit としている．X 線撮影で，受像器から出力する二次元のデジタル信号値分布（システム線量に比例したデジタル値が割り当てられている）は，最終的にシステム線量に依存しない 10〜14 bit のデジタル階調に再変換して画像表示する．再変換したデジタル画像の画素値（たとえば 10 bit の場合，画素値は 0〜1023 の値をとる）は，もはや，撮影線量を反映していないことに注意が必要である．

　自動感度・コントラスト設定機能（exposure data recognizer：EDR）は画像解析により，画像化する関心被検部領域を自動検出し，領域内のデジタル信号値をヒストグラム解析することで，適切な階調レベルとコントラストに直線変換して画像処理装置に出力する機能である．

　図 8.18 の第 1 象限上部の例 1，例 2 は，同一被検部に対して異なる撮影条件（mAs 値）で撮影した 2 つの EDR 処理前の画像に対するデジタル信号値の頻度分布（線量ヒストグラム：dose histogram）の模擬図である．横軸はシステム線量の対数値，縦軸は画像内の該当する線量に対応する画素数（デジタル信号値の頻度）である．2 つの線量ヒストグラムをそのまま直線変換してデジタル階調化すると，同一被検部であるにも関わらず，出力画像の画素値はまったく異なる階調レベルの範囲に分布することになり，同一被検部であっても撮影線量によって出力画像の画素値レベルがまったく異なる画像が表示されることになる．EDR 処理によるデジタル画像の階調変換の例を図 8.19 に示す．図に示すように，EDR 処理後のデジタル画像は，撮影線量の過少に依存せず一定のデジタル階調レベルに再変換されている．

　EDR 処理の基本処理フローを図 8.20 に示す．EDR は，入力された画像に対し，最初に X 線が照射された領域（照射野形状）を画像解析

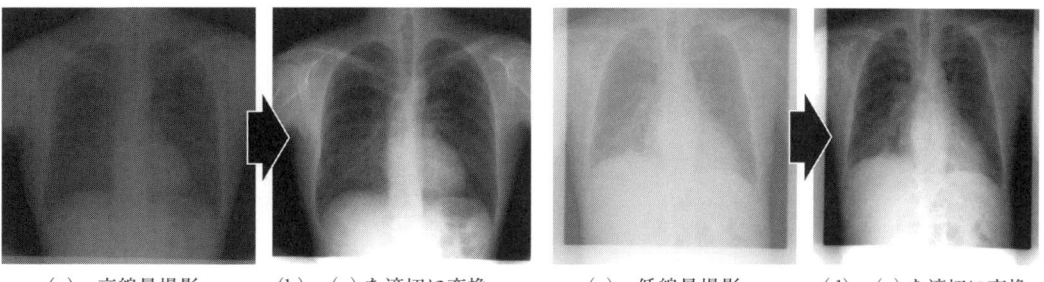

(a) 高線量撮影 (b) (a)を適切に変換 (c) 低線量撮影 (d) (c)を適切に変換

図 8.19 自動感度・コントラスト設定機能の効果

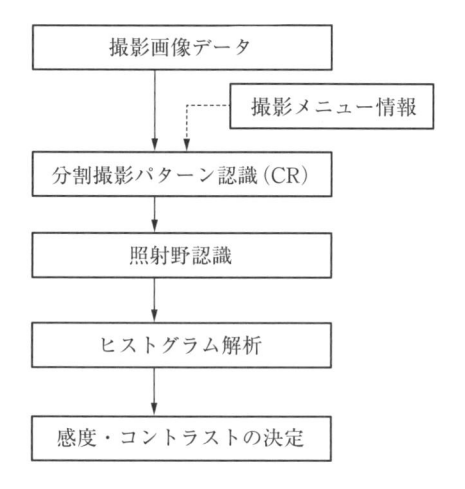

図 8.20 自動感度・コントラスト設定処理の流れ

により自動検出する．さらに，認識した X 線照射野内の領域から，被検部を透過していない一次 X 線照射領域を除外し，画像化すべき範囲を自動認識する．続いて，認識した領域内の画像信号値のヒストグラムを作成して解析し，最適な再変換直線を計算して各画素のデジタル値を決定する．検査や部位によって線量ヒストグラムが異なるため，撮影メニューに検査や部位ごとに最適な解析方法を登録しておくことで，撮影時に適切な EDR 処理が選択される．また，分割撮影する場合は，最初に分割パターンを認識した上で，分割領域毎に上記解析を行い，ヒストグラム解析をしている．

　このように，EDR を用いることで，撮影線量の過少によらずに，常に一定のデジタル階調レベルのデジタル X 線画像を得ることができる．

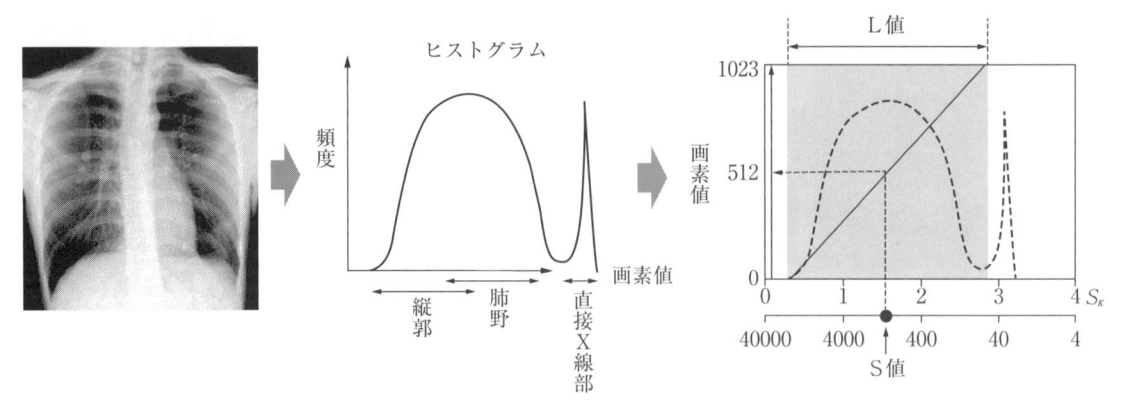

図 8.21　S 値（システム感度）と L 値（読取りラチチュード）

8.3.3　システム感度と読取りラチチュード

システム感度（system sensitivity）とは EDR により設定されたシステム線量の指標である．メーカーにより，システム感度の呼称や定義は異なるが，ここでは代表的な富士フイルム社のシステム感度である S 値（S-value）について説明する．**図 8.21** に S 値の決定方法を示す．S 値は次式で計算される．

$$S = 4 \times 10^{(4 - S_k)} \tag{8.5}$$

ここで，S_k は基準システム線量に対する撮影時のシステム線量の相対値（対数）を表している．S_k の値は，校正時に X 線装置の基準システム線量で一様露光した IP を処理したときの S_k の値を 2.30 にとり，そのときの S 値を 200 としている．たとえば，撮影時のシステム線量が基準システム線量の 1/2 であった場合，$S_k = 2.30 - 0.30 = 2.00$ となり，S 値は 400 となる．逆に，撮影時のシステム線量が基準システム線量の 2 倍のときは，$S_k = 2.6$ となり，S 値は 100 となる．

S 値は撮影した画像のヒストグラム解析により決定する．撮影線量が増えると S 値は小さくなり，撮影線量が減ると大きな S 値を示すように設定している．つまり，富士フイルム社の装置の場合，撮影線量の大きさとシステム感度 S 値は相反する関係にある．

また，S 値は撮影後の画像処理の際にも利用可能である．S 値を小さくする（システム感度を低くする）ことにより画像全体の画素値を下げて暗くすることができる．逆に S 値を大きくすることで，画像全体の画素値を上げる（システム感度を高くする）ことができる．

読取りラチチュード（reading latitude：L 値）とは EDR で設定され

たデジタル画像化される信号のダイナミックレンジである．L 値は対数指標であり，ダイナミックレンジ 2 桁の場合のラチチュードは 2 となる．

L 値は画像の階調の幅を決定する．L 値を大きくすると画像のコントラストは低下するが，体厚の厚い部分から薄い部分まで幅広い信号範囲が描出されるようになる．逆に，L 値を小さくすると描出される信号範囲は狭くなるが，関心部分のコントラストは大きくなる．S 値と同様に，撮影後の画像調整の際にも利用可能である．

撮影線量とシステム感度の対応はあくまでも撮影時のシステム線量推定の指標であって，システム感度から被ばく線量の評価はできない．システム感度の評価に関しては以下の点に留意が必要である．

① 同じ被検部，同じ撮影条件（mAs 値，管電圧）でもポジショニングや撮影メニューが変わるとシステム感度は変化する．

② システム感度は線質依存性があるため，mAs 値が同じでも管電圧を変えるとシステム感度は変わる．また，X 線装置が変わればシステム感度は変化する．

③ システム感度は経年変化する．特に，CR の場合は光電子増倍管（PMT）の劣化や集光ガイドなどのスキャナ部の汚れにより感度が低下する．

8.3.4 線量指標（EI）と偏差指標（DI）

(1) 線量指標（EI）

従来の S/F 系の撮影システムで X 線撮影を行う場合，使用する増感スクリーンとフィルムの感度が撮影条件を決定していた．ところが，受像システムが S/F 系から CR システムや DR システムに置き換わったことで，X 線画像がシステム線量依存性を示さなくなった．つまり，CR や DR はシステム線量に対して広いダイナミックレンジと直線性を有するため，適正線量より過剰もしくは過小な撮影線量であっても，EDR 処理によりほぼ同じ画素値のデジタル画像が得られることになる．

デジタル受像システムにおけるシステム感度は，システム線量を推定する唯一の指標であり，システム感度を撮影線量の管理に利用することが可能である．しかし，CR や DR のメーカー各社のシステム感度指標の定義が異なるため，異なる装置間のシステム線量の比較ができないという問題があった．そのため，国際電気標準会議（International Electrotechnical Commission：IEC）が新たな線量指標の国際基準とし

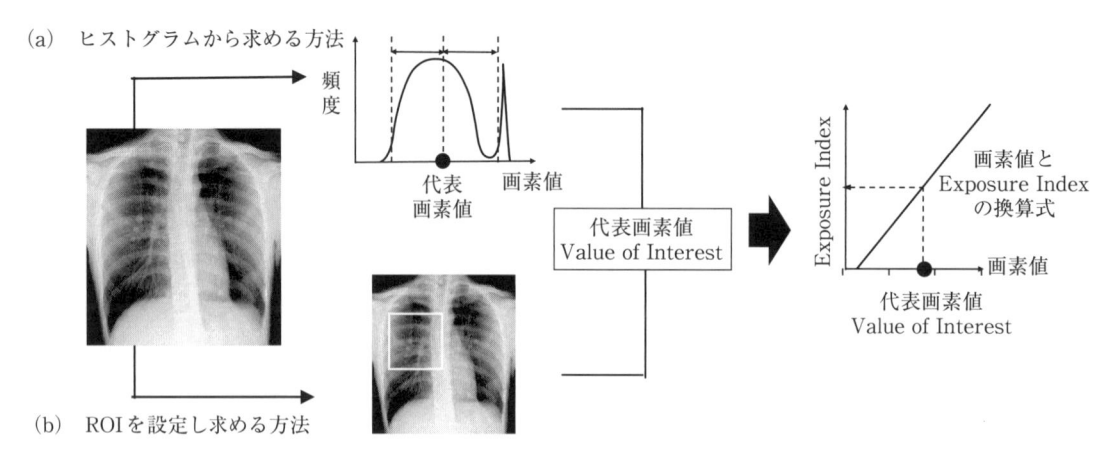

（a）ヒストグラムから求める方法

（b）ROI を設定し求める方法

図 8.22　EI（Exposure Index）の算出方法

て EI（Exposure Index）を定義して，撮影線量の標準化を図ることを提唱した．

Exposure Index は次式で表される．

$$EI = c_0 \cdot g(V), \quad c_0 = 100\,\mu Gy^{-1} \tag{8.6}$$

ここで，V は画像を代表する画素値（value of interest），$g(V)$ はキャリブレーションによって得られた逆関数，c_0 は空気カーマを EI に換算する定数である．つまり，EI は実際に撮影した画像のシステム感度から，$g(V)$ を用いて撮影時のシステム線量（空気カーマ）を逆算し，その値に 100 を乗じることで求められる．キャリブレーションは IEC 規格の RQA 5 相当の線質（半価層 6.8 mmAl）で行われる．

EI の算出方法は，**図 8.22** に示すように以下の 2 ステップに分けられる．

Step1：画像を代表する画素値（Value of Interest）を抽出する．

具体的な抽出方法はメーカーに委ねられており，ヒストグラムから求める方法，関心領域（ROI）から求める方法等がある．

Step2：代表画素値（Value of Interest）から EI を算出する．

装置固有のキャリブレーション逆関数 $g(V)$ を用いて代表画素値から EI を算出する．

（2）偏差指標（DI）

偏差指標（deviation index：DI）は IEC が規定したデジタル画像処理装置の線量指標の国際基準である．偏差指標は次式で定義されている．

$$DI = 10 \cdot \log_{10}\left(\frac{EI}{EI_T}\right) \tag{8.7}$$

EI_T は目標線量指標（target exposure index）で，各施設で診断に必要とされる画質と線量の最適化を考慮し，診断参考レベル（diagnosis reference level：DRL）なども踏まえて，撮影部位や撮影方向ごとに決定した目標線量の指標である．

偏差指標は目標線量指標と実際の撮影時の EI との差異を示している．撮影時の $EI＝EI_T$ のとき $DI＝0$ となり，目標線量指標の 2 倍の線量で撮影した場合は $DI＝3.0$，目標線量指標の半分の線量で撮影した場合は $DI＝-3.0$ となる．

偏差指標が表示されれば，施設内の毎回の撮影時における撮影条件の異状に気づくことができるので，適正線量の確認や線量過不足時の対応の指標として利用することが可能である．

偏差指標の利用については以下の点に留意する必要がある．

① システム線量の指標であり被ばく線量の指標ではない．

② 被検体の入射皮膚表面線量ではないので，被ばく線量とは直接対応しない．

③ 線質依存性があり，校正時と実際の撮影時では EI の値が異なる．

④ 同じ撮影部位であっても，受像システムの種類や線質，各施設の要求する画質により EI_T は異なる．

〔参考文献〕

1) Bezak, Eva, et al.：Johns and Cunningham's the Physics of Radiology, Charles C Thomas Publisher, 2021

2) Hologic Direct Ray EPEX Omniflex IV System service Manual, 2005

3) Berger, et al. XCOM：photon cross sections database, NIST Standard Reference Database 8, 2010

4) Arnulf Oppelt（Ed.）：Imaging Systems for Medical Diagnostics 2nd Edition, SIEMENS, 2011

5) Fuji Technical Review, No. 14, Imaging Plate（IP）, Fuji Photo Film, Tokyo, 2002

6) 石田隆行 他編：診療画像機器学 第 2 版, 医歯薬出版, 2008

7) 放射線写真学 アナログからデジタルへ 第 2 版, 富士メディカル(株), 2019

8) Kenji Takahashi：Journal of Luminescence, 100, 307-315, 2002

9) Progress in science and technology on photostimulable BaFX：Eu^{2+} （X$^{1/4}$ Cl；Br, I） and imaging plates

10) Kenji Takahashi：Fuji Computed Radiography Technical Review, No.14,

Imaging PlateFuji Film Co. Lpd, 2002

11) K.Sato and etc. Proc. SPIE Vo；.7961（2011）Effect of X-ray incident direction and scintillator design on image quality of indirect-conversion flat-panel detector with GOS phosphor

12)（社）日本放射線技術学会計測部会：放射線医療技術学叢書（11）光子減弱係数データブック，日本放射線技術学会，1995

13）三枝健二他：改定版 放射線基礎計測学，医療科学社，2011

9 デジタル X 線映像系

JIS 規格では X 線映像系（X-ray imaging arrangement）を「X 線装置において，指定した放射線学の技法のための放射線源と X 線受像器との組合せ」と定義している[1]．また JIS Z 4751-2-54 付属書 JCC では，X 線映像装置を，X 線イメージインテンシファイア装置（X-ray image intensifier：I.I.），X 線テレビジョン装置（X-ray TV equipment：X 線 TV），X 線平面検出器（flat panel detector：FPD）およびコンピューテッドラジオグラフ（computed radiograph：CR）の 4 つに分類している（図 4.1 参照）．

X 線映像装置を構成するデジタル X 線受像系（FPD と CR）の原理と構造については前章ですでに説明した．本章では，X 線映像装置のうち，I.I. の構造と原理，映像回路および医用画像ディスプレイの原理と品質管理に関する基礎的事項を学ぶ．

9.1 X 線映像装置

集団検診用の光学系を利用した撮影を間接撮影と呼ぶことがあるので，両者を混乱しないこと．

JIS 規格では，間接（X 線）撮影（法）（indirect radiography）を，「受像面で得られた情報伝達の後に永久的に記録する X 線撮影（以下 X 線撮影という）」と定義している．すなわち，デジタル X 線撮影システムは，デジタル受像器を用いて X 線パターンを静止画として画像処理装置に転送する．

X 線透視の英語表記には通常 fluoroscopy が用いられる．

一方で，JIS 規格によれば X 線透視法（radioscopy）は，「進行する行為を即時にガイドする目的で，一連の X 線パターンを連続的又は周期的に取得し，直接又は転送によって表示し，同時に，かつ連続的に可視像として随意に処理する技法」，さらに，間接（X 線）透視（法）

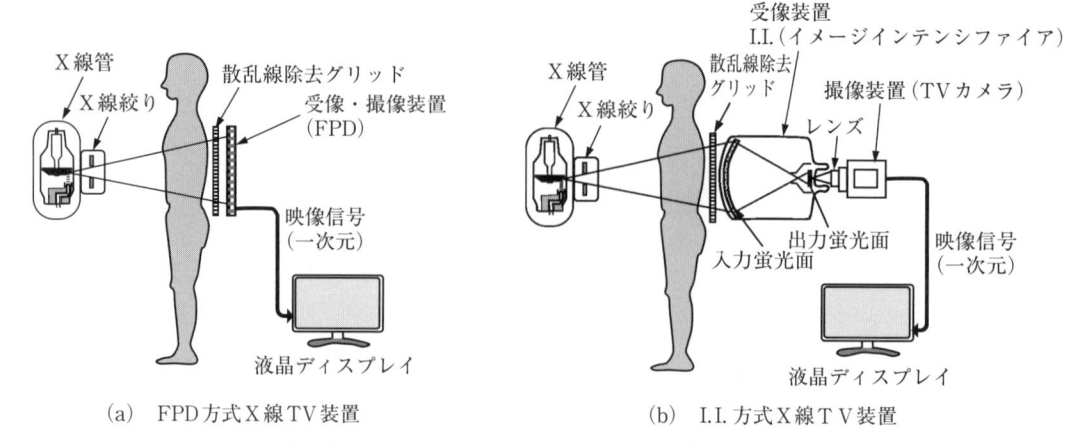

(a)　FPD方式X線TV装置　　　　　　　(b)　I.I.方式X線TV装置

図9.1　I.I.システムとFPDシステムの映像信号の流れ

（indirect radioscopy）を，「放射線ビームの外から映像を見ることがで
きるように，情報伝達したX線透視法（以下X線透視という）」と定
義している[1]．つまり，デジタルX線透視システムは，血管造影検査
などのように，X線パターンを映像信号（video signal）として経時的
に画像処理装置に転送し，リアルタイムに動画として観察・記録などを
行うシステムである．

　従来のX線映像装置は受像システムに輝尽性蛍光プレート（photo-
stimulable posher plate：IP）を組み込んだ撮影専用のCR装置と，I.I.
システムに撮影装置（imaging device）を組み込むことでX線透視を可
能にしたデジタル透視・撮影（digital radiography：DR）システムに大
別されていたが，FPDの普及とともに最近のX線映像装置はFPDシ
ステムを組み込んだDRが主流となりつつある．

　I.I.受像システムとFPD受像システムの画像観察までの映像過程の
比較を図9.1に示す．I.I.方式は，I.I.の出力蛍光面の可視像をCCD
（charge coupled device）と呼ばれる固体撮像装置で映像信号に変換し
てから医用ディスプレイに映像信号を転送する．一方で，FPD受像器
は固体撮像装置としての機能を有しており，液晶ディスプレイ
（liquid-crystal display：LCD）との構造上の共通要素が多い．

9.2　イメージインテンシファイア

　イメージインテンシファイア（Image Intensifier：以下I.I.と略す）

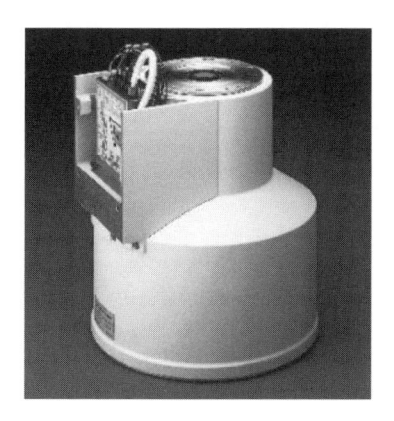

図9.2　イメージインテンシファイア（I.I.）の外観
（Thales 社製 12 型 I.I.）

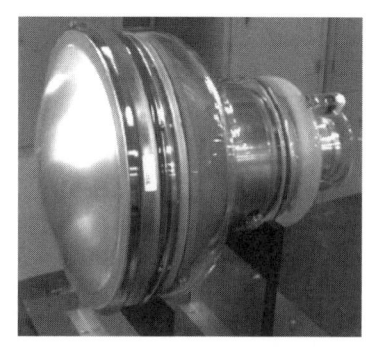

図9.3　I.I. 内部の真空管（島津製作所製）

本書では JIS の定義に基づいて，被検体を透過したX線ビームが形成する二次元強度分布をX線パターンと呼ぶことにする．

はX線パターン（X-ray pattern）を明るい可視光像に増幅変換するデバイスである．I.I. で変換された可視光像はディスプレイに伝送されて，画像診断や被検者の位置合わせ等に使用される．**図9.2** に I.I. の外観を示す．

I.I. は本体部である真空管（vacuum tube．**図9.3** 参照），各電圧を供給する電源部および外囲器（X線遮へい，磁気遮へい）より構成されている．

9.2.1　I.I. の構造と原理．各部の機能の説明

I.I. の原理を**図9.4**に示す．I.I. 本体は，入力（蛍光）面（input fluorescent screen），光電面（photocathode），電極（electrodes），出力（蛍光）面（output fluorescent screen）などの素子を内蔵した電子光学式真空管（図9.3 参照）であり，各素子の働きにより被検者体内を透過

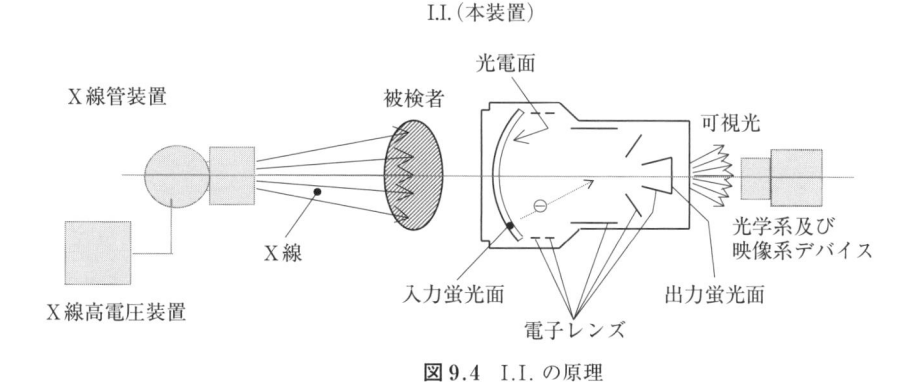

図9.4　I.I. の原理

した X 線強度を明るい可視光強度に変換する.

(1)　入力面

I.I. の受像面を形成する層を入力面という. 入力面は基板にシンチレータ (scintillator) を蒸着してあり, 入力窓を透過した X 線強度分布を微弱な可視光像に変換 (蛍光) する.

入力面のシンチレータの材質には主に CsI：Na が用いられている. 真空蒸着法により生成された母体結晶である CsI 結晶は長さ 400 μm, 直径 5 μm 程度の微細な柱状結晶構造で, 本シンチレータで生成した蛍光光を側方に拡散させることなく光電面に投射する (3.3.1 参照).

(2)　光電面

光電面
光が照射されると電子放出を行う特性をもつ物質によって構成された膜層.

X 線とシンチレータ材質との光電効果により発生した光電子と光電面に可視光が入射して光電面から放出される光電子（自由電子）は名称が同じなので混乱しないように注意する.

光が金属に入射して金属内の自由電子を放出する現象を（外部）光電効果といい, 放出された自由電子を光電子 (photo-electron) という. 光電面は入力面のシンチレータで蛍光した可視光像の輝度分布を光電子密度分布（以下, 電子パターン (electronic pattern) という）に変換（光電変換：photoelectric conversion）する働きを担う. 光電面で形成される電子パターン密度は蛍光面の可視光パターン密度に比例する. 光電面の材料には薄層（10～30 nm 程度）の Sb ($Z=51$) をベースとして Cs, Na 等を組み合わせたアルカリ化合物を用いる. 光電面は I.I. 製造工程中に真空管内でこれらの材料を交互に蒸着を行うことで生成する.

(3)　加速・集束電極

電子パターンを形成する光電子は, I.I. の陽極と集束電極が作る電界によって電子ビームとして加速・集束され, 出力蛍光面のシンチレータを発光させる. 光電子の加速のために陽極には 25～30 kV 程度の高電圧を印加する.

光電面で形成された電子パターンの空間分布を維持しつつ, 正確に加速・集束して出力蛍光面に投影する（電子レンズ：electronic lens）ためには, 電子軌道を正確に計算して管内の電界分布を慎重に設計することが非常に重要となる. また, 可変視野管では, 管内の電界分布を切り替えることで, 入力蛍光面の視野寸法を拡大・縮小することができる.

(4)　出力面

I.I. の電子パターンが光学像に変換される層を出力面 (output screen) という. 出力面は, 平面のガラス基板に 1～数 μm の粒径のシンチレータ粒子を厚さ 5～10 μm に積層生成させた構造で, 加速・集束された電子パターンを可視光像に縮小変換する働きを担う. シンチレータ材料には, CCD カメラなどの光学デバイスの分高感度波長と一致す

る発光波長を有する ZnS（Cu ドーピング）や ZnCdS などの緑色発光体が用いられる.

　出力面に形成された光学像は，光学系（光学レンズや光分配器）を通して撮像装置（CCD カメラやフィルムカメラ）に導かれる. 光学像を映像信号に変換し，画像処理装置によってモニタへ画像出力，あるいは画像データとして記録装置に保存される.

9.2.2　可変視野 I.I.

　I.I. の内部電極（電子レンズ）に印加する電圧を変化させることで，管内空間の電界分布を切り替えて入力蛍光面の視野サイズを可変する I.I. を可変視野 I.I.（multi fields input size type I.I.）という.

　I.I. に対して X 線パターンの伝達に使用される入射面内の領域を入射野（entrance field），指定された X 線管焦点入射面間距離（source to entrance plane distance：SED）において，X 線パターンを投射することができる入射面の直径を入力面視野寸法（input field size）という. 入力面上の像が出力面上に投影されるとき，入力面視野寸法に対応する出力面上の出力像の寸法を出力像寸法（output image size），入力面視野寸法に対する出力像寸法の比を I.I. の拡大率（magnification）という. 入力面視野寸法を d_1. 出力像寸法を d_0 とするとき，I.I. の拡大率 M を次式で定義する.

$$M = \frac{d_0}{d_1} \tag{9.1}$$

I.I. の場合 $d_0 < d_1$ であるから，$M < 1$（縮小）となる.

　視野サイズの大小による関係を**表 9.1** に示す. 出力像の拡大率を上げる（小視野）と高い空間分解能が得られるが，その反面 I.I. の出力画像の輝度は下がる. 画像の明るさを維持するために TV レンズの開口径を拡大するとレンズの解像度が劣化し，TV カメラのゲインアップ（gain up）を行うと画像ノイズの増加につながり，入射 X 線量を増加させると被検者の被ばく線量の増大を招くといったような弊害が生じ

表 9.1　I.I. の視野サイズの変更と各種パラメータの関係

視野サイズ	大視野	小視野
電極印加電圧	低電圧	高電圧
画像拡大率	小	大
画像解像度	低	高
画像の明るさ（※）	明	暗

る．また観察できる範囲も狭くなるため，それぞれの臨床用途に適切な
視野サイズを選択する必要がある．

9.2.3　I.I. の性能指標

DQE：JIS 規格[2)] では「量子検出効率」としているが，本書では用語を統一するため「検出量子効率」とした．

　I.I. の諸特性は JIS Z 4721（医用 X 線イメージインテンシファイア）にて規定されているが，本書では特に変換係数（conversion factor），コントラスト比（contrast ratio），解像度・空間周波数特性（resolving power. MTF），検出量子効率（detective quantum efficiency：DQE）について JIS Z 4721 に基づいて簡潔に説明する[2)]．

（1）　変換係数

変換係数 G_x は入射野での X 線の空気カーマ率 $\dot{K}$（∝入射 X 線の照射線量率）と出力像の中心での平均輝度 L との比であり，次式で定義される．

$$G_x = \frac{L}{\dot{K}} \tag{9.2}$$

L の単位は cd·m^{-2}, $\dot{K}$ の単位は μGy·s^{-1} である．X 線の場合，照射線量率（mR·s^{-1}, μSv·s^{-1}）の測定から空気カーマ率（μGy·s^{-1}）への換算は，1 mR·s^{-1}＝8.7 μGy·s^{-1}（1μSv·s^{-1}＝1μGy·s^{-1}）に相当する．変換係数は最大視野における数値を表示するが，一般的な I.I. の変換係数は 12〜35（cd·m^{-2}/μGy·s^{-1}）程度の値となる．

　変換係数の測定は，X 線焦点から I.I. 入射面間までの距離を 1,000 mm, X 線の線質は半価層 7 mmAl 当量となる管電圧（リプル百分率が 10% 以下の装置の管電圧 75 kV に相当），線源と入射面間の総ろ過は 22 mmAl 当量の条件で実施するように規定している．

（2）　コントラスト比（10%面積コントラスト比）

コントラスト比 C_R は入射面有効面積の 10% に相当する鉛円板（3 mm 厚以上）を I.I. の入射面の中心に置いたときの出力像の中心輝度値 L_D と鉛円板を取り除いたときの中心輝度値 L_B の比であり，次式で定義される．

$$C_R = \frac{L_B}{L_D} \tag{9.3}$$

　一般的な I.I. のコントラスト比は 25〜35 程度の値となる．コントラスト比の測定は X 線管電圧 50 kV にて**図 9.5** に示す構成で実施する．コントラスト比の逆数をベーリンググレア指数（veiling glare index：VGI）という．

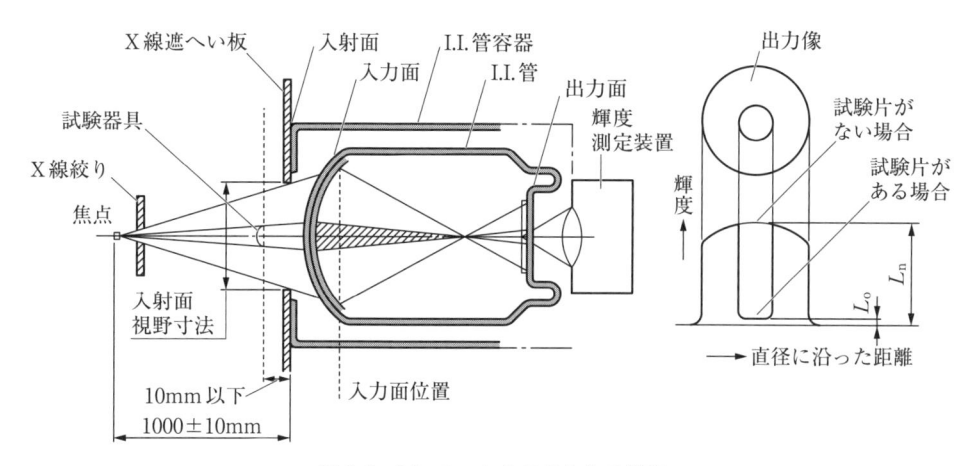

図 9.5 I.I. のコントラスト比の測定

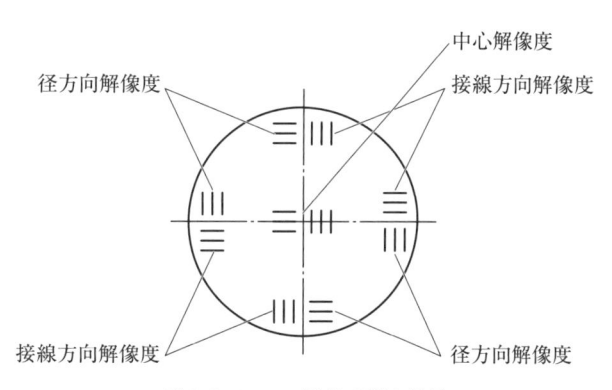

図 9.6 I.I. の解像度測定器具

(3)　解像度

　I.I. 入射面の前面に置いた試験器具（**図 9.6** 参照，線対のパターンが X 線に対して透過と非透過が同一幅で交互に形成されている）の出力像（可視光）を目視観察（拡大器使用）し，分離限界の線対値（Lp·cm^{-1}）を解像度として表現する．測定は中心，周辺各箇所について行う．

　解像度の測定は，X 線管焦点と入射面の中心との距離が 1,000 mm，テストチャートと入射面の中心との距離が 100 mm 以内，使用 X 線管焦点サイズが 0.3 mm，X 線管電圧が 40〜50 kV 以下の条件にて実施するよう規定している．

　※ 参考：MTF（Modulation Transfer Function. 変調伝達関数）

　I.I. 入射面の前面に置いた X 線に対する狭小なスリット（スリット幅 d）を通過した信号を入力したとき，その出力像のコントラストの伝達割合を MTF といい，線対（$1/2d$）ごとの MTF 値をグラフに示した

Lp（Line Pair）は空間分解能の補助単位で，X 線を完全に遮断するスリット状の部分と透過するスリット状の部分を一対とする．

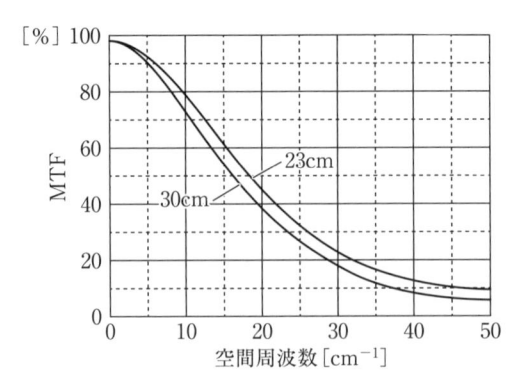

図 9.7 I.I. の MTF 特性の例

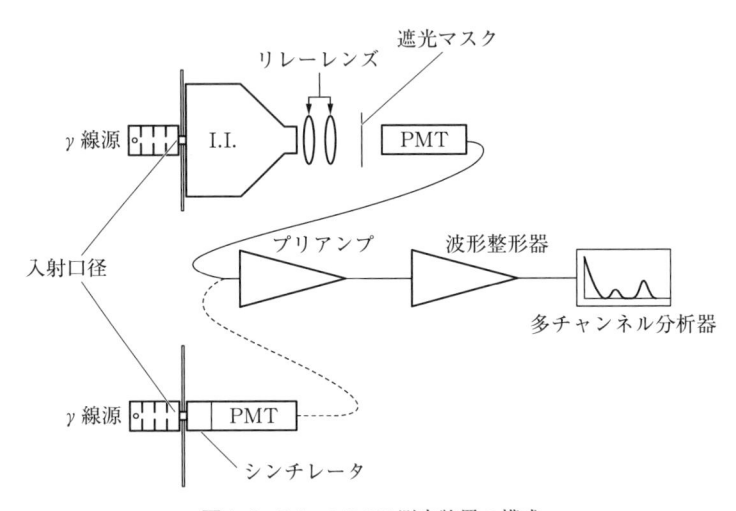

図 9.8 I.I. の DQE 測定装置の構成

ものが MTF 特性である．したがって MTF も解像度と同様に画像をど
こまで細かく分離できるかを示す指標である．12″/ 9″可変視野型 I.I.
の MTF 特性の一例を**図 9.7** に示す．視野サイズにより空間分解能の周
波数特性が変化している．

（4）　検出量子効率

　検出量子効率（DQE）とは，放射線検出器の出力の SN 比（signal-
to-noise ratio）の二乗と放射線検出器の入力の SN 比の二乗の比をい
い，放射線検出器に入射される全光量子数のうちどのくらい放射線検出
器の出力信号となり得るかの割合を示す指標である．

　I.I. や FPD 等の放射線検出器に入力された光量子数のもつ SN 比
（情報量／ノイズ成分）に対して，検出器による変換（I.I. の場合は可視
光線）後に，SN 比がどの程度保たれているかを**図 9.8** の構成にて測定

表 9.2　I.I. と FPD の性能の相対比較

性能項目	I.I.-X-TV	FPD
入射視野形状と寸法 （現状市販品）	円形 最大 400 mmφ	方形 最大 430×430 mm
外形寸法/重量	大（円錐台型）	小（薄い箱型）
像ひずみ	有	無
空間分解能	低	高
感度	高	低
外部磁場による影響	大	小
現行価格（2024 年時点）	安価	高価

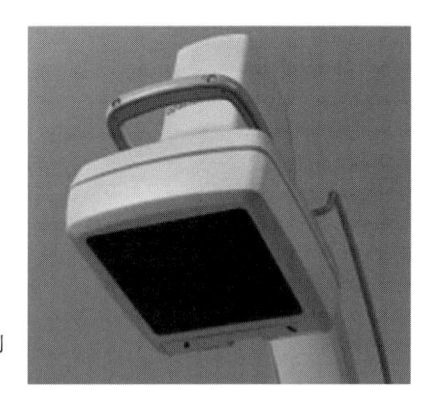

図 9.9　FPD システムの一例
（島津製作所）

を行い，DQE として次式で定義する．

$$DQE = \frac{(\text{I.I.出力の SN 比})^2}{(\text{I.I.入力の SN 比})^2} \tag{9.4}$$

9.2.4　I.I. と FPD の比較

　I.I.（X 線 TV 系含む）と FPD の相対比較を**表 9.2** に示す．I.I. はほぼ開発が収束している一方で，FPD は製品改良や低価格化が進んでおり，I.I. を用いた映像系は FPD に置き換わっていく傾向にある（**図9.9**）．

9.3　固体撮像素子

9.3.1　CCD と CMOS の構造と原理

　1960 年代に「フォトトランジスタ（phototransistor）」「フォトダイオード（photodiode）」など光電効果（photoelectric effect）の性能をもつ半導体（semiconductor）が考案された．撮像素子（image sensor）

光電効果
物質に光を照射することで電子が放出されたり電流が流れたりする現象．

への応用には，どのように光電効果現象で発生した電荷（electric
charge）を正確かつ効率的に取り出せるかの課題であった.

　一般に集積回路（integrated circuit：IC）では，パターンによる配
線によって電気的に接続され信号がやりとりされる. これに対し，素子
間の電荷的な結合を利用して，次々と電荷の状態が送り出されることに
より信号がやりとりされる素子が電荷結合素子（Charge Coupled
Device：以下 CCD）である. つまり，CCD は光を電荷に，そして信
号に換えて転送する機能をもつ固体撮像素子（solid state image sensor）
である.

　CCD は，1970 年に Bell 研究所の Boyle と Smith が概念を発表した[3]
（2009 年ノーベル賞を受賞）. 80 年代にはビデオカメラ用撮像素子とし
て製品化され，半導体の大規模集積化の微細加工技術の発展に伴い，画
素の微細化や CCD チップサイズが小さくなり，カメラの小型化が可能
となった. 90 年代には撮像管（video camera tubes）に替わるイメージ
ング素子として広く使われるようになった[4].

　CCD は，①集光レンズ，②カラーフィルタ，③受光素子（フォトダ
イオード），④転送回路，に大別できる. この「フォトダイオードの数」
＝「画素数」になる. フォトダイオードは，光の強弱に応じて電荷を生
じるが，その電荷はあまり大きくない. CCD では光を受けて発生した
電荷をアンプに転送することで，信号を増幅して電気信号へと変換して
いる.

　一方，相補性金属酸化膜半導体（Complementary Metal Oxide Semi-
conductor：以下 CMOS）も，CCD と同様にフォトダイオードとアン
プで電荷を電気信号に変換する.

　CMOS は，CCD と大きく異なり，フォトダイオード 1 個につきアン
プ 1 個が対をなす構造となっている（図 9.10，図 9.11 参照）.

　CCD と同じく 1960 年代に開発された CMOS は，トランジスタのス
イッチングに起因するノイズが大きいなどの欠点のためイメージセンサ
としては用いられなかったが，いろいろな用途に用いられ新しい技術が
次々に開発され発展し，2000 年代後半には画素間のばらつきの補正技
術が発展したことでイメージセンサにも応用されてきた.

　CMOS イメージセンサは，フォトダイオードで発生した電荷は，あ
らかじめアンプによって増幅されるため，転送過程でノイズの影響を受
けにくくなる. また，A/D 変換器や信号処理回路などの機能を同一チ
ップ上に搭載が可能であるため，①低製造コスト，②低消費電力，③読

CMOS 自体は半導体の構
成・構造を指す用語で，メ
モリなどさまざまな分野で
用いられている.

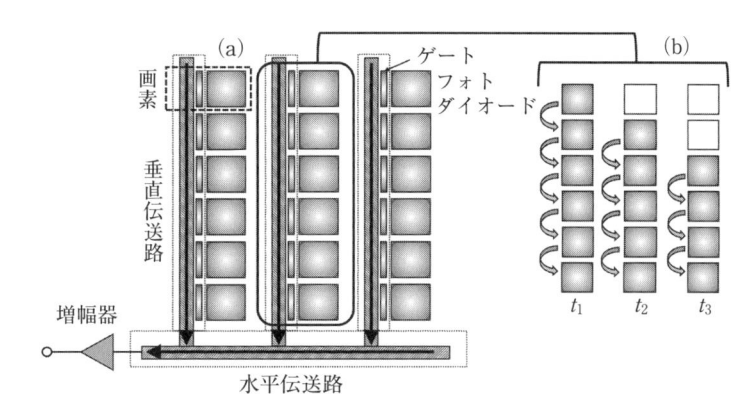

図 9.10　CCD と CMOS の違い（1）

（a）：露光後に，フォトダイオードに蓄積された電荷は，ゲートの電圧を切り替えることにより垂直伝送路へ転送され，水平伝送路から急速に読み出される．このプロセスは，すべて垂直伝送路が読み取られるまで繰り返される．

（b）：同じ列（垂直方向）において 1 画素ずつ連続する時間間隔で 3 回（t_1〜t_3）シフトする様子を示している．

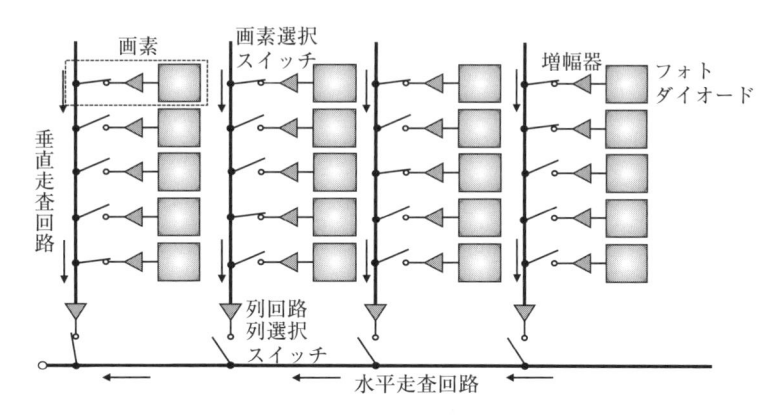

図 9.11　CCD と CMOS の違い（2）

CMOS の読み出し手順
①フォトダイオードが光を電荷に変換して蓄積
②各画素の増幅器にて電荷を電圧に変換
③画素選択スイッチの ON/OFF により電圧を垂直走査回路に転送
④列選択スイッチの ON/OFF により電圧を水平走査線に転送し出力

スミア（smear）：撮影する光の強さによって光源を中心とした直線状の白カブリが発生する現象．

み出し/転送速度の高速化，④高解像度化，⑤開口率（fill factor），⑥スミア現象が起きない，などにおいて CCD より有利である．そのため近年携帯電話などへの応用が広がっている．

9.3.2　X 線受像器用 CCD の特徴

CCD カメラは撮像管カメラに比べ，①小型，②軽量，③歪がなくシ

ャープな画像，④長寿命で耐震性に優れている，などの特長がある．

　イメージインテンシファイア（Image Intensifier：以下I.I.）の出力像をX線受像器用CCDで映像信号に変換し，そのままでディスプレイ（display）に表示できる消化器用X線TVシステムが1980年代後半誕生した．1990年代以降は映像信号をデジタル出力しコンピュータで画像処理するデジタルX線TVシステムが広く普及した．このデジタルX線TVシステムでは，コンピュータによって画像処理を行うこともできるため，デジタルサブトラクション血管造影（digital subtraction angiography：以下DSA）や回転DSA撮影など脳血管や腹部血管造影検査に用いられるようになった．さらに60コマ/秒の高レートで高精細な画像が撮影可能なCCDも開発され，小児を含む心臓の造影も可能になり広く循環器検査に用いられるようになった．

　一方，CCDカメラには撮像管カメラのような残像がなく，透視時の低線量ではX線量子ノイズが目立つという問題があった．しかし，リカーシブフィルタ（recursive filter）などのデジタル画像処理（digital image processing）を施すことで，量子ノイズ（quantum noise）を低減するなど，さまざまな技術が開発された．

リカーシブフィルタ
表示されている透視画像よりも数フレーム遡り加重加算する時間軸フィルタ．

　I.I.と組み合わせたX線撮影システムの他に，前面に配置した蛍光体（fluorescent substance）でX線を光に変換後，光ファイバ（optical fiber）でCCDに導くX線撮影システムもある．このシステムはI.I.を用いていないため周辺部の画像の歪みがなく，四角の照射野で撮影することができる．

9.4　映像回路

9.4.1　映像信号の生成と再生

キャプチャ
コンピュータ画面上に表示される情報（画像，動画，文字など）を取り込んで保存すること．

　撮像素子がデジタル画像をキャプチャする，またはデジタル画像をディスプレイに表示する方法を走査方式（scan method）と呼称する．この走査方式にはインターレース（interlace）方式とプログレッシブ（progressive）（ノンインターレース（non-interlace））方式の2つのパターンがある．

　インターレース方式では画像データを，①1枚の二次元画像を水平方向の一次元走査線（scan line）に細かく分割，②分割した走査線を上から下へ奇数段目・偶数段目の2回に分けて1行ずつ伝送，③受信したモ

ニタ側がその画像を再構築して表示する．このように2枚の画像（奇数画像と偶数画像）を交互に表示することで，①伝送容量を抑えられる，②滑らかな動きを表現できる．しかしながら画像がちらつく，乱れやすくなるなどの欠点がある．日本では NTSC（National Television System Committee）方式がテレビ放送（アナログ放送）で使われていたが，現在ではほとんど使われていない．

プログレッシブ方式では1枚の画像データをすべて読み取って一度に転送表示する方式である．伝送容量は大きくなってしまうが，インターレース方式のように画像を分割しないため，解像度に優れる．

動画を出力する際の指標にフレームレート（frame rate）と動画を表示する際の指標にリフレッシュレート（refresh rate）がある．

フレームレートは，動画の構成を表す数値で，単位時間当たりに処理させるフレーム（静止画像数）を示しており，fps（frames per second：フレーム毎秒）という単位で表す．ちなみに，日本のテレビ放送は 30 fps である．

リフレッシュレートは，1秒間に画面が書き換わる回数で，単位はHz（hertz：ヘルツ）である．1秒間に 60 回画面が書き換えられる場合，リフレッシュレートは 60 Hz となる．

表示装置の走査方式がプログレッシブ方式であればフレームレートとリフレッシュレートと同じ値になるが，NTSC のテレビ放送など，走査方式がインターレースの場合，フレームレートとリフレッシュレートは一致しない．

日本医学放射線学会電子情報委員会が平成 27 年 4 月に「デジタル画像の取り扱いに関するガイドライン 3.0 版」[5] を示し，画像圧縮について次のように記載している．

(1) 読影医師は，非可逆圧縮について十分理解し，画像の劣化により診断が影響されないように留意すること．

(2) 医用画像を圧縮する際に画質について十分な配慮を行っている場合には JPEG 非可逆圧縮または他の方法でそれに相当する圧縮率で 1/10 までは非圧縮画像と臨床上同等と考えられる．

JPEG（Joint Photographic Experts Group：ジェイペグ）はコンピュータなどで扱われる静止画像のデジタルデータを圧縮する方式のひとつ．

9.5　医用ディスプレイ

9.5.1　液晶ディスプレイ（LCD）の構造と動作

(1)　ディスプレイの種類

本書ではコンピュータの画面を表示する装置（画面表示装置）を基本的に「ディスプレイ（display）」と表記する．しかし「モニタ（monitor）」という言葉がよく使われていたために併用する．

画面表示装置には，ブラウン管（cathode ray tube：以下 CRT）やフラットパネルディスプレイ（flat panel display：以下 FPD）がある．FPD には，液晶ディスプレイ（liquid crystal display：以下 LCD）や有機発光ディスプレイ（Organic Electro Luminescence display：以下 OELD）などがある．FPD は CRT に比べ①薄型，②軽量という特長がある．また各画素が独立していることから，③周辺部にボケや歪みがない，④高鮮鋭度などの特長を有している．さらに大型，高精細化が進み，医療用分野に急速に普及している．

FPD から医用ディスプレイまでの映像回路，信号伝達の簡単な説明を図 9.12 に示す．

(2)　液晶パネル

液晶は，液体の流動性と固体（結晶）の性質も併せ持つ中間的な状態である．液晶分子は，細長い棒状の分子で，分子の向きの規則性を保っている．しかし液晶分子に電界をかけることにより液晶分子のある配列状態が他の配列状態に変化することによって光の屈折率や誘電率などが変化する特性がある．これらの現象は液晶の電気光学効果（electro-optic effect）と呼ばれ，液晶セルの光学的性質が変化することを利用し

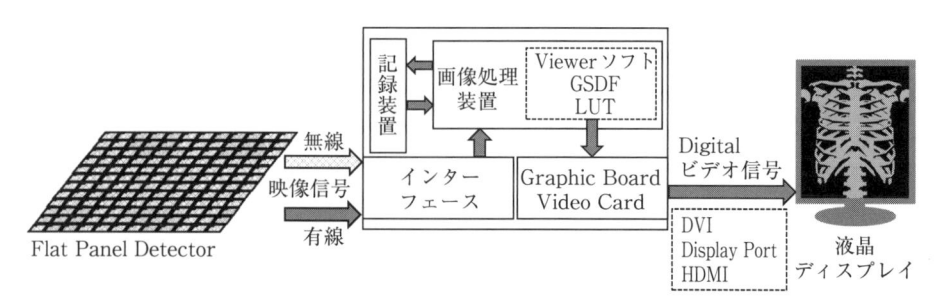

図 9.12　FPD から医用ディスプレイまでの映像回路，信号伝達の簡単な説明

て光変調が可能となる.

　液晶パネルは，2組の偏光フィルタ（偏向板）・ガラス基盤（透明電極付きガラス）で，この液晶分子が無数に封入された層を挟み込んだ構造をしている．ガラス基盤の背面からバックライトを当て，基盤の電極を通じて電圧を印加して液晶の並び方を変え，偏光フィルタのスリットから通る光の透過量を調整することで階調表現を行っている.

　各液晶セル（画素）には，光の透過光量を調整するために印加する電圧を変化させる a-Si 薄膜トランジスタ（thin film transistor：以下TFT）でできた能動素子（active element）をマトリクス（matrix）状に配置したアクティブマトリクス方式（active matrix）の LCD を TFT液晶と呼称する.

（3）　液晶ディスプレイの種類と特徴

　TFT 液晶には，TN（Twisted Nematic）型，IPS（In-Plane Switching）型，VA（Vertical Alignment）型の3種類がある[6].

　初期の TN 型 LCD は，①構造が単純で低コスト，②少電力で高輝度，③立ち下がり（白→黒）の応答速度が非常に速い，④リフレッシュレートが 240 Hz（1秒間に 240 回描画）までサポート可能などの利点と視野角が狭いという欠点があった．視野角とは，LCD の正面方向から画面を観察する際に，視線を左右（または上下）方向に移動させると，見かけ上の液晶の厚さが変化することに起因して，コントラストが低下する，色が反転するといった現象が見られず正しく見える範囲である．この視野角は中心軸上で得られるコントラストに対し，左右方向でコントラストが 1/10 になる角度（視野角特性）をもって評価される．この視野角特性は医用ディスプレイの重要な評価項目である.

　視野角を広げるため，対向電極を一方の同一基板上に形成することで電界方向を横方向にし，液晶分子は常に基板面に平行のままスイッチングする IPS 型 LCD が登場した．さらに電極および画素を"くの字"型に配置した微小セルをマルチドメイン化した A-IPS（advanced in-plane switching）方式も開発され，白色に対する視野角依存性も向上した[6].

　VA モードの LCD は，電圧を印加しないときは液晶分子が基板面に垂直方向に立っており，電圧を印可すると水平方向に傾く．つまり電圧オフで光は透過せず優れた黒表示に，電圧オンで白くなる．このように液晶分子の垂直方向の傾きで光量を制御でき，従来に比較して高コントラスト，高視野角特性が得られている.

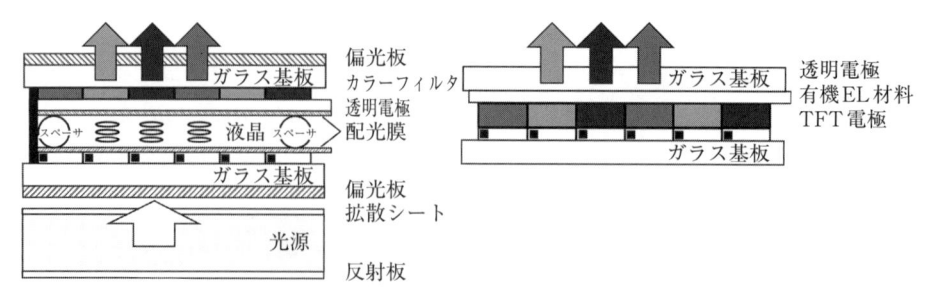

図 9.13　LCD と OLED の構造の違い

　　カラー LCD の画素は赤・緑・青の3色（RGB/光の三原色）によるサブ画素（カラーフィルタ）から成り，極小の各サブ画素に配置した無数の TFT が電圧のスイッチとして機能し，各画素の液晶層の透過率を変えることで，ディスプレイ全体として多彩な色を表現する．

　　有機物の中には電圧を印加することで発光するものがあり，種類により発光する色が異なる．OELD は，有機物を組み合わせることで三原色を表現し，映像を映し出す．素子そのものが発光するため，LCD と異なりバックライトが必要なく構造がシンプルにできる（**図 9.13** 参照）．

　　OELD には，①薄くて軽い，②画質（コントラスト）が高い，③画面の反応スピードが速い，④柔軟性が高い，⑤低消費電力が少ない，⑥

表 9.3　ディスプレイの表示画素数（文献 5），6））

			画素数	画素サイズ[5]
0.3 M	VGA	VideoGraphicsArray	640×480	
0.5 M	SVGA	Super-VGA	800×600	
0.8 M	XGA	eXtendedGraphicsArray	1024×768	
1 M	WXGA	Wide-XGA	1280×800	
1.3 M	SXGA	Super-XGA	1280×1024	19 inch：0.294 mm
2 M	UXGA	Ultra-XGA	1600×1200	21 inch：0.270 mm
3 M	QXGA	Quad-XGA	2048×1536	21 inch：0.2115 mm
4 M	WQXGA	Wide-Quad-XGA	2560×1600	
5 M	QSXGA	Quad-Super-XGA	2560×2048	21 inch：0.165 mm
6 M	WQXSGA	Wide-Quad-XSGA	3280×2080（2048）	
8 M			3840（4096）×2160	
12 M			4200×2800	
2 K	FHD	Full-HD	1920×1080	1080 i
4 K	4KUHDTV	Quad-Full-HD	3840×2160	2160 p
8 K	8KUHDTV	Super-Full-HD	7680×4320	4320 p

1080 i＝（解像度 1920×1080・インターレース方式），2160 p＝（解像度 3840×2160・プログレッシブ方式）

視野角が広い，などの特徴がある．一方，デメリットとして，①焼き付き現象が起こりやすい，②寿命が短い（約3万時間程度），③製造コストが高い，④LCDに比べると明るさが少ない．

(4) ディスプレイの解像度

放射線画像モダリティには，① CR（Computed Radiography）/DR（Digital Radiography），②マンモグラフィ，③ CT/MRI，④血管造影，⑤超音波，⑥内視鏡，⑥手術画像などあり，医用ディスプレイに要求される解像度は用途によって大きく異なる．

医用ディスプレイは明確な基準はなく，サイズ：20〜30インチ，画素数：200万（2M）〜500万（5M），画素サイズ：約0.3〜0.16 mmの解像度クラスのカラーディスプレイが多く利用されている（**表9.3**参照）．

じん肺については300万画素（3M）以上，マンモグラフィについては500万画素（5M）以上のディスプレイによる診断を推奨している[5]．

9.5.2 医用ディスプレイの精度管理（JESRA, JIS）

ディスプレイにも品質管理（Quality Control：QC），品質保証（Quality Assurance：QA）が求められる．特に医用ディスプレイでは精度管理（表示性能と表示品質の維持・管理）適切でないと，観察するディスプレイによって「同じ画像データでも見え方が異なる」といった現象が起き，読影や診断の精度に影響が出る可能性がある．このことがPC用の一般的なモニタとは異なる．

ディスプレイは経年変化により，表示性能が劣化する．そのため，導入・設置時には適切な要件を満たしていたディスプレイであっても，表示性能が劣化しないように，定期的にキャリブレーション（calibration）等の適切な管理・整備を実施することが重要である．社団法人 日本画像医療システム工業会（JIRA）の医用画像システム部会モニタ診断システム委員会は，「医用画像表示用モニタの品質管理に関するガイドライン Quality Assurance（QA）Guideline for Medical Imaging Display Systems」[7]を2005年に策定し，序文には「医療機関で行われる画像診断行為は，本ガイドラインで管理されている医用モニタで行うことが望ましい」とある．JIRA の HP（https://www.jira-net.or.jp/publishing/monitor.html）で公開されており，無料でダウンロードすることができる．

この QA ガイドラインの2017年改正された JESRA X-0093 *B-2017には，モニタの導入時に行う「受入試験」と導入後に定期的に行う「不変性試験」が記載されている[7,8]．（**図9.14**，**図9.15**，**表9.4**，

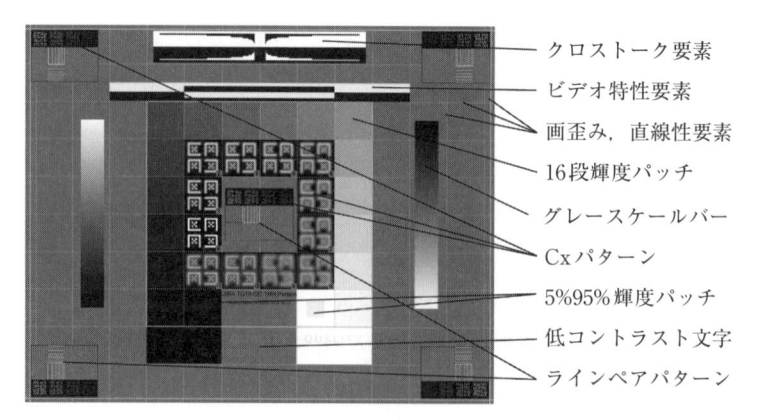

右側ラベル（上から）：
- クロストーク要素
- ビデオ特性要素
- 画歪み，直線性要素
- 16段輝度パッチ
- グレースケールバー
- Cx パターン
- 5%95% 輝度パッチ
- 低コントラスト文字
- ラインペアパターン

図9.14　QC ガイドライン[5] で使用する標準テストパターン（TG18-QC パターン）

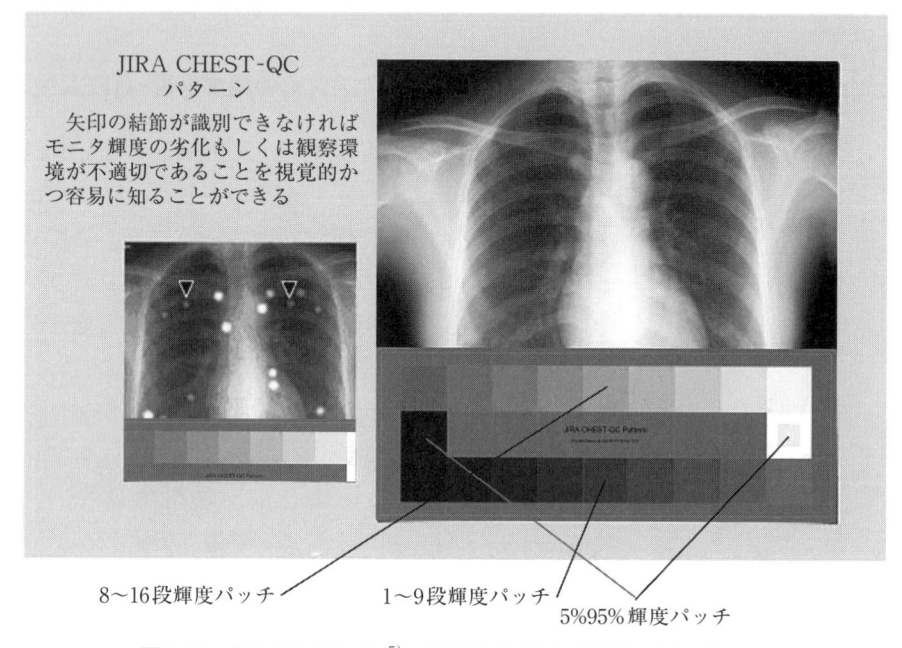

JIRA CHEST-QC パターン

矢印の結節が識別できなければモニタ輝度の劣化もしくは観察環境が不適切であることを視覚的かつ容易に知ることができる

下部ラベル：
- 8〜16段輝度パッチ
- 1〜9段輝度パッチ
- 5%95% 輝度パッチ

図9.15　QC ガイドライン[5] で使用する JIRA CHEST-QC パターン

表9.5 参照）

(1)　受入試験

　受入試験は，施設に医用ディスプレイを納入・設置する際に，規格に適合しているかを確認するために行う試験である．テストパターン画像を用いて目視による全体評価・グレースケール・アーチファクト，輝度計・色度計による輝度均一性・コントラスト応答・最大輝度・輝度比・色度など，本来の性能で起動していることを確認する．医用ディスプレ

表 9.4 JESRA X-0093*B^{-2017} の目視試験（CRT 評価除く）（文献 8），文献 9））

分類	テストパターン	判定基準		受入試験	不変性試験	
		グレード 1	グレード 2		定期	使用日
仕様		解像度≧1 k×1 k		○	–	–
全体評価	JIRA TG18-QC	16 段階のパッチの輝度差が明瞭に判別できなければならない．5%95% パッチが見えなければならない．		○	○	○
	判定用臨床画像又は基準臨床画像	判定用臨床画像又は，基準臨床画像の判定箇所が問題なく見えなければならない．		○	○	○
グレースケール	JIRA TG18-QC	滑らかな単調連続表示である．		○	○	–
アーチファクト	JIRA TG18-UNL80	アーチファクトが確認できない．		○	○	–
	JIRA TG18-QC			○	○	–
輝度均一性	JIRA TG18-UNL80	著しい非一様性がない．		–	○	–

表 9.5 JESRA X-0093*B^{-2017} の測定試験（文献 8），文献 9））

分類	テストパターン	判定基準		受入試験	不変性試験
		グレード 1	グレード 2		定期
輝度均一性	JIRA TG18-UNL80	≦30（%）		○	–
コントラスト応答	JIRA TG18-LN 又は JIRABN	≦±15（%）	≦±30（%）	○	○
最大輝度		≧170（cd/m^2）	≧100（cd/m^2）	○	○
		マルチ医用モニタ間≦±10（%）		○	○
		輝度偏差≦±10（%）		–	○
輝度比		≧250	≧100	○	○
色度	JIRA TG18-UNL80	画面内≦0.01	–	○	–
		マルチ医用モニタ間≦0.01	–	○	–

イに「出荷試験報告書」が添付されている場合，その内容を承認することで受入試験結果報告書の代替とし，受入試験を省くことも可能である．

(2) 不変性試験

不変性試験は，医用ディスプレイの表示性能と表示品質の維持・管理するために行われる試験である．実際に使用される環境下で実施する．使用日ごとに始業前点検として実施する「日次試験」と，6 か月（輝度安定回路がある機器は 1 年）ごとに 1 回実施する「定期試験」がある．不変性試験を行うことで，現状確認に加えて導入時からの変化も確認できる．これらの試験の評価方法としては，目視と測定があり，テストパターン（臨床画像）や測定器などのツールが必要である[9]．

　不変性試験で，異常が見つかる，または判定基準を満たさないなどの
ケースが起こる．不合格の場合，キャリブレーションを実行することで
ディスプレイの輝度・階調特性・色度などを基準値内に補正することで
基準を満たすようにする．多数のディスプレイをまったく同じにするこ
とはできないが，LUT（Look up Table）で入力信号に対する表示輝度
を同じにすることで，ディスプレイ間の個体差・バラつきをなくすこと
ができる．DICOM part14 にはグレースケール標準表示関数
（Grayscale Standard Display Function：以下 GSDF）の規定があり，
準拠した階調表示ができているか，その精度を確認する試験を行うこと
で見え方を統一することができる．

（3）　丁度可知差異（JND）

　人間の目の視覚特性では光の強さと感覚の強さが直線関係ではないた
め，識別できる最小の輝度差は比較する輝度によって異なる．暗から明
まで輝度レベル毎の変化を感じる 1 ステップを弁別閾（Just Noticeable
Difference：以下 JND）と考える．理論上，その JND に基づくことで
GSDF は人間にとって線形的に輝度が変化していると感じるような特性
となる[10]．

　各種試験は，すべての医用ディスプレイに対して同じ判定基準で実
施・管理するのではなく，用途に応じて管理グレードを決定し，管理す
る必要がある．JESRA X-0093＊B-2017 では厳しい順に　管理グレー
ド 1A＞管理グレード 1B＞管理グレード 2 の 3 種類の判定基準，および
序文には「どの管理グレードで管理するかは医療機関で判断する必要が
ある」と記載されている[7]．

（4）　LCD の主なアーチファクト[9]

　JESRA（X-0093＊B^{-2017}）では，医用画像表示用モニタのアーチフ
ァクト（artifact）を「本来そこには存在してはならない現象の総称で，
フリッカー（flicker），クロストーク（crosstalk），ビデオアーチファク
ト（ゴースト（ghost）やシャドー（shadow））などを含めて不具合特
性全般を指す」としている．

　フリッカーとは，画面のちらつきのことをいう．ディスプレイの表示
画面は 1 秒間に数十回以上更新されているが，特に CRT ディスプレイ
においてはこの回数（垂直走査周波数）が少ないと画面がちらついて見
える．ちらつきの感じ方は個人差がある．

　クロストークとは，電気回路的には信号が他の回路に漏れることによ
り起こる現象のことを指す．LCD ではパネル上で駆動してない回路へ

駆動信号が漏れ込み，文字や線などに沿って影が生じることを指す．

　ビデオアーチファクトとは，ビデオ信号によるアーチファクトのことで，ゴーストやシャドーのような現象を指す．ゴーストは，信号が回路要因やケーブル要因などで，反射されて作成される虚像のことである．ゴーストは多重画像になることが多い．一方で，シャドーとは，コントラストの変化があるところで，文字や線に沿って影が生じる現象のことをいう．

　電気回路的には方形波を入力したときに，入力に対して行き過ぎて出力してしまう現象をオーバーシュート（overshoot）という．オーバーシュートは，画面上では黒から白に変わる場合にその境界で白が強調されて見える．

(5)　特定保守管理医療機器への対応

　2024 年 7 月 8 日に「GSDF キャリブレーション機能付き画像診断用ディスプレイ」が特定保守管理医療機器に指定された．このことを受け，2024 年 10 月 31 日には，JESRA TR-0049^{-2024}「医用画像表示用ディスプレイの受入試験及び不変性試験（JIS T 62563-2）に関するガイドライン Guidelines of acceptance tests and constancy tests（based on JIS T 62563-2）for medical image displays」[11) が制定された．これまでの JESRA X-0093*B-2017 は移行期間（約 5 年）後に廃止される予定である．

　JESRA TR-0049^{-2024} の主な変更点は，医用ディスプレイの①カテゴリーの変更，②設定の変更（最大輝度，最小輝度など），③設置場所，環境光の設定の変更，および受入試験の代替不可や不変性試験の頻度などである．受入試験に必要な確認項目と判定基準を**表 9.6** および **表 9.7** に示す（ただし，解像度は試験項目ではない）．また，不変性試験に必要な確認項目と判定基準を**表 9.8** および **表 9.10** に示す（ただし，解像度は試験項目ではない）．なお表 9.10 の目視試験（輝度均一性，色度均一性，マルチディスプレイの色均一性）において目視で判断が困難な場合，測定を行うためその判定基準を**表 9.9** に示す．目視試験に使用する標準テストパターンを**図 9.16** に，OIQ テストパターンの各要素パターンを**図 9.17** に示す．

表 9.6　JESRA TR-0049^{-2024} の受入試験の確認項目（測定）と判定基準（文献 11))

試験項目	確認項目	カテゴリー別判定基準			
		I -A	I -B	II（診断用）	II（参照用）
解像度	水平×垂直（ピクセル）	$\geq 2048 \times 2048$	$\geq 1024 \times 1024$	－	－
最大輝度	$L'_{max}(cd/m^2)$	≥ 450	≥ 350	≥ 150	≥ 150
	$\Delta L'_{max}(\%)=(L'_{max}-L'_{target})/L'_{target}$	$\leq \pm 10$	$\leq \pm 10$	$\leq \pm 10$	$\leq \pm 10$
輝度比	L'_{max}/L'_{min}	≥ 350	≥ 250	≥ 100	≥ 100
安全係数	L_{amb}/L'_{min}	≤ 0.6	≤ 0.6	－	－
コントラスト応答	$K_\delta(\%)$	$\leq \pm 10$	$\leq \pm 10$	$\leq \pm 20$	$\leq \pm 20$
グレースケール色度	$\Delta u'v'_{gray}=\{(u'_n-u'_{18})^2+(v'_n-v'_{18})^2\}^{1/2}$	≤ 0.010	≤ 0.010	≤ 0.015	－
輝度均一性	$(L_{high}-L_{low})/(L_{high}+L_{low})*200(\%)$	≤ 20	≤ 20	≤ 30	≤ 30
色度均一性	$\Delta u'v'_{uni}=\{(u'_a-u'_b)^2+(v'_a-v'_b)^2\}^{1/2}$	≤ 0.010	≤ 0.010	≤ 0.015	－
マルチディスプレイ					
最大輝度	$(L'_{max\_High}-L'_{max\_Low})/L'_{max\_Low}*100(\%)$	≤ 10	≤ 10	≤ 20	≤ 20
色度	$\Delta u'v'_{multi}=\{(u'_{\_R}-u'_{\_L})^2+(v'_{\_R}-v'_{\_L})^2\}^{1/2}$	≤ 0.010	≤ 0.010	≤ 0.015	－

表 9.7　JESRA TR-0049^{-2024} の受入試験の確認項目（目視）と判定基準（文献 11))

テストパターン	試験項目	確認項目	カテゴリー別判定基準			
			I -A	I -B	II（診断用）	II（参照用）
OIQ	ラインペアの識別	高コントラスト	識別可能			
		低コントラスト	識別可能		－	－
	5%/95% パッチの識別	5%/95% パッチ	識別可能			
	16 段パッチの識別	16 段のパッチ	識別可能			
	指定文字の識別	背景：グレー，白	QUALITY CONTROL			
		背景：黒	QUALITY CONTROL	QUALITY CONTRO	QUALITY CONT	
	グレースケール	グレースケール	連続的で単調増加			
	白と黒の境界遷移	白と黒の境界	遷移が明確で，異常がない			
	センター位置	画面全体	中央に位置している			
	境界線と直線性	境界線，クロスハッチ	境界線が見え，線が直線である			
	フリッカー（ちらつき）	画面全体	影響する異常がない			
	ノイズ	画面全体	影響する異常がない			
	ビデオアーチファクト	画面全体	影響する異常がない			
TG18-MP	グレースケール分解能	長い水平マーカー	遷移の識別可能			
TG18-UN80	輝度均一性	画面全体	影響する異常がない			
	色均一性	画面全体	影響する異常がない			－
	マルチディスプレイの色均一性	複数画面	影響する異常がない			－
TG18-UN10	画素欠陥タイプ A（副画素の輝点）	100 万画素あたりの許容数	≤ 1	≤ 3	－	
臨床画像	臨床画像	画面全体	影響する異常がない，又は識別可能			

表 9.8　JESRA TR-0049^{-2024} の不変性試験の確認項目（測定）と判定基準（文献 11））

試験項目	確認項目	カテゴリー別判定基準			
		I -A	I -B	Ⅱ（診断用）	Ⅱ（参照用）
解像度	水平×垂直（ピクセル）	$\geq 2048 \times 2048$	$\geq 1024 \times 1024$	$-$	$-$
最大輝度	$L'_{max}(cd/m^2)$	≥ 450	≥ 350	≥ 150	≥ 150
	$\Delta L'_{max}(\%) = (L'_{max} - L'_{target})/L'_{target}$	$\leq \pm 10$	$\leq \pm 10$	$\leq \pm 10$	$\leq \pm 10$
輝度比	L'_{max}/L'_{min}	≥ 350	≥ 250	≥ 100	≥ 100
安全係数	L_{amb}/L'_{min}	≤ 0.6	≤ 0.6	$-$	$-$
コントラスト応答	$K_\delta(\%)$	$\leq \pm 10$	$\leq \pm 10$	$\leq \pm 20$	$\leq \pm 20$
マルチディスプレイ					
最大輝度	$(L'_{max\_High} - L'_{max\_Low})/L'_{max\_Low} * 100(\%)$	≤ 10	≤ 10	≤ 20	≤ 20

表 9.9　JESRA TR-0049^{-2024} の不変性試験の目視で判断が困難な場合の測定時判定基準（文献 11））

試験項目	確認項目	カテゴリー別判定基準			
		I -A	I -B	Ⅱ（診断用）	Ⅱ（参照用）
輝度均一性	$(L_{high} - L_{low})/(L_{high} + L_{low}) * 200(\%)$	≤ 20	≤ 20	≤ 30	≤ 30
色度均一性	$\Delta u'v'_{uni} = \left\{(u'_a - u'_b)^2 + (v'_a - v'_b)^2\right\}^{1/2}$	≤ 0.010	≤ 0.010	≤ 0.015	$-$
マルチディスプレイ					
色度	$\Delta u'v'_{multi} = \left\{(u'_{\_R} - u'_{\_L})^2 + (v'_{\_R} - v'_{\_L})^2\right\}^{1/2}$	≤ 0.010	≤ 0.010	≤ 0.015	$-$

表 9.10　JESRA TR-0049^{-2024} の不変性試験の確認項目（目視）と判定基準（文献 11））

テスト パターン	試験項目	確認項目	カテゴリー別判定基準			
			I -A	I -B	II（診断用）	II（参照用）
OIQ	ラインペアの識別	高コントラスト	識別可能			
		低コントラスト	識別可能		－	－
	5%/95% パッチの識別	5%/95% パッチ	識別可能			
	16 段パッチの識別	16 段のパッチ	識別可能			
	指定文字の識別	背景：グレー，白	QUALITY CONTROL			
		背景：黒	QUALITY CONTROL	QUALITY CONTRO	QUALITY CONT	
	グレースケール	グレースケール	連続的で単調増加			
	白と黒の境界遷移	白と黒の境界	遷移が明確で，異常がない			
	境界線と直線性	境界線，クロスハッチ	境界線が見え，線が直線である			
	センター位置	画面全体	中央に位置している			
	フリッカー（ちらつき）	画面全体	影響する異常がない			
	ノイズ	画面全体	影響する異常がない			
	ビデオアーチファクト	画面全体	影響する異常がない			
TG18-MP	グレースケール分解能	長い水平マーカー	遷移の識別可能			
TG18-UN80	輝度均一性	画面全体	影響する異常がない			
	色均一性	画面全体	影響する異常がない			－
	マルチディスプレイ 色均一性	複数の画面の比較	影響する異常がない			－
TG18-UN10	画素欠陥タイプ A （副画素の輝点）	100 万画素あたりの 許容数	≤1	≤3	－	
臨床画像	臨床画像	画面全体	影響する異常がない，又は識別可能			

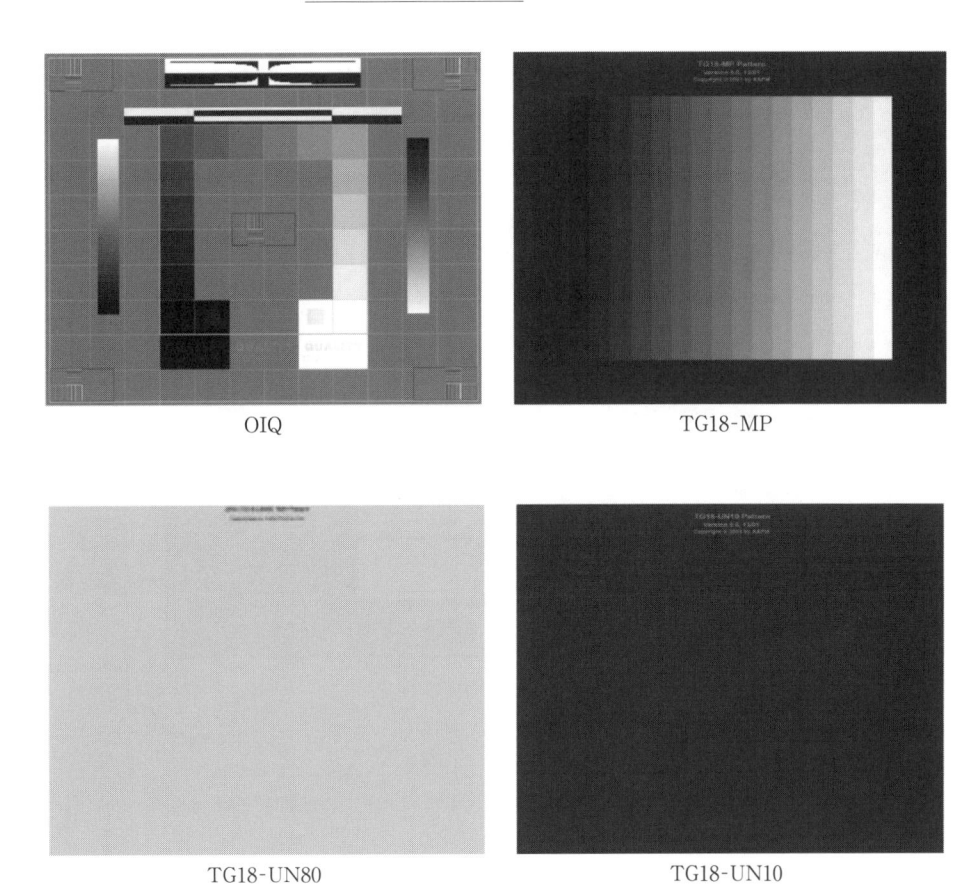

OIQ TG18-MP

TG18-UN80 TG18-UN10

図 9.16 JESRA TR-0049^{-2024} の標準テストパターン（文献 11））

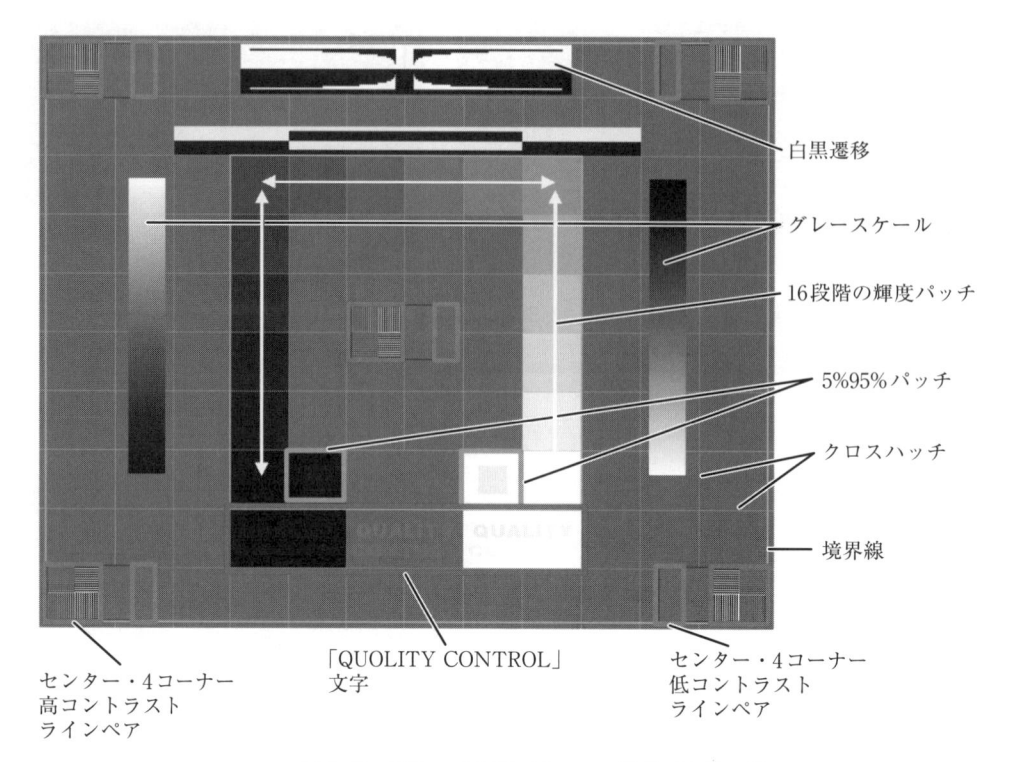

白黒遷移

グレースケール

16段階の輝度パッチ

5%95%パッチ

クロスハッチ

境界線

センター・4コーナー
高コントラスト
ラインペア

「QUOLITY CONTROL」
文字

センター・4コーナー
低コントラスト
ラインペア

図 9.17　OIQ の各要素パターンの配置（文献 11））

〔参考文献〕

1）JIS T 0601-1-3：2015　医用電気機器—第 1-3 部：基礎安全及び基本性能に関する一般要求事項—副通則：診断用 X 線装置における放射線防護，日本規格協会，2015

2）JIS Z 4721：2000　医用イメージインテンシファイア，日本規格協会，2015

3）W.S. Boyle and G.E. Smith：Charge-Coupled SemiconductorDevices, Bell Syst. Tech. J., 49, pp587-593, 1970

4）佐藤直高：CCD カメラの基礎的技術，画像通信，24 巻，2 号，23-27，2001

5）日本医学放射線学会電子情報委員会：デジタル画像の取り扱いに関するガイドライン 3.0 版，平成 27 年 4 月（https://www.radiology.jp/member_info/guideline/20150417.html）

6）筒井博司：医用画像診断・モニタ用フラットパネルデイスプレイ，Medical Imaging Technology, 18（2），p101-109, 2000

7）日本画像医療システム工業会（JIRA）：医用画像表示用モニタの品質管理に関するガイドライン Quality Assurance（QA）Guideline for Medical Imaging Display Systems（https://www.jira-net.or.jp/publishing/files/jesra/JESRA_X-0093B_2017.pdf）

8）医用画像表示用モニタに関する標準化の動向と推進— JIRA の取組み—

9）JESRA X-0093＊B-2017「医用画像表示用モニタの品質管理に関するガイドライン Quality Assurance（QA）Guideline for Medical Imaging Display Systems　テストツールの使用方法」

10）JESRA TI-0004-2024「GSDF キャリブレーション機能付き画像診断用ディスプレイに関する技術基準 Technical standards for diagnostic imaging displays with GSDF calibration technology」

11）JESRA TR-0049-2024「医用画像表示用ディスプレイの受入試験及び不変性試験（JIS T 62563-2）に関するガイドライン」
（https://www.jiranet.or.jp/publishing/files/jesra/JESRA_TR-0049_2024.pdf）

10 医療画像情報

診療に不可欠な情報（データ）を収集，分析，保存，および伝達するプロセスを総称して医療情報（medical infomation）という．医療画像情報（medical imaging infomation）は医用画像（medical image）の生成（generation），処理（processing），管理（management），転送（transfer），保存（storage），配信（distribution），表示（display），認識（perception），保護（privacy），秘匿（security）に関する医療情報の sub-field である[1]．医療施設では，近年，フィルムレス化，ペーパレス化が進み，電子カルテ（Electronic Medical Records：EMR）や部門システムで多様な診断・治療機器が稼働しており，それぞれのシステムは標準規格を用いて連携している．

本章では，医用画像の電子保存，照射録の管理なども含めて，主に診療画像機器を取り扱う上で必要な医療画像情報のあらましを整理する．また医療被ばく管理，読影ワークフローなどに関しても併せて取り上げる．

10.1 医療情報システムの概要

最初に，検査オーダーの発生から，画像の配信までを理解することは重要である．医療情報の分野では，医療の情報通信技術（Information and Communication Technology：ICT）化が進んでいる．放射線診断・治療部門では特に多くの放射線診断・治療機器や専門的システムが存在しており，主には医療用画像管理システム（Picture Archiving and Communication System：PACS），放射線部門情報システム（Radiology Information System：RIS），検像システム，読影レポートシステム，線量管理システムなどが稼働する施設が多いことから，各システムの役割

を説明する.

10.1.1　電子保存の三原則

厚生労働省は,「診療録等の電子媒体による保存について」(平成 11 年 4 月 22 日)[2] の中で, 法令に保存義務が規定されている文書等に記録された情報を電子媒体に保存する場合は, 電子保存の三原則(真正性 (authenticity), 見読性 (readability), 保存性 (preservability))を遵守しなければならないとして, 具体的に次のように通知している.

(1)　保存義務のある情報の真正性が確保されていること.

○故意または過失による虚偽入力, 書換え, 消去および混同を防止すること.

○作成の責任の所在を明確にすること.

(2)　保存義務のある情報の見読性が確保されていること.

○情報の内容を必要に応じて肉眼で見読可能な状態に容易にできること.

○情報の内容を必要に応じて直ちに書面に表示できること.

(3)　保存義務のある情報の保存性が確保されていること.

○法令に定める保存期間内, 復元可能な状態で保存すること.

電子カルテや放射線科で活用する PACS, RIS, 読影レポートシステムなどはこの電子保存の三原則を遵守しなければならない.

10.1.2　照　射　録

診療放射線技師は, 放射線を人体に照射したときは, 遅滞なく厚生労働省令で定める事項を記載した照射録を作成し, その照射について指示をした医師又は歯科医師の署名を受けなければならない(診療放射線技師法第 28 条). 照射録に記載する事項は次の項目である(診療放射線技師法施行規則第 16 条).

1　照射を受けた者の氏名, 性別及び年齢

2　照射の年月日

3　照射の方法(具体的にかつ精細に記載すること)

4　指示を受けた医師又は歯科医師の氏名及びその指示

照射録に関しては法令上, 保存義務が課されておらず,「民間事業者等が行う書面の保存等における情報通信の技術の利用に関する法律」の適用対象外であるが, 同法の適用対象となる書面と同様, 電子保存の三原則の条件を満たした場合において, 電磁的記録による作成, 保存及び

署名を認めている[3)].

10.1.3　システム構成

　一般的な医療施設の放射線科は多様なシステムが連携しており，電子カルテから検査オーダーを発行して画像診断報告書（以下「所見」という）を作成するまでの一連の処理を可能としている．放射線科における各システムの連携の例を**図 10.1** に示す．医用画像は院内に配信されており，システム構築によっては院外からでも画像参照が可能で，撮影画像のバックアップを院外に保存する施設も存在する．放射線科における検査オーダーから画像配信・保存までの一連の流れを要約する．

① 電子カルテから RIS に検査オーダーが出力される．

② RIS から検査機器に患者情報/オーダー情報を連携する．検査完了後に検査機器から RIS に検査情報/実施情報を連携する．

③ 撮影した画像は検像システムにて確認作業が行われる．検像システムを経由しない場合（モダリティ）も存在する．

④ 検像システムから PACS に画像を送信する．

⑤ 読影レポートシステムから PACS の画像を参照して所見を作成する．

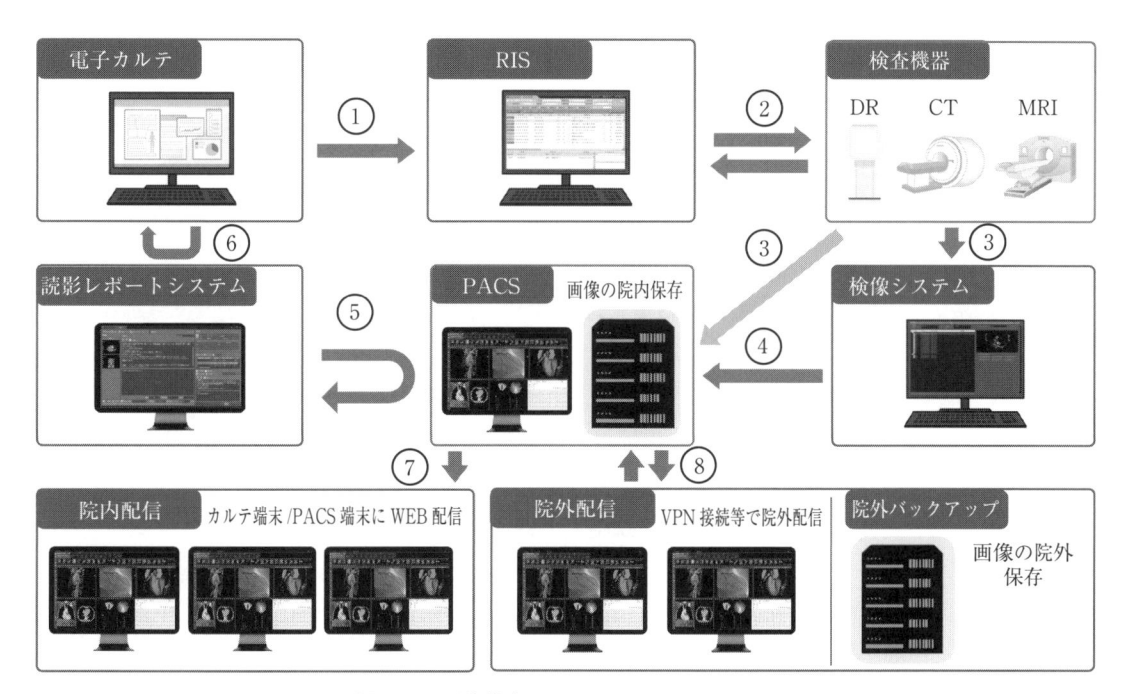

図 10.1　画像検査システムのワークフローの例

⑥　所見は電子カルテ等からのリンクで閲覧することができる.

⑦　Web 形式で電子カルテ端末/PACS 端末等に画像が配信される.

⑧　仮想プライベートネットワーク（Virtual Private Network：VPN）接続等で院外からも PACS を起動することができる. 事業継続計画（Business Continuity Plan：BCP）対策として, 画像のバックアップを院外保存する施設も多い.

（1）放射線科で運用しているシステム

a　PACS システム

PACS は, 医用画像をデジタル形式で保存/管理/配信するシステムで, 画像の検索/閲覧/共有などを可能とする.

b　RIS システム

放射線業務全般をサポートするシステムで, 電子カルテからの情報を撮影機器と連携する. 日常点検, 撮影検査の統計機能, 照射録の管理と併せて検査リスト, 患者情報などを放射線科で情報共有するツールとして活用される.

c　読影レポートシステム

PACS システムと連携することで所見を作成することができるシステムで, さまざまな所見作成支援ツールが存在しており, 読影医師は効率的に業務をこなすことができる. 作成された所見を Web 配信することで電子カルテなどから所見を閲覧することができる.

d　検像システム

撮影した画像が院内に共有される前に撮影ミスや情報修正がないかを確認するためのシステムで, 患者情報修正, 画像のトリミング, マーク修正, WL/WW（window level/window width）調整, 画像やシリーズの順番変更も可能である.

e　被ばく線量管理システム

患者が検査や治療で受けた線量（patient dose）の情報を撮影機器から取得して管理するシステムで, 線量管理および線量記録が求められているのは主に線量の大きい検査である CT 検査, 血管造影および核医学検査である.

（2）DICOM 規格との連携

DICOM（Digital Imaging and Communications in Medicine）は, 医用画像データを実際の画像および画像に関連付けられたテキストとして交換および保存するための標準プロトコルを定義する医用画像の国際基準規格である. DICOM によって異なるメーカー間における医用画像機

事業継続計画とは, 企業が自然災害, 大火災, テロ攻撃などの緊急事態に遭遇した場合において, 事業資産の損害を最小限にとどめつつ, 中核となる事業の継続あるいは早期復旧を可能とするために, 平常時に行うべき活動や緊急時における事業継続のための方法, 手段などを取り決めておく計画のことをいう.

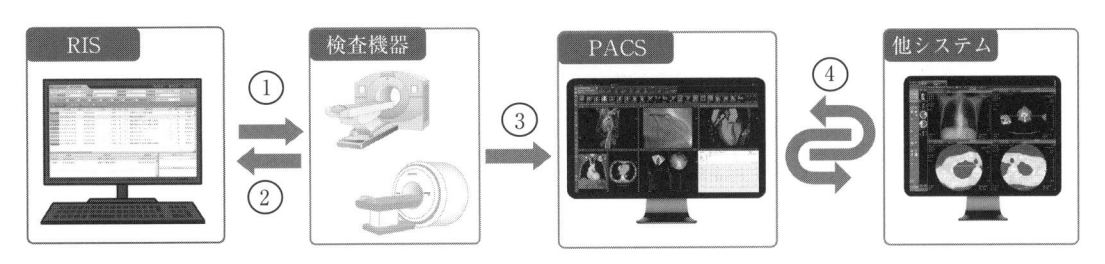

図10.2　DICOM規格の連携種別

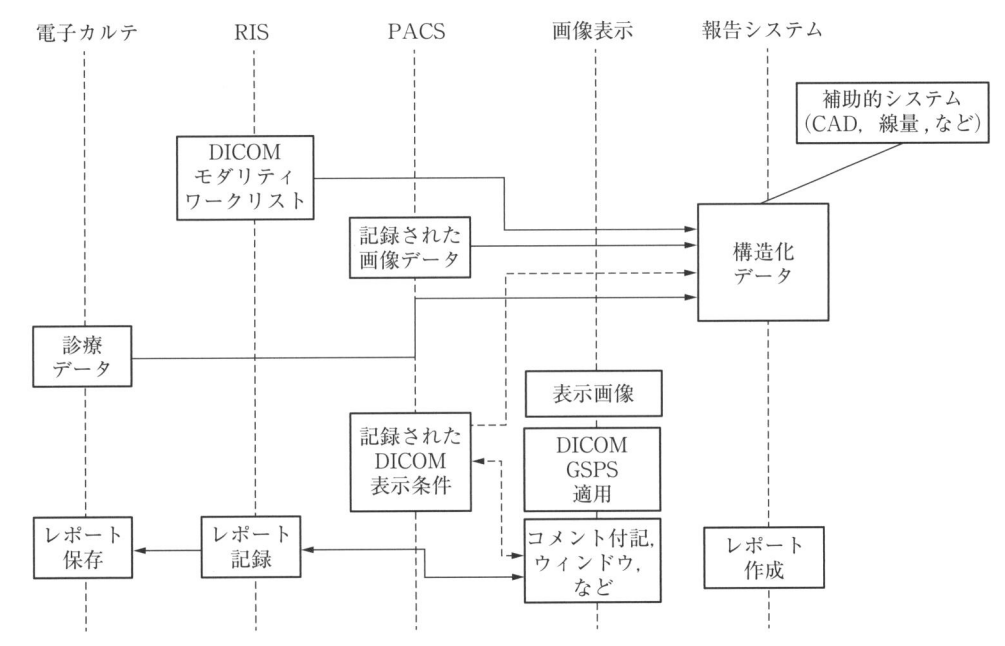

図10.3　IHE統合プロファイルによる放射線科ワークフローとDICOMとの連携（文献4））
電子カルテ，PACS，およびレポートに関連するデータをもつ追加システムからの構造データを使用して，最適化された画像表示とレポートの生成を行う.

器の共有化が実現され，一般撮影やCT装置などの静止画だけでなく，超音波/IVR（動画）や内視鏡画像（汎用画像）もDICOM形式で保存することが可能となり，多くの医療機関で導入している.

　各ベンダーは，各製品がDICOM規格への準拠と適合範囲を宣言する書類を準備しており，DICOM適合性宣言書（DICOM Conformance Statement：DICOM CS）と呼ばれている. 装置やシステムなどの製品を**図10.2**のように接続する場合は，双方のDICOM CSを事前に共有して確認することで接続がスムーズに実施できるようになる.

　①　MWM（Modality Worklist Management）（ワークリスト管理）:

患者情報・検査情報の連携をする.

② MPPS（Modality Performed Procedure Step）（進捗管理）：検査情報・撮影実施情報を連携をする.

③ Storage：装置で撮影した画像を PACS サーバーに保存する.

④ QR（Query & Retrieve）（検索・取得）：双方システムよりリスト検索して画像を取得する.

(3)　IHE 統合プロファイル

IHE（Integrating the Healthcare Enterprise）は，医療情報システムの相互接続性を推進する国際的なプロジェクトである．IHE 統合プロファイルは，HIS，RIS，PACS を統合して情報伝達を効率的に行う仕組みを提供する．**図 10.3** に IHE 統合プロファイルによる放射線科ワークフローと DICOM との連携の概念を示す[4].

10.2　医療被ばく管理

2020 年 4 月より医療法施行規則が改正され，診療用放射線に係る安全管理体制を定めるとともに，一部の放射線機器の医療被ばく管理が義務化された[5].　医療被ばくの管理において診療放射線技師の役割は大きく，撮影技術と併せて医療被ばく管理の知識が必要となる．放射線機器からどのように線量情報が提供されるのか，そして診療放射線技師は収集された線量情報をどのように管理するのかについて説明する.

10.2.1　被ばくの分類

国際放射線防護委員会（International Commission on Radiological Protection：ICRP）は，放射線による被ばくを職業被ばく（occupational exposure），公衆被ばく（public exposure）および医療被ばく（medical exposure）という 3 つカテゴリーに区別している[6].

職業被ばくとは，放射線作業に従事する者が自らの作業の過程で受けるすべての被ばくをいう.

公衆被ばくとは，一般公衆が日常生活の中で受ける被ばく（職業被ばく，医療被ばくおよび自然放射線による被ばくを除く）をいう.

医療被ばくは，主に診断，検査，IVR あるいは放射線治療を受ける個人に与えられる被ばくで，次の 3 形態を定義している.

① 患者の医療被ばく：患者が自らの医学または歯学の診断あるいは治療の一部として受ける被ばく

② 患者を介護，介助する個人の医療被ばく：職業上被ばくする者以外の人が，患者の支援や介助に自発的に役立つ間に承知して受ける被ばく

③ 自らの被ばくを伴う生物医学的研究プログラムにおける志願者（ボランティア）の被ばく

10.2.2 被ばく線量管理の対象となる医療機器一覧

厚生労働省は，「診療用放射線に係る安全管理体制に関するガイドライン」の中で，被ばく線量の管理及び記録その他の診療用放射線の安全利用を目的とした改善のための方策に関する基本方針として，次に掲げる項目について診療用放射線の安全利用のための指針に記載することを求めている[7]．

(1) 線量管理及び線量記録の対象

(2) 線量管理

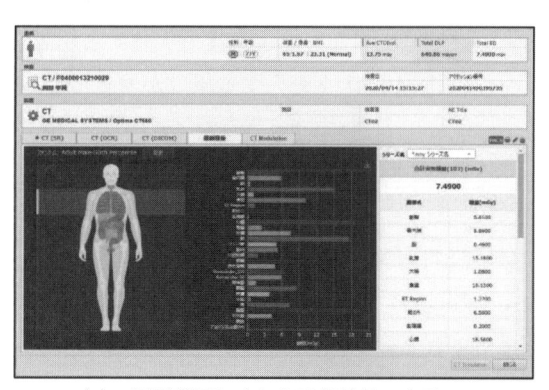

(a) 撮影範囲に応じた吸収線量の表示

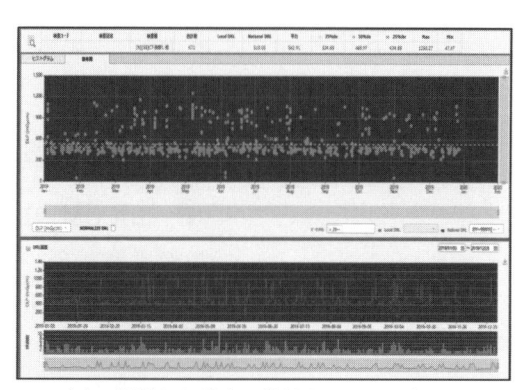

(b) 撮影した検査の線量をプロット表示

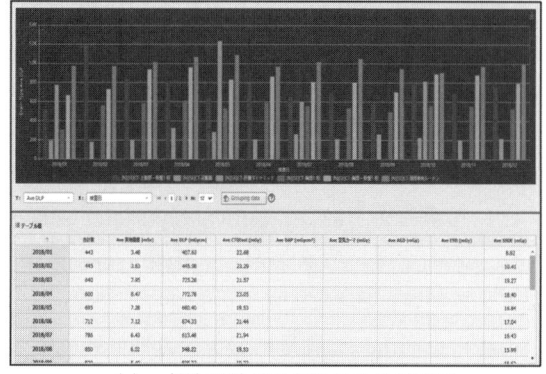

(c) 各検査種の平均線量を月別表示

図 10.4 被ばく線量管理システム画面

（3）　線量記録

（4）　診療用放射線に関する情報等の収集と報告

具体的には，次に掲げる管理・記録対象医療機器等を，線量管理及び線量記録の対象としている．

　・移動型（デジタル/アナログ）式循環器用 X 線透視診断装置

　・据置型（デジタル/アナログ）式循環器用 X 線透視診断装置

　・X 線 CT 組合せ型循環器 X 線診断装置

　・全身用 X 線 CT 診断装置

　・X 線 CT 組合せ型（SPECT/ポジトロン CT）装置

　・陽電子断層撮影診療用放射性同位元素

　・診療用放射性同位元素

なお，放射線治療計画用 CT についても，管理・記録対象医療機器等を用いる場合は線量管理及び線量記録を行うこと，線量の保存機能を有さなくても表示機能を有する機器を使用した診療については被ばく線量を記録することとしている．

　線量管理，記録の対応方法は施設で異なり，手作業で実施する施設も存在するが，線量管理システム（**図 10.4**）を導入する施設が増えている．

10.2.3　装置側より提供される線量情報の形式

（1）　DICOM RDSR

撮影画像と合わせて放射線照射情報を DICOM が規定する RDSR（Radiation Dose Structured Report）形式と呼ばれる構造化文書で記載し連携する方法で，最も推奨される線量情報の連携方法である．

（2）　DICOM タグ情報

DICOM RDSR に対応していない装置の場合は，DICOM タグより線量情報を収集するケースがある．DICOM タグを用いて線量情報の連携をすることは可能であるが，RDSR と比較すると情報量が不足する．

（3）　DICOM 線量サマリー画像 OCR

DICOM RDSR/DICOM タグ情報などで線量情報が出力できない場合，光学的文字認識（optical character recognition/reader）が用いられ，スクリーンキャプチャー画像（screen capture image）に表示されている線量情報を OCR（optical character recognition，光学文字認識）の技術を活用して線量情報を読み取り連携することができる．

核医学分野の線量情報は RRDSR（Radiopharmaceutical Radiation Dose Structured Report）で連携される．

10.2.4　診断参考レベル

診断参考レベル（Diagnostic Reference Level：DRL）は，医用画像を目的として行われる手法の結果として受ける患者の放射線被ばくに適用される[6]．日本では，放射線診療に関する学会や団体などが連携し組織されている医療被ばく情報ネットワーク（Japan Network for Research and Information on Medical Exposure：J-RIME）が設定した，DRL 2020 が公開されている[8]．DRL は一定期間単位で更新されており，患者の医療被ばくにおける「放射線防護の最適化」を目的としている．

J-RIME は，現在，2025 年の診断参考レベルの改訂に向けた線量調査を行っている．

各施設で患者が医療被ばくで受ける被ばく線量を DRL 値と比較することで，線量管理・撮影プロトコルの見直しに活用することができる．DRL は，医療現場の放射線検査による個々の医療被ばくを制限するものではなく，あくまでその検査の参考値として考えるべきである（4.6.1 参照）．

10.2.5　IHE-REM

医療被ばく情報の取り扱いについては，以前は，診断装置と関連システム間での連携手順が整備されておらず，医療機関，システム提供ベンダーの裁量に委ねられていた．このままでは広域で統一した医療被ばく情報の収集ができないと判断した IHE は，この問題を解決するために標準規格を用いたシステム構築仕様である，医療放射線被ばく管理総合プロファイル（Radiation Exposure Monitoring integration profile：REM）を採用した．この統合プロファイルは撮影装置，線量情報管理システム，および国家レベルでの線量データベースなどの組織間システムで医療放射線被ばくの情報をどのように連携するかを規定している．

10.2.6　医療被ばく管理の今後について

法令で管理・記録対象医療機器の線量管理（記録）が義務化されたこと[7]を受け，医療機関ではガイドラインに基づいて線量管理（記録）を実施している．しかし旧型の撮影装置などでは RDSR が出力できず正確な線量情報が取得できない，施設に線量管理システムがないため線量の取得や DRL との比較に時間がかかるなど，まだまだ課題が多く残っている．

今後は医療機器の更新に伴い，RDSR での線量情報の出力が標準とな

り，線量管理システムが普及していくことで，被ばく線量の〝見える化〟が進むことが期待される．日本の医療被ばくは他国と比較して大きいことが指摘されてきており，現在でもその状況は大きくは変わっていない[9]．日本における医療被ばくの低減は，診療放射線技師にとって重要な責務である．

10.3　読影のワークフロー

　診療放射線技師が検査後に読影の補助を実施する施設，読影に AI システム（artificial intelligence system）を活用する施設，医師不足や検査数増加に伴い遠隔画像診断・遠隔読影を活用する施設など，近年読影のワークフローは施設の環境，検査の種類，地域性などにより多種多様化している．本節では実際に医療機関でどのように読影が実施されているかを解説する．

10.3.1　診療放射線技師の役割

　厚生労働省医政局から通知された「医療スタッフの協働・連携によるチーム医療の推進について」に，診療放射線技師が「チーム医療」を推進するためにできる内容として，「画像診断における読影の補助を行うこと」と記載されている[10]．診療放射線技師が撮影を実施した後にコメントを記載するケースがある．読影業務を行う医師は画像と合わせて技師コメントを参照することで，読影業務の負担軽減につながり，医療安全の面でも重要な役割を担うことになる．

10.3.2　読影領域における AI システムの役割

個別の AI 医療機器の有用性が評価されたわけではないことに注意．「画像診断管理加算」には画像診断管理加算 1 から画像診断管理加算 4 までの 4 区分がある．

　2024 年の診療報酬の改定で画像管理加算 4 が新設され，画像管理加算 3 と合わせて算定条件として，「人工知能関連技術が活用された画像診断補助ソフトウェアを活用しており，適切な安全管理を行っていること」と記載している．

　AI 技術を用いた画像診断補助ソフトウェアには，撮影した画像から特定の病変を検出するコンピュータ支援診断（Computer-Aided Diagnosis：CAD）がある．この CAD は，病変を検出（見落とし予防）する CADe（コンピュータ支援検出：computer-aided detection），および質的診断（両悪性鑑別）もできる CADx（コンピュータ支援診断：computer-aided diagnosis）の 2 つに分けられる．どちらも機械学習の

1つであるディープ・ラーニング（deep learning：深層学習）を活用している．

　CAD を導入する施設は増加傾向にある．更に，医師全体数に放射線科医数の占める割合が少ないことから，放射線科医の業務効率化を支援する目的で AI を活用する施設が増えることが予想される．

10.3.3　二重読影

　画像診断レポートの見落としが多数報道され，社会問題となっている[11]．同じ検査に対して医師 2 名が読影を行うことを二重読影（double reading）という．国の指針では，肺がん検診における胸部エックス線写真は 2 名以上の医師によって読影し，それぞれの読影結果に基づき比較読影することを要求している[12]．目的は質の高い医療の提供であり，がんなどの見逃しによる事故防止につなげている．

　二重読影で，一次読影を行った医師の読影結果に基づいて別の医師が二次読影を実施する方法のことをオーバーリーディング（over reading），2 名の医師に同時に読影依頼をして，お互いの読影結果を伏せたまま読影を実施する方法をブラインドリーディング（blind double reading）という．

10.3.4　遠隔画像診断と遠隔読影

　病院やクリニックなどで撮影された CT 画像や MR 画像などを，ネットワークを経由して読影医がいる施設へ送信し，画像診断をすることを遠隔読影（remote image reading）という．遠隔読影を用いるメリットとして，①読影リソースの確保，②専門分野の医師による読影，③二重読影としての活用などがあげられ，施設の状況に応じて院内読影と併せて活用されている．

遠隔画像診断（remote image diagnosis）と遠隔読影は区別される．遠隔画像診断は保険診療の対象となるが，遠隔読影は保険診療と見なされないため，画像診断管理加算の算定が行えないという違いがある．

　読影対象の画像だけを参照して遠隔読影を行うと，院内読影と比較して診断精度が落ちることが懸念されるため，読影対象の検査と合わせて過去画像（数回分）や血液検査などの別検査の情報も遠隔読影先に伝えることで，診断精度を維持しながら遠隔読影を活用することができる．

　遠隔読影はセキュリティの安全面から，VPN 等の暗号化通信が必須となる．

10.3.5　DICOM SR の利用

DICOM SR（DICOM Structured Report）とは DICOM 規格で定めら

れた文字情報や数値情報を扱う構造化されたデータ形式のことである．
線量情報の連携の際に用いる DICOM RDSR は DICOM SR の一部である．超音波検査などは，装置側で計測を実施しながら撮影を実施する所見作成の際に，計測結果を画像から確認して，手入力で所見に記載すると人為的ミスが発生する可能性がある．DICOM SR を利用すると，計測した数値情報が自動的に入力されるので，人為的ミスを防止することが可能で，更には手入力の手間を省くことができる．

10.3.6　読影レポートシステムに求められる重要な機能

　読影医師が承認した所見を加筆修正する場合は，第一版，第二版等，修正履歴が確認できる版管理機能（version management system）を必要とする．読影所見を加筆修正した場合に，その修正箇所（履歴）が残らないと，電子保存の三原則に違反するので，読影レポートシステムには必須の機能である．

　その他，読影システムに要求される重要機能として，検査オーダーをした医師が読影医師の画像診断報告書を確認したかどうか判断できる，既読管理機能（read management system）がある．読影医師が，承認した所見の内容が主治医に適切に伝達されずに医療事故につながるケースがあるので，既読管理機能は主治医が画像診断報告書を未読の場合，システム側からアラートを表示する機能，医療安全の管理者が未読/既読の状況確認ができる機能などを含んでいる．

〔参考文献〕

1）Bushberg, Jerrold T., and John M. Boone：The essential physics of medical imaging, Lippincott Williams & Wilkins, 2011
2）厚生省健政発第 517 号・医薬発第 587 号・保発第 82 号（平成 11 年 4 月 22 日），診療録等の電子媒体による保存について，1999
3）厚生省医政発 0331 第 30 号，薬生発 0331 第 10 号，保発 0331 第 26 号，政社発 0331 第 1 号（平成 28 年 3 月 31 日），「民間事業者等が行う書面の保存等における情報通信の技術の利用に関する法律等の施行等について」の一部改正について，2016
4）Samei, Ehsan, and Donald J. Peck：Hendee's physics of medical imaging, John Wiley & Sons, 2019
5）厚生労働省医政発 312 第 7 号（平成 31 年 3 月 12 日），医療法施行規則の一部を改正する省令の施行等について，2019
6）ICRP Publication 103，国際放射線防護委員会の 2007 年勧告，財団法人

日本アイソトープ協会，2007

7）厚生労働省医政地発 1003 第 5 号（令和元年 10 月 3 日），診療用放射線の
安全利用のための指針策定に関するガイドラインについて，2019

8）医療被ばく情報研究情報ネットワーク（J-RIME），日本の診断参考レベ
ル（DRLs2020 版）

9）赤羽恵一：日本における医療被ばくの現状 LANCET 論文その後，日本
放射線安全管理学会誌，7.2，113-115，2008

10）厚生労働省医政発 0430 第 1 号（平成 22 年 4 月 30 日），医療スタッフの
協働・連携によるチーム医療の推進について，2010

11）日本医学放射線学会：画像診断報告書の確認不足等に関する医療安全対
策についての見解，2018

12）厚生労働省健発第 0331058 号（平成 20 年 3 月 31 日），がん予防重点健康
教育及びがん検診実施のための指針，2008

11 X線機械装置

X線機械装置（mechanical units for medical X-ray equipment）は，X線透視や撮影の際の被検者の位置決めと固定，および，X線管や検出器を保持する機能を有し，X線透視と撮影の両方に対応したX線透視撮影台，撮影だけに対応したX線撮影台，X線源とX線映像装置を保持する保持装置に分類される．X線機械装置は，X線撮影システムにおける，撮影時のポジショニングの正確性と再現性，および，被検者に対する機械的・電気的安全性の両方を確保する上で，非常に重要な役割を担っている．本章では，X線機械装置に関する安全管理の観点から，JIS規格に規定するX線機械装置の内容を整理する．

11.1 X線機械装置の分類

JIS規格（医用X線機械装置通則，JIS Z 4703-1995，以下JIS通則という）では，X線機械装置を使用目的と移動方法により，それぞれ**図11.1**のように分類している[1]．

X線診断のために，人体の位置決めができ，X線像を記録する撮影台をX線直接撮影台（X-ray tables and stands）という．X線直接撮影台は，水平式撮影台，傾斜式撮影台，起倒式撮影台，立位撮影台（リーダー撮影台（Rieder's radiographic stand）を含む）に分類される．

X線診断のために人体の位置決めができ，X線映像装置（imaging equipment）を装備してX線透視およびX線撮影を行う装置をX線透視撮影台（X-ray tables for radioscopy）という．X線透視撮影台は一般透視撮影台と特殊透視撮影台に分類される．

保持装置は，「人体の位置づけ手段をもたず，X線管装置，X線映像

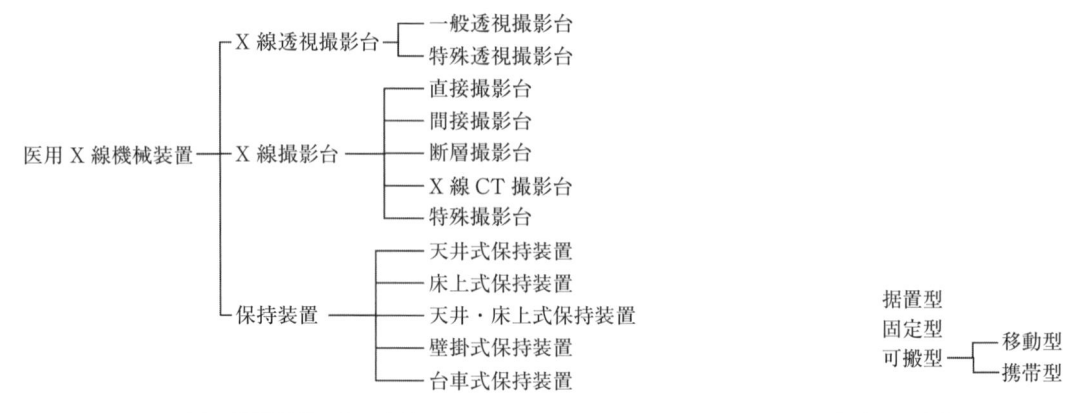

（a）　使用目的による分類　　　　　　　　　　　（b）　移動方法による分類

図 11.1　JIS 規格による医用 X 線機械装置の分類（JIS Z 4703-1995）

X 線機械装置の具体的な構造と機能に関しては，Ⅱ巻のシステム編でモダリティごとに詳細に扱っているので，ここでは具体的な説明を省略した．

装置を保持する装置」と JIS 通則で定義している．

臨床では用途に応じて多様な X 線機械装置が各種の X 線撮影システムに実装されている．

11.2　X 線機械装置の安全管理

JIS 通則は X 線機械装置の性能，構造，安全，試験および検査に関して規定している．本節ではこれらのうち，主な項目を整理する．

11.2.1　性　　能

性能は，①負荷重量，②騒音，③衝撃，④許容差，⑤安定性について規定されている．

負荷体重は，成人を対象とする装置においては，少なくとも 100 kg の体重まで正常に動作しなければならない．

騒音については，装置が連続的に発生する騒音は，正常使用状態において，A 特性で 60 dB 以下であることが望ましく，65 dB を超えてはならない．ただし，3 秒以下の非継続音は含まない．

A 特性とは，JIS C1509（電気音響）で規定された，騒音レベルを測定する際の周波数重み付け特性をいう．

衝撃については，可搬型装置（車載用装置を含む）は，通常の取扱い，運搬および移動時の衝撃に耐えなければならないとしている．

許容差については，動力または手動によって移動する装置の最大移動量での最終停止位置の許容差は，最大移動量 1,000 mm 以下と 1,000 mm を超える場合について，それぞれ，最終停止位置の最大許容量を

＋20 mm〜−10 mm および＋40 mm〜−10 mm としている．定格値に対する許容差として，装置の総重量は±10％，移動速度は±20％，角度目盛は±2°，長さ目盛は±2％とそれぞれ規定している．

安定性に関しては，装置の質量に相当する力の25％または220 N のどちらか小さい方の力を，最も不利な方向に加えたとき転倒しないこととしている．また，装置は，正常な使用時に10°以下の角度で転倒しないこととしている．

11.2.2　構　　　造

構造は，①患者の支持および固定，②懸垂保持機構，③動く部分，④外装および保護カバー，⑤手で保持する部分，⑥表面，角および縁，⑦移動型装置，⑧携帯型装置，⑨飛散物，⑩圧力容器および圧力を受ける部分について規定している．これらのうち，④〜⑥および⑧〜⑩に関しては JIS T 0601-1：2017 による．

a　患者の支持および固定

患者を支持または固定する部分は，患者を確実に支持または固定でき，患者が動いても緩んだり患者を傷つけたりせず，かつ，簡単に固定が解除できる構造とすること，患者が持つハンドルは容易に滑らない構造とすること，位置調整が可能な患者踏台は，正常な使用時のあらゆる角度において，ロックが外れない構造とし，患者が踏み間違えるような段差や危険なすきまがないことなどを規定している．

b　懸垂保持機構

懸垂保持機構の不具合は，X線管の落下等の重大な事故につながる．懸垂保持機構については，切断によって患者または操作者に危害を及ぼす恐れのある懸垂保持機構に使用するワイヤロープと滑車の直径との関係，チェーンおよびスプロケット，緩衝手段，多重懸垂，安全装置について規定している．

安全装置とは，限界を超えた動きによる危険な力，または懸垂保持機構の事故時における懸垂物体の落下から，患者または操作者を保護する機構をいう．

c　動く部分

動く部分に対する保護，すきま，動く部分の点検，動く部分の制御，危害を与える恐れがある場合，電気的ロック，停電，エンドストッパについて規定している．このうち，動く部分の制御に関しては，患者に危害を与える恐れがある部分の操作は，デッドマン形制御（dead-man's control）とすることとしている．デッドマン形制御（デッドマン形スイッチ）とは，操作部に人が力を加えている間だけその回路を作動状態に保ち，人がその力を取り除けば直ちに回路が自動的に復帰する開閉回路の制御方式（スイッチ）をいう．

　危害を与える恐れがある動きは，動力駆動部による圧迫について，特別に必要な場合を除き，患者に対する圧力は最大 70 kPa，力は 200 N 以下に制限すること，ただし，X 線透視撮影の圧迫筒の圧迫の強さは，80 N を超えないこととしている．また，圧迫中は，患者に危害を与える恐れがあり，かつ，診断に必要のない動きは，インタロックすること，患者または操作者に危害を与える恐れがあるすべての動力駆動の動きには，非常停止スイッチを備えること，自動的に位置決めをするような装置では，操作スイッチはデッドマンスイッチとし，その動きを監視できる位置に配置することなどを規定している．

11.2.3　安　　　　全

　電気的安全は JIS T 0601-1（医用電気機器—第 1 部：基礎安全および基本性能に関する一般的要求事項）に規定されている[2]．JIS 通則では，機械的安全について，機械的強度，安全率，懸垂保持機構について規定している．

　機械的強度は，成人を対象とする装置は，少なくとも 135 kg の体重を安全に支持する機械的強度をもつこととしている．

　安全率については，金属部品の静的な加重に対する安全率は，破断強度が，材料の特性と予測されるすべての外力がわかっている場合には 2.5，それ以外の場合には 4.0 以上にしなければならないとしている．安全率とは，許容応力に対する強度計算で見積もった応力（機械や構造物に何らかの不具合を生じさせる応力）の比をいう．

　安全装置を備えない懸垂保持機構については，摩耗，腐食，材料疲労および経年変化によって支持機能が①劣化する恐れがない場合，すべての懸垂支持部品の静安全率を 4 以上，②あると考えられる場合，初期の静安全率を 8 以上とするとしている．また，破断伸び 5% 未満の金属を使用する場合の静安全率は，①および②の静安全率の 1.5 倍とする．静安全率とは，最大静荷重に対する安全動作荷重の比をいう．

11.2.4　試　　　験

試験については，①負荷質量試験，②騒音試験，③衝撃試験，④最終停止位置試験，⑤質量試験，⑥移動速度試験，⑦角度目盛試験，⑧長さ目盛り試験，⑨安定性試験，⑩X線透視撮影台の圧迫等の試験，⑪電気的安全試験，⑫患者支持器高，⑬踏み台およびいす，⑭肩当て，⑮懸垂保持機構，⑯安全装置の試験について規定している．

11.2.5　検　　　査

検査については，検査一般，性能に関する検査，構造に関する検査，安全に関する検査について規定している．検査の具体的項目は次のとおりである．

a　性能に関する試験項目
　　①負荷質量，②騒音，③衝撃，④最終停止位置，⑤質量，⑥移動速度，⑦角度目盛，⑧長さ目盛，⑨安定性
b　構造に関する試験項目
　　①患者の支持及び固定，②懸垂保持機構，③動く部分，④外装及び保護カバー，⑤手で保持する部分，⑥表面，角及び縁，⑦飛散物，⑧圧力容器及び圧力を受ける部分
c　安全に関する試験項目
　　①電気的安全，②患者支持機構，③踏み台及びいす，④肩当て，⑤懸垂保持機構，⑥安全装置

〔参考文献〕

1) JIS Z 4703-1995，医用X線機械装置通則，JIS ハンドブック 77　医用放射線，日本規格協会，2018
2) JIS T 0601-1：2017，医用電気機器—第1部：基礎安全および基本性能に関する一般的要求事項，日本規格協会，2018

12 関連・付属機器

　X線撮影では，多様な診断用X線装置システムとともに検査・治療目的に応じて種々の関連する周辺機器や器具を使用している．本章では，代表的な医用画像関連・付属機器として，散乱線除去グリッド（anti-scatter grid），画像処理装置（image processing equipment）および造影剤注入装置（agent injection systems）を取り上げ，これらの装置・器具の原理や役割などについて説明する．

12.1　散乱線除去グリッド

　デジタルX線撮影では，受像器に入射する散乱X線（二次X線）がデジタルX線画像（digital X-ray images）に画像雑音（image noise）として付加され，診断画像としての価値を著しく劣化させる．X線撮影では，受像器に入射する散乱X線を除去するために，撮影状況に応じた適切な散乱線除去グリッドを選択して使用する．日本産業規格（Japanese Industrial Standards，以下 JIS 規格という）は散乱線除去グリッドを「受像面の前に置き，散乱放射線の入射を減らし，X線パターンのコントラストを高めるための器具」と定義している[1]．

　本節では，最初に，散乱X線の性質と画質への影響および散乱線含有率とその影響因子について述べる．次に，散乱線除去グリッドの原理と構造について解説し，JIS 規格に基づいた散乱線除去グリッドの幾何学的特性と物理的特性を定義する．最後にグリッドの適切な使用法について解説する．

　なお，本節では特に必要がない限り，JIS 用語[1]で定義する「放射線（radiation）」をX線（X-ray），「一次放射線（primary radiation）」を

一次 X 線（primary X-ray），「散乱放射線（scattered radiation）」を散乱 X 線（scattered X-ray），「散乱線除去グリッド（anti-scatter grid）」をグリッド（grid）とそれぞれ略記する．また，JIS 用語に基づいて[2]，X 線ビームが受像面（image reception area）と交わる領域を X 線照射野（X-ray field），X 線ビームが被検体を透過することによって変化した二次元 X 線強度分布を X 線パターン（X-ray pattern）と呼ぶことにする．

JIS 規格では受像面を放射線パターンを受像する面と定義している[2]．

12.1.1　散乱 X 線

X 線受像器に入射する散乱 X 線の実態は，ビームパス上にある組成原子から発生したコンプトン散乱線（Compton scattered radiation）である．60 keV 光子の場合，人体軟部組織に対する光子の全相互作用数のうち 85％以上をコンプトン効果（Compton effect）が占める（図 2.21 参照）．X 線ビームが体内を通過する過程で体内組織に存在する電子とコンプトン効果を起こすことで散乱 X 線が発生し，入射ビームが進行方向とは異なる方向に散乱する．受像面に方向性の異なる散乱 X 線が入射すると，誤った位置情報が画像雑音として X 線パターンに付加され，画像コントラスト（image contrast）が低下する．

光子の散乱現象には干渉性散乱もあるが，X 線診断領域の光子エネルギーでは干渉性散乱の確率は低く，また散乱角も小さいので，X 線撮影においてはほぼ無視してよい．

デジタル X 線画像で人体軟部組織の低コントラスト部分を観察したい場合は，ウィンドウ機能（window function）の調節や他の画像処理で画像コントラストを強調することが可能だが，画像雑音も同時に強調されるため，画像雑音はデジタル X 線画像の SNR（signal-to-noise ratio）を著しく劣化させ，画像診断能が極度に低下する．

人体に X 線を照射したとき体内で発生する散乱 X 線の個数は，X 線ビームが通過した体内の体積（散乱体積と呼ぶ），すなわち，散乱体積に含まれる電子数に比例する．体内で発生した散乱 X 線は散乱角やエネルギーがまちまちのため，一部は体内で吸収されて被ばく線量を増加させ，一部（エネルギーの大きい散乱 X 線）は体外のあらゆる方向に飛び出していく．したがって，体内で発生した散乱 X 線のすべてが受像面に到達するわけではない．画像コントラストを低下させるのは，受像面に到達した散乱 X 線に限る．

12.1.2　散乱線含有率

(1)　散乱線含有率の測定

受像面上の着目する点に入射する全 X 線強度（total radiation inten-

(a) 一次X線強度の測定　　(b) 全X線強度の測定

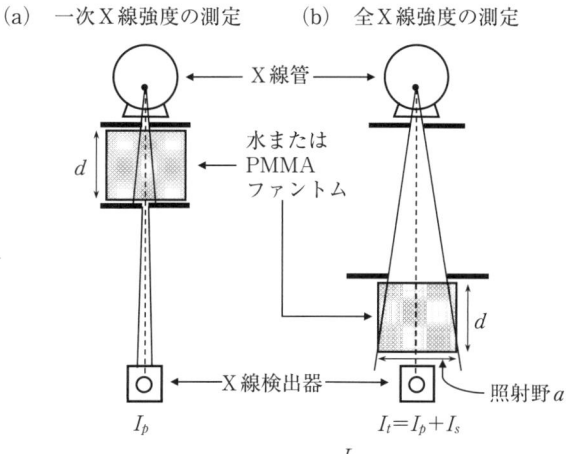

$$散乱線含有率 : SF = \frac{I_s}{I_p + I_s}$$

図12.1 散乱線含有率の測定

sity）I_t は，一次 X 線強度（primary radiation intensity）I_p と散乱 X 線強度（scattered radiation intensity）I_s の和である．

$$I_t = I_p + I_s \tag{12.1}$$

散乱線含有率（scatter fraction）SF を次式で定義する．

$$SF = \frac{I_s}{I_t} = \frac{I_t - I_p}{I_t} \tag{12.2}$$

式（12.2）より全 X 線強度，一次 X 線強度および散乱 X 線強度のうちどれか 2 つを測定すれば，散乱線含有率を計算することができる．一次 X 線強度と全 X 線強度の測定法を**図 12.1** に示す．

(2) 散乱線含有率の依存性

散乱線含有率は散乱体厚と X 線照射野のサイズ，すなわち散乱体積に依存して大きく変化する．

散乱体（水ファントム）の厚さをパラメータとした散乱線含有率の X 線照射野サイズ依存性を**図 12.2** に示す[3]．同じ散乱体厚に対して，X 線照射野サイズが大きくなるほど散乱線含有率は大きくなる．散乱体厚が 20 cm のとき，照射野サイズが 30×30 cm^2 では散乱線含有率は 85% にも達している．これは，散乱体厚が同じでも照射野サイズが大きくなるにつれ散乱体積が大きくなり，離れた位置で発生した散乱 X 線が着目する一次 X 線に付加されるためである．すなわち X 線照射野サイズを大きくしても一次 X 線の減弱率は変化しないが，X 線ビームの面積が広がることで，比較的散乱角の大きい散乱 X 線も受像面に到達

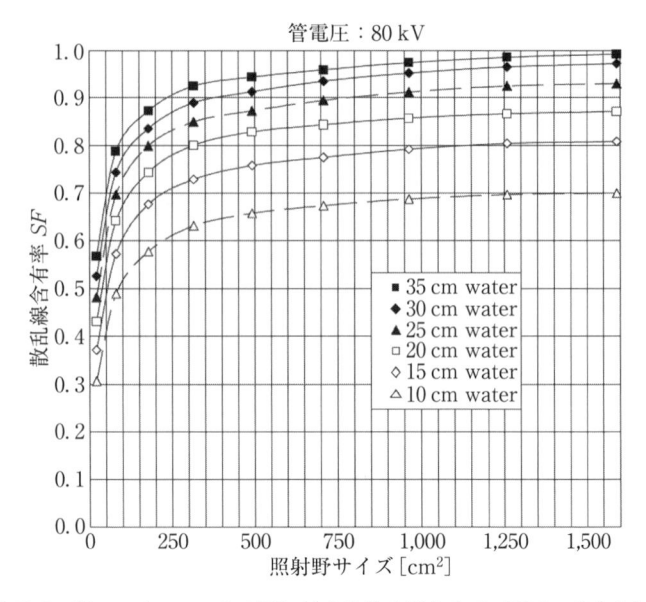

図 12.2　種々の水ファントム厚に対する散乱線含有率（グリッドなし）の
照射野サイズ依存性（文献 3））

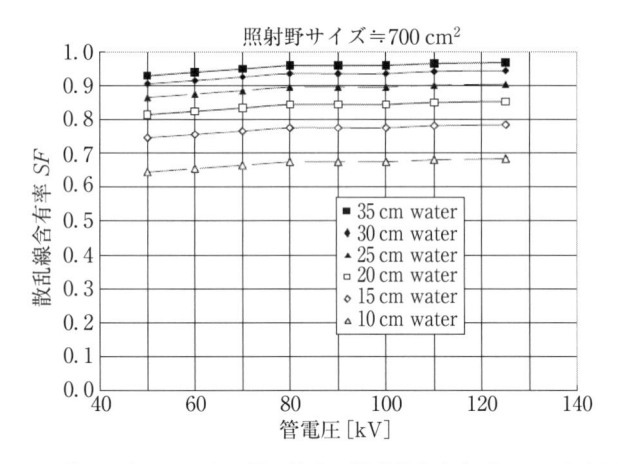

図 12.3　種々の水ファントム厚に対する散乱線含有率（グリッドなし）の
管電圧依存性（文献 3））

し，相対的に全 X 線強度に占める散乱 X 線強度の割合が増加する．

　X 線照射野サイズが大きくなるにつれ散乱線含有率は徐々に飽和し
ていく．これは，ある程度遠方で発生した散乱 X 線は，受像面に届く
までに光電効果により再吸収されてしまうためである．体内で吸収され
た散乱 X 線量は，すなわち，被検者の被ばく線量となる．

　X 線照射野サイズが同じでも，散乱体厚が増加するにつれ散乱線含

有率は大きくなる．これは，散乱体が厚くなるほど一次X線の減弱率（光電効果とコンプトン効果による）は大きくなるが，発生する散乱X線量は散乱体積に比例して増加し，全X線強度に占める散乱X線強度の割合が相対的に増加するためである．

散乱体（水ファントム）の厚さをパラメータとした散乱線含有率の管電圧依存性を**図 12.3** に示す[3]．散乱線含有率は管電圧にほとんど依存せず一定となる．これは，散乱体厚が同じとき，管電圧の増加に伴いX線ビームの平均エネルギーが大きくなることで，一次X線の透過率が大きくなるとともに散乱X線の平均エネルギーも同じように大きくなり，散乱X線の透過率も同様に大きくなるためである．

12.1.3 グリッドの構造と原理

(1) 構 造

グリッドは，吸収はく（箔）（absorbing strips）と呼ばれるX線を吸収する材料と，中間物質（interspace material）と呼ばれるX線を透過させる材料を規則的に交互に配列させた積層板を形成し，X線吸収の小さい材料で表面に被覆を施した構造となっている．吸収はく（箔）の材料には鉛（$Z=82$, $\rho=11.3\,\mathrm{g \cdot cm^{-3}}$）が用いられる．鉛は柔らかく展性（malleability）があるため，吸収はく（箔）のサポートの目的で吸収はく（箔）の間に中間物質が充填される．中間物質の材料としては，X線吸収の少ないカーボンファイバ（carbon fiber：$Z=6$, $\rho=1.8$ $\mathrm{g \cdot cm^{-3}}$）やAl（$Z=13$, $\rho=2.7\,\mathrm{g \cdot cm^{-3}}$）が用いられている．

グリッドは，例えると，窓を覆うブラインドのようなものである．ブラインドの光を遮る薄い板が，グリッドにおいてはX線を吸収する吸収はく（箔）に相当し，光が通る板と板の空間を放射線が通過する中間

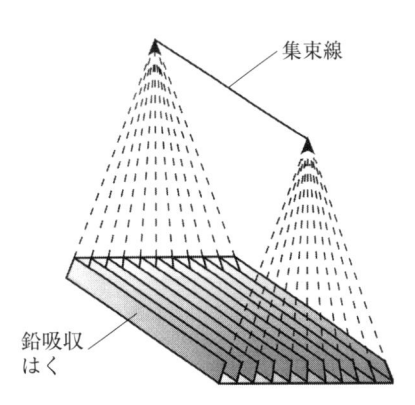

図 12.4 直線グリッド（集束グリッド）の吸収はくの配置（文献 4)）

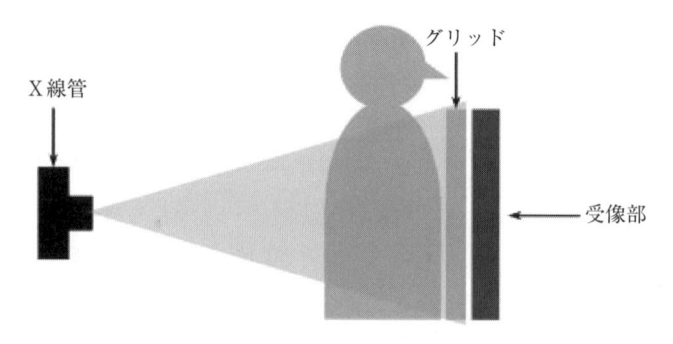

図12.5　グリッドの配置

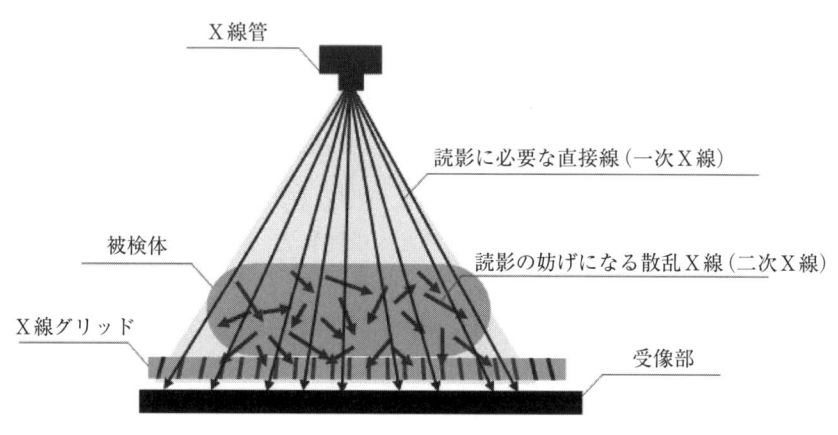

図12.6　グリッドの働きの概略図

物質材と考えるとわかりやすい．**図12.4**にグリッドの吸収はく（箔）配置のイメージを示す[4]．図のように吸収はく（箔）が縦方向に平行に並んでいるグリッドを直線グリッド（linear grid）という．X線ビームが入射するX線管側のグリッド表面を入射面（entering plane）と呼ぶことにする．

(2)　原　理

グリッドは，X線撮影の際に被検体と受像器の間に配置され（**図12.5**），散乱X線を受像面に到達する前に効果的に軽減する散乱X線フィルタの役目を果たす．

一次X線は直進するので，吸収はく（箔）の間（中間物質）を通過して直接受像面に到達する．しかし，散乱X線はいろいろな角度からグリッドに入射するので，吸収はく（箔）によって大部分が吸収されて受像器に到達しない．これにより散乱X線が付加されない鮮明なX線画像を得ることができる．**図12.6**にグリッドの働きの概略図を示す．

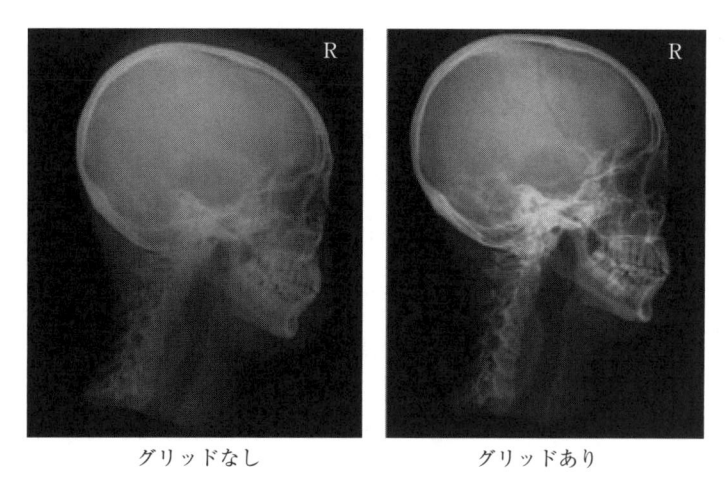

グリッドなし　　　　　　　　グリッドあり

図 12.7　グリッド有無の臨床画像の比較

集束グリッド　　　　　　　　　　　　　平行グリッド

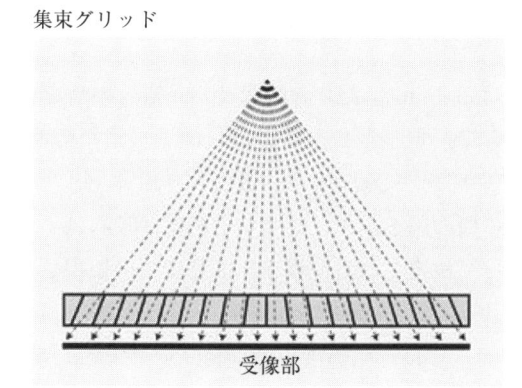

受像部　　　　　　　　　　　　受像部

図 12.8　集束グリッドと平行グリッドの断面形状

図 12.7 に頭部単純撮影時のグリッドを使用した場合と使用しない場合の X 線画像の比較を示す．グリッドを使用すると散乱 X 線が除去されて画像コントラストがかなり改善していることが確認できる．

(3) 分　類

グリッドは主に，集束グリッド（focused grid）と平行グリッド（parallel grid）に分類される．**図 12.8** に集束グリッドと平行グリッドの断面形状を示す．集束グリッドは，それを構成する吸収はく（箔）の面をグリッド入射面の X 線入射角に一致させて配列する（図 12.4）が，平行グリッドは，すべての吸収はく（箔）の面がお互いに平行に整列しており，その面はグリッド入射面に垂直に立ち上がっている．

現在，臨床で使用されるグリッドのほとんどは，撮影距離に合わせた

直線グリッドや平行グリッドの他にも，特に乳房撮影装置には，吸収はく（箔）の方向を互いに交差させたクロスグリッド（cross grid）や二次元セルラー構造（2D cellular structure）のグリッドなどが用いられている．

角度で吸収はく（箔）が積層されている集束グリッドである．一方，平行グリッドは構造上カットオフの影響（後述する）を免れないため，距離の長い撮影，病室撮影や分割撮影など特殊な撮影方法の際に低グリッド密度のものが用いられる．

12.1.4　グリッドの幾何学的特性

JIS 規格（JIS Z 4910）はグリッドの性能を幾何学的特性と物理的特性に分類して定義している[1]．

幾何学的特性としては，グリッド比（grid ratio），グリッド密度（strip density），集束距離（focusing distance），使用距離限界（application limits），実中心線（true central line），中心線表示（central-line indication）を定義している．

図 12.9 に静止グリッドの概観[5]と JIS 規格で規定する表示項目を示す．

(1)　グリッド密度 N

直線グリッドにおける 1 cm 当たりの吸収はく（箔）の数をグリッド密度といい，記号 N で表す．たとえば，吸収はく（箔）の厚さが 50 μm，吸収はく（箔）の間隔が 200 μm のとき，$N=40$ 本 cm^{-1} である．**図 12.10** にグリッドの断面図を示す．グリッド密度は吸収はく（箔）と中間物質の厚さによって決定される．現在，医療で主に使用されているものには 34 本/cm，40 本/cm，60 本/cm，80 本/cm がある．

デジタル受像システムでは，検出素子（detector element, dexel）間隔とグリッド密度との幾何学的関係で，吸収はく（箔）の写り込みによる縞目のアーチファクト（artifact）やエリアシングアーチファクト

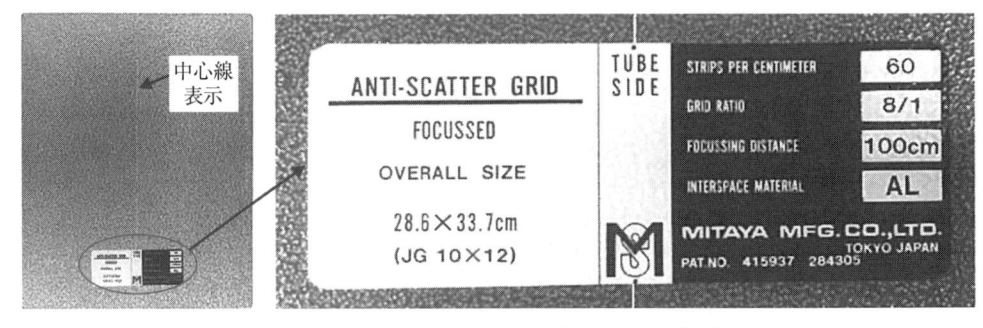

図 12.9　静止グリッドの概観と表示項目（文献 5））

※グリッド表示項目（JIS Z 4910：2015）
①名称，②種類および外形寸法，③製造業者名または販売業者の名称または商標，④型式および製造番号，⑤グリッド密度［cm^{-1}］，⑥グリッド比，⑦中心線表示，⑧胸壁側表示（乳房用のみ），⑨集束距離，⑩ X 線管側の表示，⑪中間物質材料または略号

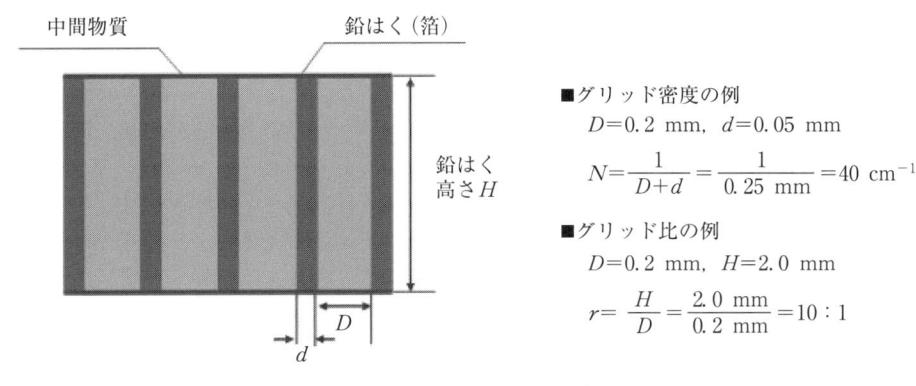

図 12.10　グリッドの断面略図

（aliasing artifact）が発生する場合がある．一般的には，グリッド密度が高くなるほど X 線画像に現れるグリッドの縞目のアーチファクトは目立たなくなる．

　使用するグリッドのグリッド密度が低く，撮影した画像に縞目が写り込んで読影の妨げとなる場合には，グリッドを運動させ，縞目を消去する運動グリッド（moving grid）やデジタル処理による縞目除去ソフトが用いられる．運動グリッドや縞目除去ソフトを使わない場合は，FPD（flat panel detector）のデクセルピッチ（dexel pitch）に合わせた高密度グリッドが用いられることもある．

（2）　グリッド比 r

　直線グリッドの中心部における吸収はく（箔）の間隔に対する吸収はく（箔）の高さの比をグリッド比（grid ratio）といい，記号 r で表す．たとえば，グリッド中心部の吸収はく（箔）の間隔が 200 μm，吸収はく（箔）の高さが 2.0 mm のとき，$r=10$（10:1 と表記する）である．グリッド比は簡単にいえばグリッドの厚さのことである（吸収はく（箔）の幅には関係しない）．グリッド比は，グリッドの性能の中でも主な要素の一つで，格子比とも呼ばれる．

　X 線撮影では，撮影管電圧に対応したグリッド比のグリッドを使用することが重要である．低い管電圧の X 線ビームでは，3:1 から 8:1 程度で対応し，高い管電圧の X 線ビームに対しては，10:1 から 16:1 といった格子比の高いグリッドが使われる．

（3）　集束距離 f_0

　集束グリッドはすべての吸収はく（箔）の面の延長が X 線管焦点を含んだ一つの直線に集束している．この直線を集束線（focused line）

運動グリッドをブッキーブレンデ（Potter-Bucky Blende），運動グリッドを組み込んだ装置をブッキー装置（Bucky device）という．これに対して，静止グリッドはリスホルムブレンデ（Lysholm Blende）と呼ばれている．

(a)　集束ずれによるカットオフ　　　(b)　中心ずれによるカットオフ　　　(c)　傾斜によるカットオフ

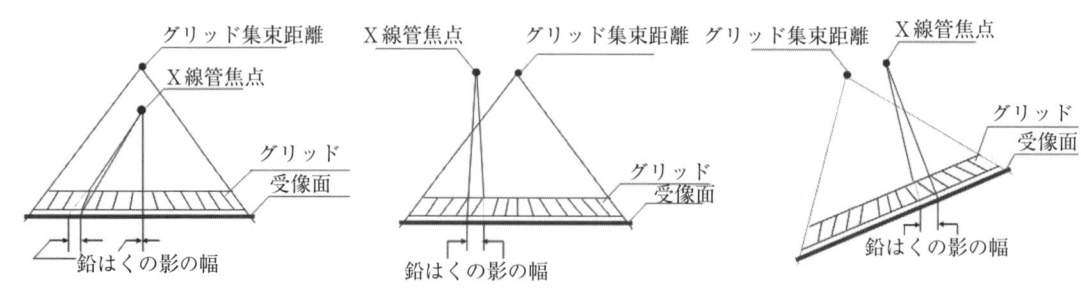

図 12.11　グリッドのカットオフ現象

という（図 12.4 参照）.

　集束線を集束グリッドの入射面に垂直投影した線をグリッドの実中心線といい，集束線と実中心線との間の距離を集束距離という．集束距離とは，つまり X 線管焦点が集束線上にあるときの，X 線管焦点とグリッドの入射面との間の距離（focal-spot to incident-plane distance：FID）のことである．臨床の一般撮影用グリッドの場合，集束距離は 100 cm（立位胸部撮影用は 200 cm）が一般的である．

(4)　グリッドのカットオフ

　集束グリッドを使用した X 線撮影において，X 線照射野の全範囲で最も適切な一次 X 線透過率を得るためには，FID を集束距離に一致させ，かつ，X 線ビームの中心軸をグリッドの実中心線に対して垂直に入射させるしかない．

　グリッドの幾何学的配置の不正確性により吸収はく（箔）による一次 X 線の損失率が大きくなる現象をグリッドカットオフ（grid cut-off）という．グリッドカットオフが発生する原因としては，集束線の垂直投影と集束グリッドの実中心線とが平行に左右方向にずれる中心ずれ（decentering）によるカットオフ，グリッドの集束距離と FID とが垂直方向にずれる集束ずれ（defocusing）によるカットオフおよびグリッドを傾斜して使用した場合のカットオフがあげられる．**図 12.11** にグリッドカットオフの 3 パターンを示す．図中に示した『鉛はく（箔）の影の幅』という部分が X 線画像上でカットオフとなる領域である．

　集束グリッドの実中心線とグリッドの入射面に垂直に投影された X 線管の焦点との距離を中心ずれという．中心ずれによるカットオフ率 L_c（%）は，使用グリッドの集束距離を f_0，グリッド比を r，中心ずれの距離を a とするとき，次式で表される（**図 12.12**（a））.

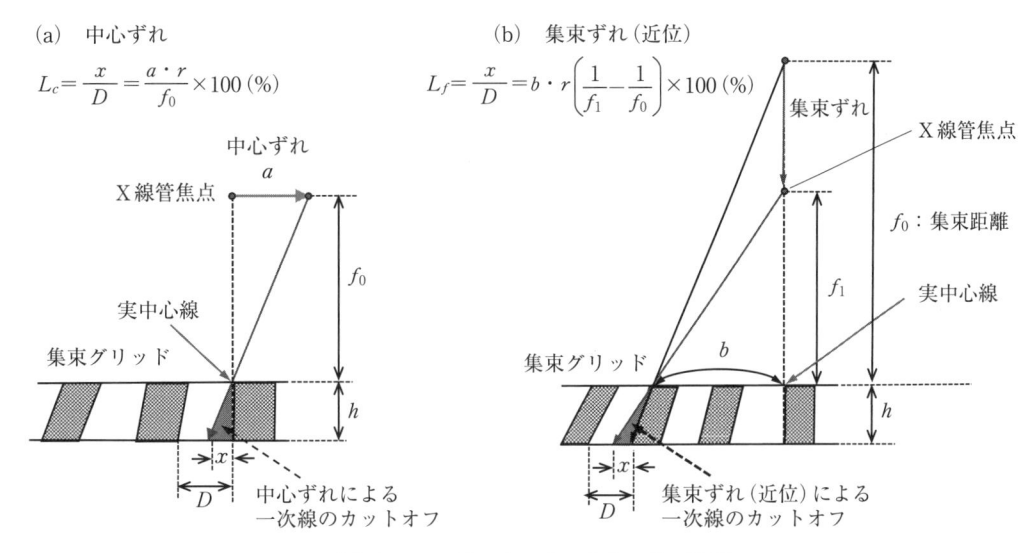

(a)　中心ずれ

$$L_c = \frac{x}{D} = \frac{a \cdot r}{f_0} \times 100\,(\%)$$

(b)　集束ずれ（近位）

$$L_f = \frac{x}{D} = b \cdot r\left(\frac{1}{f_1} - \frac{1}{f_0}\right) \times 100\,(\%)$$

図 12.12　グリッドのカットオフ率の計算

$$L_c = \frac{a \cdot r}{f_0} \times 100\,(\%) \tag{12.3}$$

たとえば，集束距離が 100 cm，グリッド比が 8：1 のグリッドを使用したとき，5 cm の中心ずれが生じると，カットオフ率 L_c は 40 %になる．中心ずれによって，グリッドの全領域にわたって一次放射線透過率が均一に減少する．

　X 線管の焦点から集束グリッドの入射面までの距離（FID）と，そのグリッドの集束距離との差を集束ずれという．中心ずれがない場合，集束ずれによるカットオフ率 L_f（%）は，使用グリッドの集束距離を f_0，グリッド比を r，グリッドの実中心線から水平方向の垂直距離を b，使用距離（近位・遠位）を f_1 とするとき，次式で表される（図 12.12 (b)）．

$$L_f = b \cdot r\left|\frac{1}{f_0} - \frac{1}{f_1}\right| \times 100\,(\%) \tag{12.4}$$

たとえば，グリッドの有効面積寸法が 28 cm×34 cm，集束距離が 100 cm，グリッド比が 8：1 のグリッドを FID 80 cm（近位）で使用した場合と，FID 120 cm（遠位）で使用した場合，グリッド有効面積の両端（b＝14 cm）の集束ずれによるカットオフ率 L_f はそれぞれ，28 %と 19 %となる．

　集束ずれによって，一次放射線透過率は実中心線からグリッドの縁部へ向かって徐々に減少していく．また，集束ずれによるカットオフ率

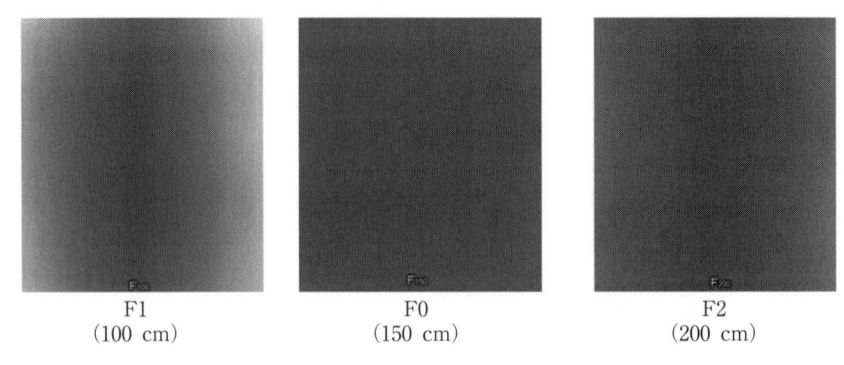

F1 | F0 | F2
(100 cm) | (150 cm) | (200 cm)

図12.13　グリッドの集束ずれ（近位・遠位）のカットオフ画像の比較
（CR撮影 r：10：1，集束距離：150 cm，N：40 本/cm）

は，集束距離が同じ場合は近位の方が大きく，遠位の方が小さくなる．集束距離が 150 cm（F0）のグリッドを使用した場合について，撮影距離が 100 cm の場合（F1），200 cm の場合（F2）のそれぞれの撮影画像の比較を**図12.13**に示す．

(5)　使用距離限界

使用距離限界の定義は，集束ずれによるグリッド有効面積の境界でのカットオフ率が，汎用グリッドの場合40％以下，乳房撮影用グリッドの場合20％以下となる使用距離を容認できる範囲としている．

診断学上有効な情報を得られる X 線管焦点と集束グリッドの入射面との距離の下限（近位）と上限（遠位）を使用距離限界という．JIS 規格では，実中心線から最も離れたグリッドの有効面積の境界において一次放射線透過率の値が，汎用グリッドの場合 60％，乳房用グリッドの場合 80％になる焦点からグリッドまでの距離を使用距離限界と定義している[1]．

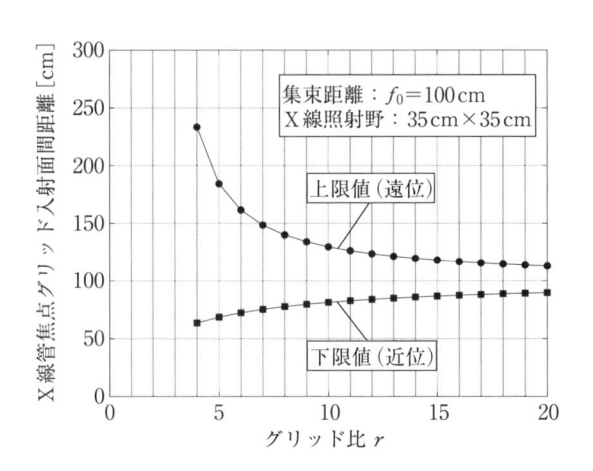

図12.14　グリッドの使用距離限界の下限値と上限値

式（12.4）よりグリッドカットオフ率が 40％となる使用距離限界をグラフで示している．

表 12.1 集束ずれによる使用距離限界の計算値
F0 は収束距離，F1，F2 はそれぞれカットオフ率が 40％となる使用距離の下限値と上限値（単位：cm）

サイズ	格子比	F1-F0-F2	F1-F0-F2	F1-F0-F2	F1-F0-F2	F1-F0-F2	F1-F0-F2
	5：1	70-100-180	80-120-200	90-150-200	60-80-120	100-180-200	110-200-200
14×14	6：1	75-100-160	90-120-200	100-150-200	65-80-110	110-180-200	120-200-200
14×17	8：1	80-100-130	90-120-180	110-150-200	70-80-100	120-180-200	130-200-200
	10：1	90-100-120	100-120-160	120-150-200	70-80-90	130-180-200	140-200-200
C＝17.7	12：1	90-100-120	100-120-150	120-150-200	70-80-90	140-180-200	150-200-200
	14：1	90-100-110	110-120-140	130-150-190	75-80-90	140-180-200	160-200-200

表 12.2 カットオフ率が 40％となる中心ずれの距離（単位：cm）

FID\ratio	3：1	6：1	8：1	10：1
100 cm	13.3	6.7	5	4
120 cm	16	8	6	4.8
150 cm	20	10	7.5	6
180 cm	24	12	9	7.2

表 12.3 カットオフ率が 40％となる水平度偏位（単位：度）

FID\ratio	3：1	6：1	8：1	10：1
100〜180 cm	7.7	3.8	2.9	2.3

集束距離が 100 cm，グリッド有効面積が 35 cm×35 cm のグリッドを使用した場合について，式（12.4）で計算したグリッド比と使用距離限界との関係を**図 12.14** に示す．

X 線撮影ではカットオフを避けるため，グリッドは適切にポジショニングを行って使用することが基本である．しかし，病室撮影など，やむを得ない状況では，カットオフ率が 40％以内となるようにグリッドの選定やポジショニングを行うことで，一定の診断能を維持することができる．**表 12.1**〜**表 12.3** は，集束ずれ，中心ずれおよび水平度偏位のそれぞれ場合において，カットオフ率が 40％となる限界値を記したものである．

12.1.5 グリッドの物理的特性

X 線撮影でグリッドを使用した場合，被検体厚さや撮影条件により変動はあるが，グリッドを透過した散乱 X 線の透過率は 15％前後が標準的と考えられる．JIS 規格では，このような物理的特性を客観的に比較するための試験方法と数値的指標を規定している．以下，グリッドの

物理的特性を定義するための 3 つのパラメータとグリッドの性能指標となる 4 つの物理的性能について解説する.

(1)　一次放射線透過率 T_p

一次放射線透過率（transmission of primary radiation）T_p は，規定の測定条件下（測定の幾何学的配置は図 12.1 (a) を参照）で，指定した放射線ビーム中にグリッドを置いたときの一次放射線の線量 I'_p と，グリッドがないときの一次放射線の線量 I_p の測定値の比をいい，次式で表される.

$$T_p = \frac{I'_p}{I_p} \tag{12.5}$$

(2)　散乱放射線透過率 T_s

散乱放射線透過率（transmission of scattered radiation）T_s は，規定の測定条件下で，指定した放射線ビーム中にグリッドを置いたときの散乱放射線の線量 I'_s と，グリッドがないときの散乱放射線の線量 I_s の測定値の比をいい，次式で表される.

$$T_s = \frac{I'_s}{I_s} \tag{12.6}$$

(3)　全放射線透過率 T_t

全放射線透過率（transmission of total radiation）T_t は，規定の測定条件下（測定の幾何学的配置は図 12.1 (b) を参照）で，指定した放射線ビーム中にグリッドを置いたときの全放射線の線量 I'_t と，グリッドがないときの全放射線の線量 I_t の測定値の比をいい，次式で表される.

$$T_t = \frac{I'_t}{I_t} \tag{12.7}$$

グリッド入射面での散乱線含有率を SF とすると，一次放射線透過率の割合は $1-SF$ で与えられ，全放射線透過率は次式で計算できる[1].

$$T_t = T_p(1-SF) + T_s \cdot SF \tag{12.8}$$

(4)　グリッド露出係数 B

全放射線透過率の逆数をグリッド露出係数（grid exposure factor）といい，次式で定義する.

$$B = \frac{1}{T_t} \tag{12.9}$$

グリッド露出係数は，グリッドを使わないときのシステム線量を 1 として，使ったときに同じシステム線量を得るのに必要なグリッド前面での線量の比を倍数で表している. グリッド比が大きくなればグリッド露出係数も大きくなり，その分，散乱放射線を含む全放射線の除去率も高

JIS 規格では，線量の測定は蛍光板（$Gd_2O_2S : Tb$）および光検出器を内蔵する放射線検出器（通常蛍光量計と呼んでいる）を使用しなければならないとしている.

く，画像コントラストは向上するがシステム線量を同じにする場合は入射皮膚線量も B 倍に増える．

(5) コントラスト改善比 K

全放射線透過率に対する一次放射線透過率の比をコントラスト改善比（contrast improvement ratio）といい，次式で定義する．

$$K = \frac{T_p}{T_t} \tag{12.10}$$

コントラスト改善比は，グリッドを透過するすべての放射線量に占める一次放射線の量の割合である．一次放射線量の割合が多くなるということは，散乱 X 線の量が少ないことを意味する．このコントラスト改善比の数値が高いほど画像コントラストは向上する．

(6) 選択度 Σ

散乱放射線透過率に対する一次放射線透過率の比を選択度（grid selectivity）といい，次式で定義する．

$$\Sigma = \frac{T_p}{T_s} \tag{12.11}$$

グリッドの性能を表すのに最も適切な指標と考えられる．X 線撮影では一次放射線の透過率は大きく，散乱放射線の透過率は小さいことが要求される．選択度の数値が大きいほど散乱線除去効率の良いグリッドといえる．

(7) イメージ改善係数 Q

全放射線透過率に対する一次放射線透過率の二乗の比をイメージ改善係数（image improvement factor）といい，次式で定義する．

$$Q = \frac{T_p^2}{T_t} \tag{12.12}$$

イメージ改善係数は，IEC 60627：Ed3，および JIS Z 4910：2015 から追加されたグリッドの新しい特性である．近年のデジタル X 線受像器の普及に伴い，X 線像の形成において従来よりも一次放射線透過率が重視されるようになったため，一次放射線透過率をより強調した特性値として導入された．デジタル X 線画像では散乱 X 線は画像雑音となる．X 線撮影でグリッドを使用しないときと使用したときのデジタル X 線画像の SNR をそれぞれ，SNR_0，SNR_g とするとき，コントラスト改善係数 Q は SNR_0 と SNR_g の二乗の比を表しており，式（12.7）と式（12.12）より，グリッド露出倍数 B と次式の関係が導かれる[1]．

$$Q = \left(\frac{SNR_g}{SNR_0}\right)^2 = \frac{T_p^2}{T_t} = \frac{T_p^2}{T_p(1-SF) + T_s \cdot SF} = T_p^2 \cdot B \tag{12.13}$$

表 12.4　一般撮影用アルミニウムグリッドの特性値参考例（文献 6））

グリッド密度 N	グリッド比 r	グリッド露出係数 B		選択度 Σ		コントラスト改善比 K	
		80 kV	120 kV	80 kV	120 kV	80 kV	120 kV
60 本/cm	8/1	4.30	3.13	4.03	2.23	2.97	1.94
	10/1	5.05	3.64	4.96	2.69	3.39	2.26
	12/1	5.81	4.18	5.82	3.12	3.71	2.48
	14/1	6.21	4.45	6.41	3.41	3.86	2.64
40 本/cm	6/1	3.58	2.71	3.48	2.08	2.65	1.96
	8/1	4.30	3.19	4.30	2.55	3.04	2.31
	10/1	5.15	3.75	5.48	3.01	3.55	2.61
	12/1	5.86	4.23	6.35	3.43	3.84	2.82
34 本/cm	5/1	3.27	2.49	3.02	2.10	2.43	1.88
	6/1	3.69	2.75	3.54	2.37	2.74	2.08
	8/1	4.57	3.31	4.55	2.88	3.15	2.40
	10/1	5.38	3.87	5.49	3.39	3.53	2.69

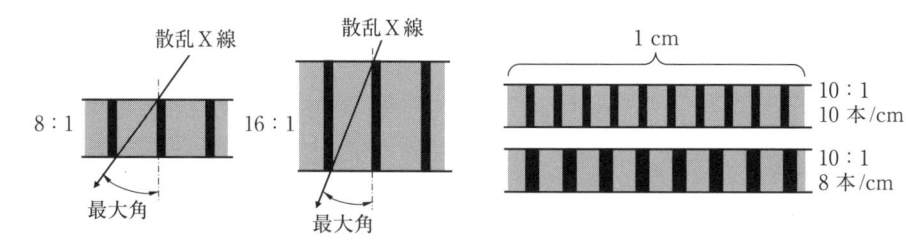

（a）　グリッド密度が同じでグリッド比が異なる　　　（b）　グリッド比が同じでグリッド密度が異なる

図 12.15　グリッドの幾何学的特性の違いの模式図（文献 4））

12.1.6　グリッドの特性の挙動

（1）　幾何学的特性と物理的特性の関係

　グリッドの物理的特性は，幾何学的特性と散乱線含有率（照射野，被検体厚）に依存して変化する．また，幾何学的特性が同じでも，管電圧が大きくなるほど物理的特性値はどれも小さくなる．

　一般撮影用グリッドの特性値参考例を**表 12.4** に示す[6]．グリッド密度が同じ場合，グリッド比が大きくなるほど物理的特性値も大きくなっている．また，グリッド比が同じ場合，グリッド密度が大きくなるほど，物理的特性値は小さくなっている．

　幾何学的特性の異なるグリッド断面の比較を**図 12.15** に示す[4]．グリッド密度が同じであれば，グリッド比が大きくなるほど散乱 X 線の受像面への最大入射角が小さくなり，受像器に到達する散乱 X 線の割合が減少する．また，グリッド比（グリッドの厚さ）が同じであれば，グ

グリッド比が同じであれば，グリッドの単位面積当たりの吸収はく（箔）の重量（鉛含有率）はグリッド密度が小さい方が大きくなる．

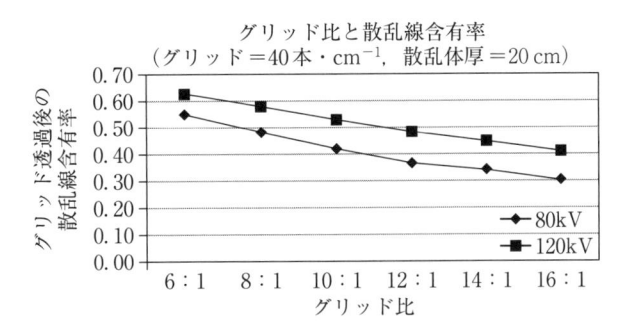

図 12.16 グリッド比とグリッド透過後の散乱線含有率の関係

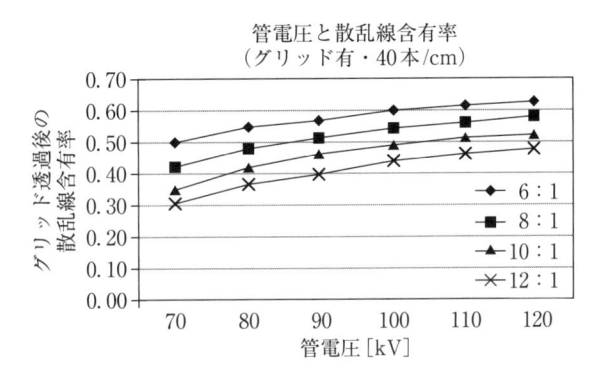

図 12.17 管電圧とグリッド透過後の散乱線含有率の関係

リッド密度が小さくなるほど吸収はく（箔）の厚さが厚くなるため，受像器に到達する散乱 X 線の割合が減少する．

(2) 散乱線含有率と物理的特性の関係

　グリッドを使用した場合の，グリッド透過後の散乱線含有率とグリッド比との関係を**図 12.16** に，グリッド透過後の散乱線含有率と管電圧との関係を**図 12.17** にそれぞれ示す．前項に記述した物理的特性の各数値は，グリッド密度が同一の場合，グリッド比が高くなるに従って大きくなる．これは，図 12.16 に示すように，グリッド比が高くなるに従ってグリッド透過後の散乱線含有率が減少しているためである．しかし，同時に**図 12.18** に示すように，グリッド比が高くなるほどグリッド露出係数も大きくなる．すなわち入射皮膚線量も増加するということには留意すべきである．

　また，グリッドを使用しない場合（グリッド入射面）の散乱線含有率は，管電圧に依存せずほぼ一定であることは 12.1.2 項で述べたとおりであるが，グリッド透過後の散乱線含有率は，図 12.17 に示すように，管電圧が高くなると増加する．これは，X 線ビームの平均エネルギー

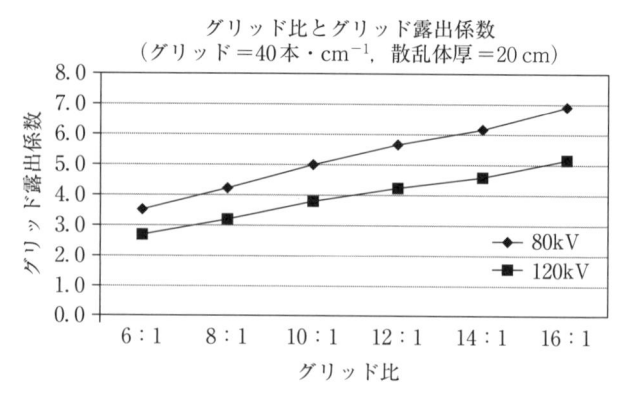

図 12.18　グリッド比とグリッド露出係数の関係

が大きくなる（線質が硬くなる）ことで，グリッドの吸収はく（箔）に入射した散乱 X 線の光電吸収に対するコンプトン効果の相対的割合が増加し，吸収はく（箔）でコンプトン散乱した二次散乱 X 線が受像面に到達するためである．

　グリッドの使用に当たっては，撮影する被検体の部位，撮影管電圧，FPD または CR 等受像システムの種類などの諸条件よって，適切なグリッド比，グリッド密度，集束距離のグリッドを選択することが重要である．

12.1.7　グリッドの使用上の注意

　グリッドは非常に薄い二種類の素材を精巧に構築している製品である．グリッドは物理的な衝撃に弱いため，グリッドを取り扱う上では，本体表面への衝撃，製品の落下，局所的な加圧等，製品への負荷は絶対に避けなければならない．

　撮影時の使用に際しては，グリッドの“TUBE SIDE”，ならびに実中心線が表示されている面を X 線管と正対するように配置すること．また，X 線管焦点からの垂線がグリッド表面に表示された中心線上に，かつ，その面と直交するように配置することが大事である．

　集束グリッドの場合，可能な限りグリッドに表示されている集束距離（f_0）を確認して撮影すること，やむを得ない場合でも，診断に支障をきたさない撮影距離を確保するために，使用距離限界（f_1, f_2）の範囲内で使用することが大事である．

　グリッドの保管に際しては，グリッドに力学的負担をかけないために，専用の収納ケース，保管棚等に収容し，他の物品との混在を避ける

ことが大事である．

12.2　画像処理装置

　デジタル X 線画像の画像処理（image processing）を行う際に常に心に留めておかなければならないことは，被検体の体内情報を最も忠実に反映しているのは生データ（row data）であるという認識である．すべての画像処理は，取得した生データに存在する情報の一部が必ず選択的に除去される．生データに対する画像処理の目的は，不要な情報（画像雑音（image noise）やアーチファクト（artifact）など）を除去する，あるいは必要な情報を強調（画像コントラスト（image contrast），鮮鋭度（sharpness）など）することで，画像診断目的に応じて必要な体内情報の視覚化（参照画像（reference image））と解釈をより正確にし，より多くの診断情報を引き出すことにある．

JIS 規格では生画像データをデジタル受像システムから AD 変換で読み出された直後のソフトウェアによる補正がないデジタル値の画像と定義している．

　診療用の画像処理装置には，診断・治療目的に応じてさまざまな画像処理機能が装備されており，さらには日々新しい手法が開発されている．ここでは，現在臨床で用いられている一般的な画像処理装置に装備している代表的な画像処理機能（後処理）について解説する．

12.2.1　装置の概要

(1)　機　能
　画像処理は画像の人為的な変更や計測を行う．画像は視覚情報（visual information）であり，画像が含む情報を引き出して判断し処理する対象であると考えると，画像処理は**図 12.19** のように分類される[7]．

　デジタル X 線画像システムの画像処理装置（image processor devices）は，患者情報の登録，撮影メニューの決定，デジタル受像器からの画像の取得等の機能，さらには各種画像処理，撮影した画像の確認・調整等の機能を有する．加えて，RIS（radiology information systems）や PACS（picture archiving and communication systems）との通信機能が不可欠であり，RIS からの検査予約リストの取得（DICOM MWM：DICOM modality worklist management），検査実施情報の RIS への出力（DICOM MPPS：modality performed procedure step）さらには，PACS の DICOM サーバーへの画像保存（DICOM storage）等の機能をもつ（詳細は第 10 章を参照）．

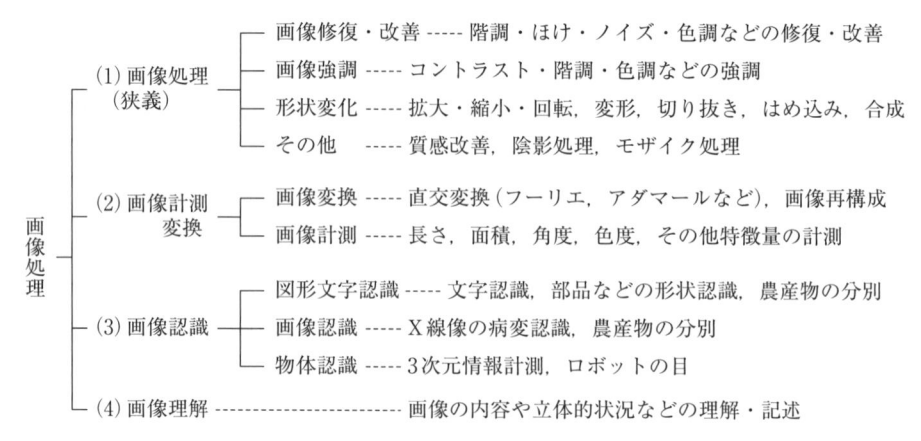

```
                ┌─ 画像修復・改善 ----- 階調・ほけ・ノイズ・色調などの修復・改善
      (1) 画像処理 ─┤─ 画像強調 ----- コントラスト・階調・色調などの強調
        (狭義)   ─┤─ 形状変化 ----- 拡大・縮小・回転，変形，切り抜き，はめ込み，合成
                └─ その他    ----- 質感改善，陰影処理，モザイク処理
画
像
処      (2) 画像計測 ┌─ 画像変換 ----- 直交変換（フーリエ，アダマールなど），画像再構成
理        変換   └─ 画像計測 ----- 長さ，面積，角度，色度，その他特徴量の計測

                ┌─ 図形文字認識 ----- 文字認識，部品などの形状認識，農産物の分別
      (3) 画像認識 ─┤─ 画像認識 ----- X 線像の病変認識，農産物の分別
                └─ 物体認識 ----- 3 次元情報計測，ロボットの目
      (4) 画像理解 ------------------- 画像の内容や立体的状況などの理解・記述
```

図 12.19　画像処理の分類とその例（文献 7））

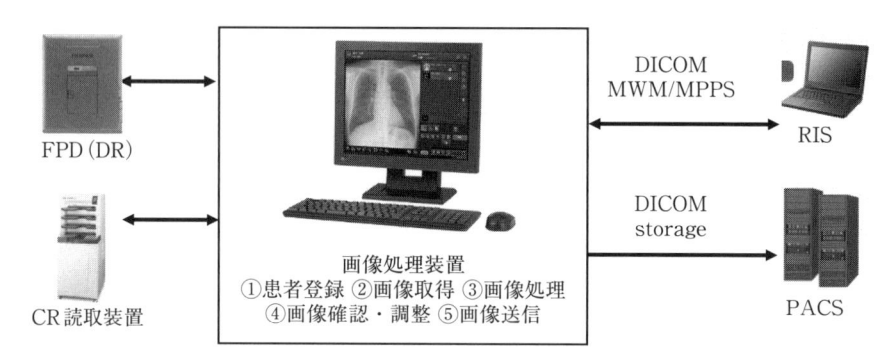

図 12.20　デジタル X 線画像システムの画像処理装置

表 12.5　画像処理装置に搭載されている主な画像処理機能

CR・DR 用画像処理
1）基本画像処理
①階調処理，②空間フィルタ処理，③ダイナミックレンジ圧縮処理
④マルチ周波数処理，⑤ノイズ抑制処理
2）応用画像処理
①散乱線補正処理，②エネルギーサブトラクション処理
③経時サブトラクション処理，④トモシンセシス画像再構成*
X 線動画像用画像処理
1）時間フィルタ処理（リカーシブフィルタ）*
2）デジタルサブトラクションアンギオグラフィ（DSA）*

＊印の画像処理は II 巻を参照のこと

　図 12.20 に一般的な診断用デジタル X 線装置システムの画像処理装置の例を示す．診療用の画像処理装置には表 12.5 に示すような各種画像処理機能が搭載されている．それぞれの画像処理は撮影メニュー等にあらかじめ標準的な画像処理パラメータがセットされており，撮影時に

撮影メニューを選択することにより，適切な画像処理が行われる．また，撮影後に画像確認を行い，適宜，画像処理パラメータを変更することにより画像特性を調整することが可能である．

(2) デジタル画像の入出力特性

X 線フィルムを用いた S/F 系（screen-film system）X 線撮影の場合，画像処理の概念はなく，現像したフィルムを直接観察して診断を行っていた．一方で，デジタル X 線撮影の場合，生画像データを取得してから医用ディスプレイで観察するまでの画像処理の流れは，単一のプロセスではなく複数の画像処理過程の連鎖となる．デジタル画像の画像処理過程を，一連の信号処理システム（signal processing system）の連鎖としてとらえたとき，各画像の画素値（pixel value）を画像信号（image signal），それぞれのシステムへの画像信号の入力と出力との関係を入出力特性（input-output characteristics）と呼ぶ．

S/F 系の場合の変換特性は特性曲線（HD 曲線）と呼ばれ，横軸は露光量の対数，縦軸は写真濃度で表していた．デジタル画像の場合，入出力特性の横軸・縦軸はともにデジタル値（画素値）であるので名称を区別する．

生画像データを画像処理システムに入力してからシステムの連鎖を経て最終的にモニタで観察するまでのシステム全体の画像信号の入力と出力との関係をオーバーオール画像処理特性と呼ぶことにする．デジタル画像処理の入出力特性の概念を**図 12.21** に示す．

なお，本節では特に断らない限り，入力画像をグレイスケールとし，デジタル化後の画像処理前の画像（入力画像）の画像信号を $f(i, j)$，画素数を $M=m \times n$，画像処理後の画像（出力画像）の画像信号を $g(i, j) : i=0, 1, 2, \cdots, m-1, j=0, 1, 2, \cdots, n-1$ とする．

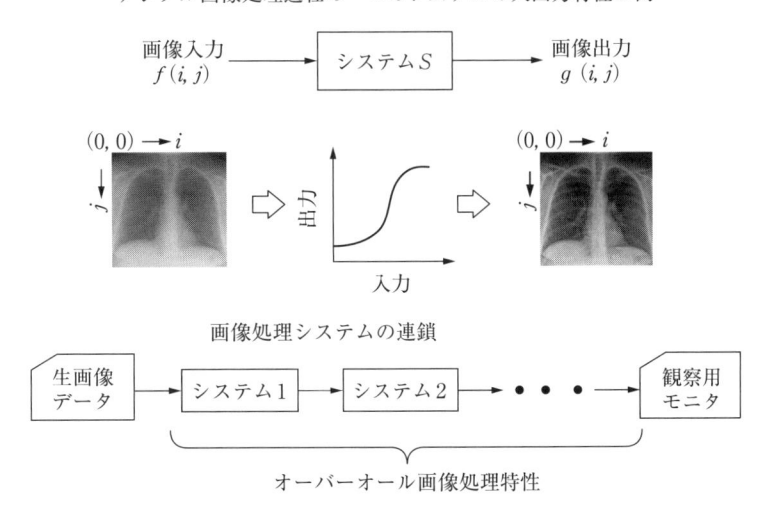

図 12.21 デジタル画像処理の入出力特性の例とオーバーオール画像処理特性の概念

12.2.2　基本画像処理機能

(1)　階調処理

出力画像上のある点の画素値 $g(i, j)$ を，その点の入力画像の画素値 $f(i, j)$ だけから定める画像処理を点処理（point operation）といい，点処理を行うシステムの入出力の関係を表す曲線を変換曲線（transformation curve）またはトーンカーブ（tone curve）という．階調処理（gradation processing）は，入力画像の画素信号や画像コントラスト（image contrast）を適切な変換曲線によって点処理して出力する画像処理システムである．

デジタル X 線システムでは変換曲線を自由にコントロールして入力画像を階調処理することが可能である．撮影部位ごとに最適な変換曲線は異なる．たとえば，**図 12.22** に示すように，胸部画像では診断上最も

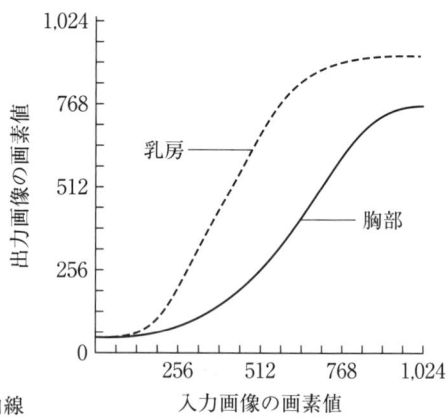

図 12.22　胸部，乳房用変換曲線

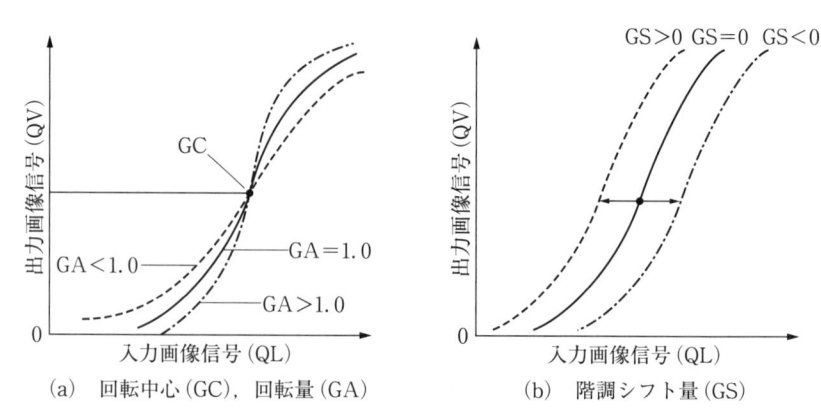

（a）　回転中心（GC），回転量（GA）　　　（b）　階調シフト量（GS）

図 12.23　変換曲線を決定するパラメータ

重要な肺野の画像コントラストを高くする一方で，縦隔部の画像コントラストを抑えるよう設定している．また，乳房画像では腫瘤や石灰化等の視認性（visibility）を高めるため，画像コントラストの高い変換曲線を設定している．なお，基本となる変換曲線の形状（階調タイプ：gradation type）と，**図 12.23** に示す回転中心（rotation center：GC），回転量（rotation amount：GA），階調シフト量（gradation shift amount：GS）の 4 つのパラメータを変更することにより，さまざまな特性をもった階調処理を実現できる．

（2）　空間フィルタ処理

出力画像上のある点の画素値を，その点の入力画像の画素値だけでなく，その点の近傍の画素値を含めて計算する処理を近傍処理（neighborhood operation）または空間フィルタ処理（spatial filtering）という．画像の局所領域の画素値に対して重み付けをする演算子（operator）を空間フィルタ（spatial filter），あるいは単にフィルタ（filter）と呼んでいる．

空間フィルタ処理を空間周波数処理と呼ぶことも多い．

空間フィルタは線形フィルタ（linear filter）と非線形フィルタ（nonlinear filter）に分けられる．入力画像信号と出力画像信号の間に次式の関係が成立する空間フィルタを線形フィルタと呼ぶ．

線形システムと畳み込み積分については，5.A.3 を参照．

$$g(i, j)=\sum_{k=-u}^{u} \sum_{l=-v}^{v} f(i+k, j+l)h(k, l) \tag{12.14}$$

ここで，$h(k, l)$ は空間フィルタを表す行列で，フィルタの大きさは $(2u+1)\times(2v+1)$ である．$h(k, l)$ はコンボリューションカーネル（convolution kernel）とも呼ばれる．式（12.14）の演算を二次元畳み込み積分（2D convolution integral）という．線形フィルタリング処理とは，空間フィルタと画像信号との畳み込み積分である．

a　平滑化処理

平滑化処理（smoothing process）の目的は画像雑音の抑制である．一般的に，画像信号に含まれる画像雑音の周波数成分は，対象となる画像情報の周波数成分に比べて高周波成分を多く含んでいるので，原画像に平滑化処理をすることで画像雑音を抑制することができる．画像空間で平滑化を行うための最も簡単な方法は，原画像の各画素値の値を，その近傍（局所領域 A）の局所的な平均値に置き換えることである．すなわち，平滑化処理の畳み込み積分は

$$g(i, j)=\frac{1}{N}\sum_{k \subset A} \sum_{l \subset A} f(k, l) \tag{12.15}$$

と表すことができる[8].　N は近傍領域 A に含まれる画素数である.　この場合,　原画像信号の雑音の平均値が 0,　分散が σ^2 で各画素に重畳された雑音が互いに独立であれば,　平滑化後の雑音の平均値は 0,　分散は σ^2/N となり,　雑音分散が抑制されることになる.

局所領域 A のサイズ（フィルタのサイズ）N は,　3×3,　5×5,　7×7,　…,　あるいは円形状などが用いられるが,　単に平均をとるのではなく,　重み付き平均とすることもある.　このような高周波数成分を抑制する空間フィルタをローパスフィルタ（low pass filter）という.

b　非鮮鋭マスク処理

画像の鮮鋭度は画像中の細かな構造をどれだけ明瞭に表現できるかを示す尺度である.　画像信号の高空間周波数成分を強調すると鮮鋭度を高めることができる.　医用画像の空間フィルタ処理による高鮮鋭化には非鮮鋭マスク（unsharp masking）処理（ボケマスク処理ともいう）が広く用いられている.

> 非鮮鋭マスク処理という名前は,　銀塩写真画像の鮮鋭度を改善する暗室技術に由来している.

非鮮鋭マスク処理は,　一般の写真画像の場合は主に高周波成分を強調して見た目の印象を改善することを目的としている.　しかし X 線画像を処理する場合,　画像中の診断上重要な陰影を強調することを目的としているため,　一般写真の場合と比較して画像信号のより低い周波数成分から高周波数成分までの広い周波数範囲を強調することが多い.

一般的な非鮮鋭マスク処理は次式で表される.

$$g(i, j) = f(i, j) + \beta \cdot \{f(i, j) - z(i, j)\} \tag{12.16}$$

ここで,　β は原画像信号に依存した強調係数（enhancement factor）,　$z(i, j)$ は原画像信号 $f(i, j)$ をぼかした画像信号（非鮮鋭マスク画像という）である.　通常は,　原画像信号 $f(i, j)$ に式（12.15）で示した平滑化処理を行って $z(i, j)$ とする.　非鮮鋭マスク処理の流れを**図 12.24** に示す.

非鮮鋭マスク処理の原理は**図 12.25** に示すように,　処理の流れを画像信号の空間周波数の変化で考えるとわかりやすい.　非鮮鋭マスク画像は平滑化により原画像信号の高周波数成分が抑制されているので,　非鮮鋭

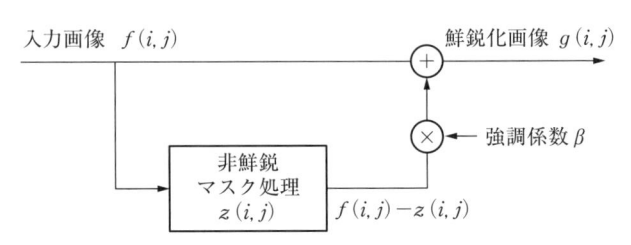

図 12.24　一般的な非鮮鋭マスク処理のブロック線図

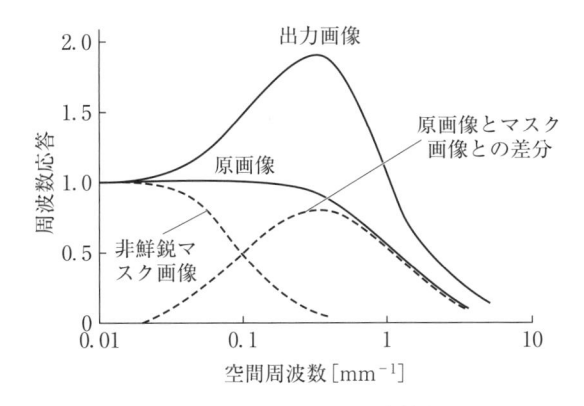

図 12.25 非鮮鋭マスク処理の周波数強調の原理

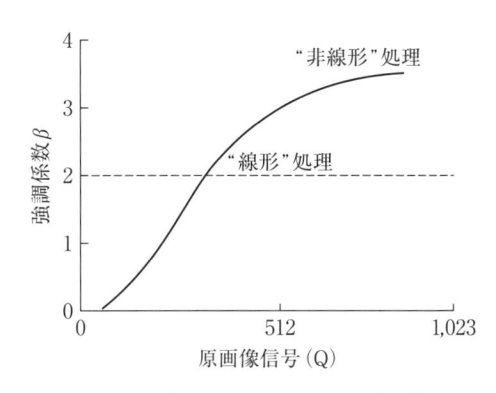

図 12.26 非鮮鋭マスク処理の強調係数

マスク画像と原画像との差分をとると，原画像信号の高周波成分だけを取り出すことができる．この差分画像に原画像を加えることで，原画像信号の高周波成分が強調された出力画像を得ることができる．強調する空間周波数成分は空間フィルタのサイズ N で決まる．N が大きいと低周波成分から強調され，N が小さくなるほど高周波数成分だけが強調されるようになる．

強調係数 β の例を**図 12.26** に示す．強調係数を線形ではなく，入力信号の関数（非線形処理）とすることで，画像雑音の多い低線量領域（原画像の画素値が小さい領域）での画像雑音の過度な強調を抑制しつつ，通常線量領域（原画像の画素値が大きい領域）では画像信号を十分に強調することが可能となる．

c ダイナミックレンジ圧縮処理

一般に，画像コントラストの大きさと画像可視域の広さを両立するのは難しいが，ダイナミックレンジ圧縮処理（dynamic range compression：DRC）は関心領域の画像コントラストを十分確保した上で，広い診断可視域を実現する画像処理である．ダイナミックレンジ圧縮処理は次式で表される．

$$S_{out} = S_{org} + D\{S_{us}\} \qquad (12.17)$$

ここで，$D\{\cdot\}$ は非鮮鋭マスク画像 S_{us} に依存した補正関数である．

図 12.27 に一次元の階段状信号を用いたダイナミックレンジ圧縮処理の原理を示す．図 12.27（a）と（b）はそれぞれ，原画像信号（S_{org}）と非鮮鋭マスク画像信号（S_{us}）である．階段状の画素信号は胸部画像における肺野，縦隔，心臓など大まかな画素信号の変化，階段上の細かい凹凸は画像中の骨や血管影などの細かい画像信号の変化を示している．

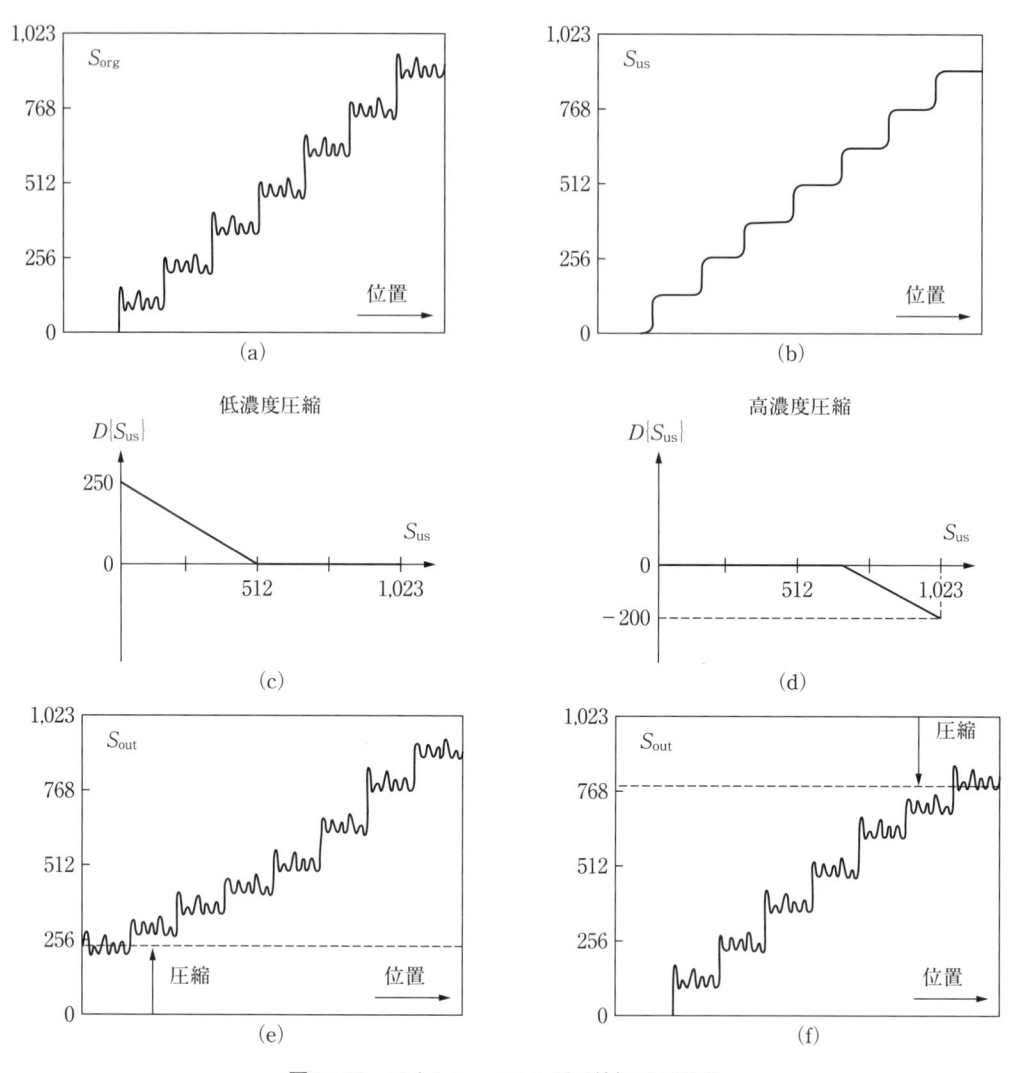

図 12.27　ダイナミックレンジ圧縮処理の原理

　まず，原画像を空間フィルタで平滑化処理すると，図 12.27（b）に示すように大まかな画像信号は維持されるが，細かい画像信号は平滑化される．次に，平均化処理された非鮮鋭マスク画像 S_{us} の関数として，図 12.27（c），（d）の例に示すような補正値関数 $D\{S_{us}\}$ を定義する．図 12.27（c）では低濃度部（画素値の小さい領域）のみ画像信号を高くする補正を示し，図 12.27（d）では逆に高濃度部（画素値の大きい領域）のみ画像信号を小さくする補正を示している．

　低濃度部圧縮の場合，得られた補正値を原画像に加えることで，図 12.27（e）に示すように低濃度部の画像信号が上昇する．その結果，低

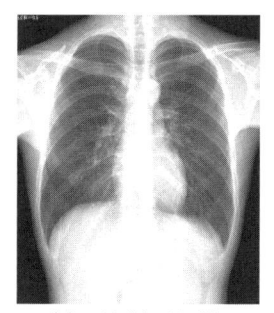
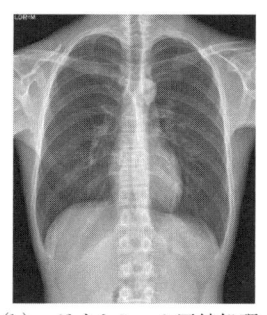
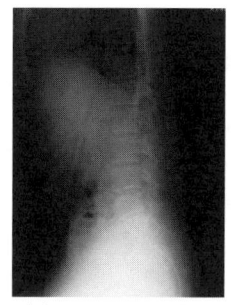
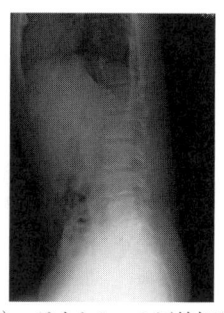

（a）　通常処理画像　　（b）　ダイナミック圧縮処理　　（c）　通常処理画像　　（d）　ダイナミック圧縮処理
　　　　　　　　　　　　　　　画像（低濃度圧縮）　　　　　　　　　　　　　　　　　画像（高濃度圧縮）

図 12.28　ダイナミックレンジ圧縮処理の適用例（文献 9））

濃度部の画像信号が変換曲線の足部から直線部に移動することになり，低濃度部の画像コントラストが向上する．同様に，高濃度圧縮の場合は，図 12.27（f）に示すように高濃度部が見やすくなった画像が得られる．

　ダイナミックレンジ圧縮処理では，画像全体のダイナミックレンジが圧縮される一方，細かい画像信号の画像コントラストが低下しない．この点が通常の階調処理と大きく異なる点である．

　図 12.28 にダイナミックレンジ圧縮処理を胸部画像に適用した例を示す．低濃度部を圧縮することにより肺野の画像コントラストを維持したまま，縦隔部を明瞭に描写することが可能になっている．

　また，高濃度部圧縮は，鼻骨側面 X 線画像や咽頭側面 X 線画像，乳房 X 線画像における黒く潰れやすい体表から浅い部分の構造を描写するのに有効である．

d　マルチ周波数処理

　マルチ周波数処理（multi frequency processing：MFP）は従来の非鮮鋭マスク処理とダイナミックレンジ圧縮処理を統合し，発展させた処理であり，次式で表される[9]．

$$S_{\mathrm{out}} = S_{\mathrm{org}} + \beta\{S_{\mathrm{org}}\} \cdot \sum F_m\{S_{\mathrm{usm}-1} - S_{\mathrm{usm}}\} + D[S_{\mathrm{org}} - \sum G_m\{S_{\mathrm{usm}-1} - S_{\mathrm{usm}}\}]$$

$$(12.18)$$

ここで，S_{org} は原画像信号，S_{out} は出力画像信号，$\beta\{\cdot\}$ は濃度依存強調関数，$F_m\{\cdot\}$ は周波数強調用非線形関数，$D\{\cdot\}$ はダイナミックレンジ圧縮フィルタ関数，$G_m\{\cdot\}$ はダイナミックレンジ圧縮用非線形関数，S_{usm} は周波数特性の異なる非線性マスク画像（ただし $S_{\mathrm{us0}} = S_{\mathrm{org}}$）である．

　図 12.29 に示すようにマルチ周波数処理では，原画像や複数の非鮮鋭

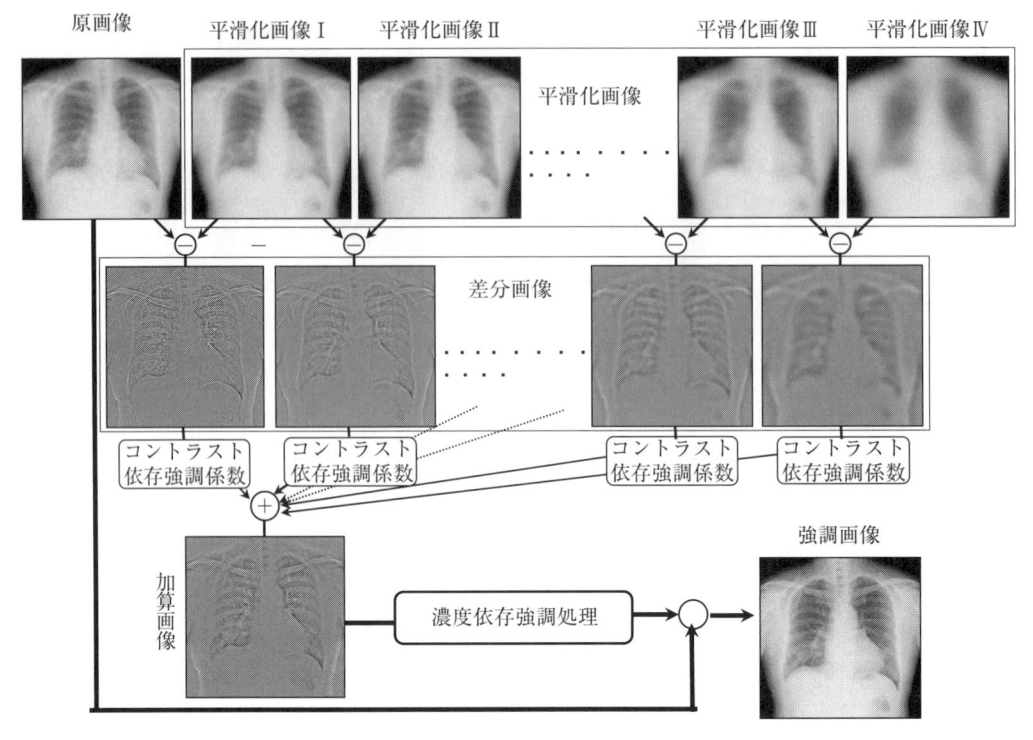

図 12.29　マルチ周波数処理の概要（文献 9））

画像の差分としてさまざまな周波数成分（帯域通過信号：bandpass signal）を抽出する．次に，各帯域通過信号を非線形関数変換した後，加算することにより，周波数強調信号を生成している．そのため，従来の周波数処理に比べ周波数帯域ごとの強調特性をより柔軟かつ精密に調整することが可能となっている．また，各帯域通過信号に対し非線形関数変換を施すことにより，アーチファクト（artifact）の原因となる過度な強調を抑制することができる．

　なお，マルチ周波数処理は多くの非鮮鋭画像を作成するため，従来処理に比べて複雑な演算を要するが，図 12.30 に示す多重解像度解析（multiresolution analysis：MRA）により演算量を削減することができる．

　多重解像度解析では原画像を 1/2 に縮小した後に，2 倍に拡大すると，原画像と同じ画素数ではあるが，非鮮鋭な画像となる．1/2 に縮小された画像を，更に 1/2 に縮小し 2 倍拡大すると，1/2 縮小された画像と同じ画素数であるが，更に非鮮鋭な画像となる．このように画像縮小と拡大を繰り返すことにより鮮鋭度の異なる画像を生成できるため，空

多重解像度解析とはフーリエ変換法のような関数展開法の 1 つで，離散ウェーブレット変換等により，画像を解像度の異なる複数の画像に分解し，解析する手法をいう．

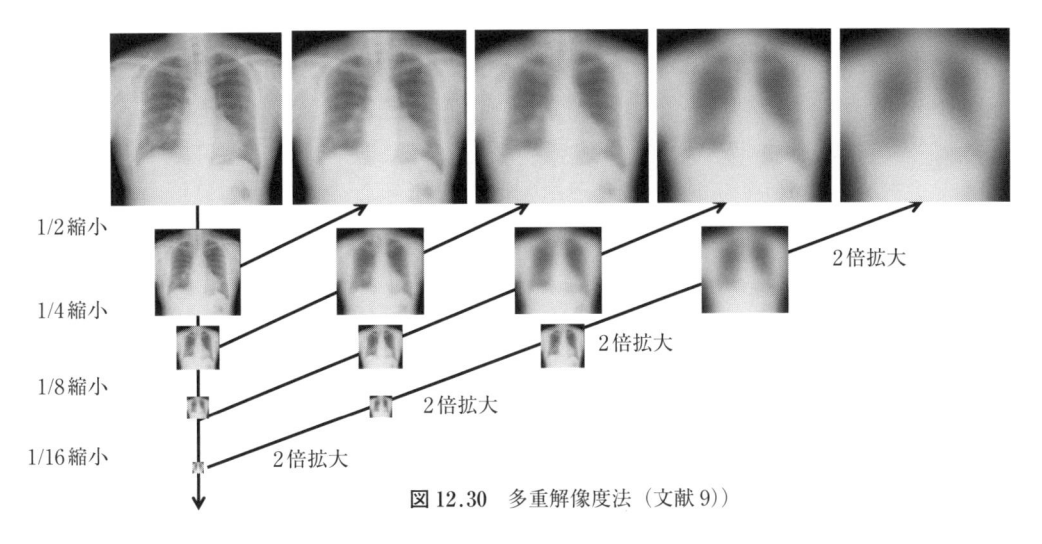

図 12.30 多重解像度法（文献 9））

1/2縮小

1/4縮小

1/8縮小

1/16縮小

2倍拡大

2倍拡大

2倍拡大

2倍拡大

間フィルタ処理する従来の方法に比べ演算量を減らすことができる．

e エッジ保存型雑音抑制処理

ガウシアンフィルタ（Gaussian filter）等の従来の平滑化処理と異なり，エッジ保存型雑音抑制処理（edge-preserving noise suppression processing：EPNS）は，画像雑音と画像信号とを分離して画像雑音を選択的に抑制する処理であり，画像信号の高周波成分を低下させず画像の雑音特性を改善することができる．

エッジ保存型雑音抑制処理のポイントは画像信号から画像雑音を分離する技術である．有効な画像信号は線構造（line structure）や画像コントラストの強い点構造（point structure）からなると考えられ，画像

画素値に応じて選択的に空間フィルタを適応させる手法を適応フィルタリング（adaptive filtering）という．

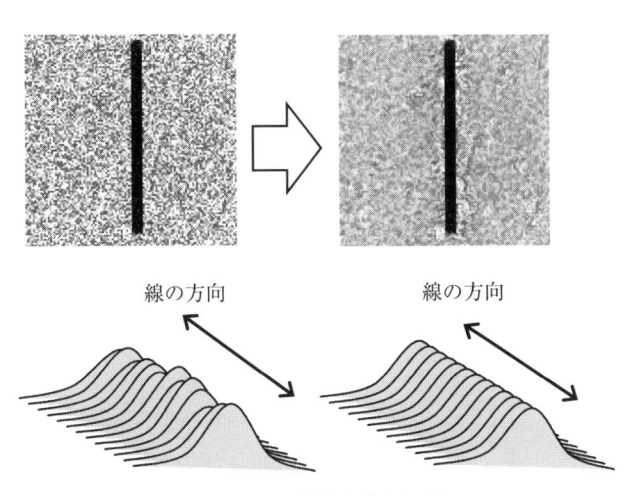

線の方向

線の方向

図 12.31 線構造抽出処理

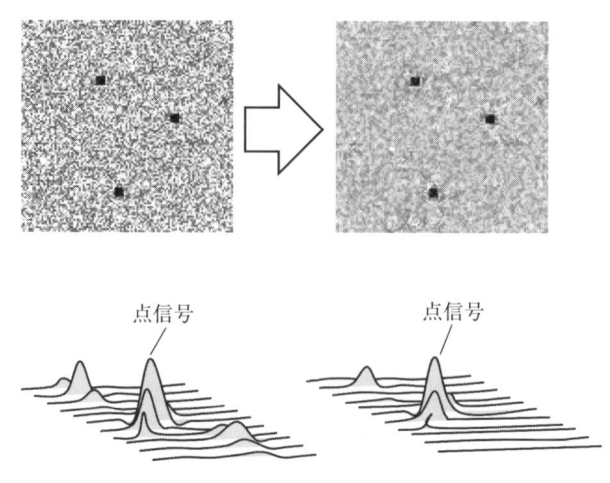

図 12.32　点構造抽出処理

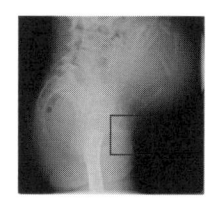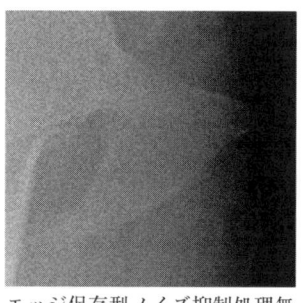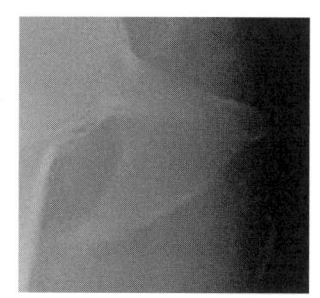

エッジ保存型ノイズ抑制処理無　　　　エッジ保存型ノイズ抑制処理有

図 12.33　骨盤側面画像へのエッジ保存型ノイズ抑制処理の適用（文献 9））

雑音は，そのような構造をもたないランダムな成分と見なすことができる．**図 12.31，図 12.32** に線構造と点構造を抽出する処理の概要を模式的に示す．線構造抽出処理は，画素ごとに線の方向を判別して，線の形状に応じて線方向の平滑化を行う．これにより，線に沿った画像信号以外が抑制されるため，線に沿った画像信号を線構造として抽出することができる．点構造抽出処理は，画像コントラストの高い画像信号をそのまま残し，画像コントラストの低い画像信号を平滑化して抑制する．これにより，画像コントラストの高い画像信号を点構造として抽出することができる．加えて，複雑な人体構造を認識する構造パターン認識処理により画像信号と画像雑音の分離を行っている．

　図 12.33 に示す骨盤側面画像ではエッジ保存型雑音抑制処理によって画像雑音が低減され，観察しやすい画像になっている．

12.2.3 応用画像処理機能

(1) 散乱 X 線補正処理

散乱 X 線補正処理はイン
テリジェントグリッドや
バーチャルグリッドなどと
呼ばれている.

散乱 X 線補正処理（scattered ray correction processing）は，散乱 X 線の影響で画像コントラストが低下した画像（**図 12.34**（a））から，画像処理により図 12.34（b）に示すような散乱 X 線成分を除去することで，画像コントラストが改善した画像を生成する技術である．デジタル画像では散乱 X 線は画像雑音を含む低周波信号としてデジタル画像に付加される．散乱線除去グリッドを使用しないで撮影した X 線画像に散乱 X 線補正処理を適切に活用することで，ポータブル撮影等の作業効率化と雑音特性の向上が期待できる.

a 散乱 X 線量の推定

X 線照射野サイズを一定とすれば，散乱 X 線の発生量は被検体の厚さと照射された X 線の線質に依存して変化する（12.1.2 参照）．X 線源から検出器までの距離，X 線照射条件，受像器で検出された X 線量から被検体の厚さを推定し，得られた被検体の厚さから散乱 X 線量を算出することができる．被検体厚さの推定法を**図 12.35** に示す.

b グリッド効果算出処理

図 12.36 に示すグリッド効果算出処理（grid-effect calculation process）では，推定された被検体透過後の一次 X 線量と散乱 X 線量，および，グリッドの一次線透過率と散乱 X 線除去率を用いて，グリッド透過後の一次 X 線量と散乱 X 線量をそれぞれ算出する．つまり，グリッドを用いないで撮影した画像から，仮想的に物理グリッドを使用した画像を計算により求める処理である.

c 雑音抑制処理

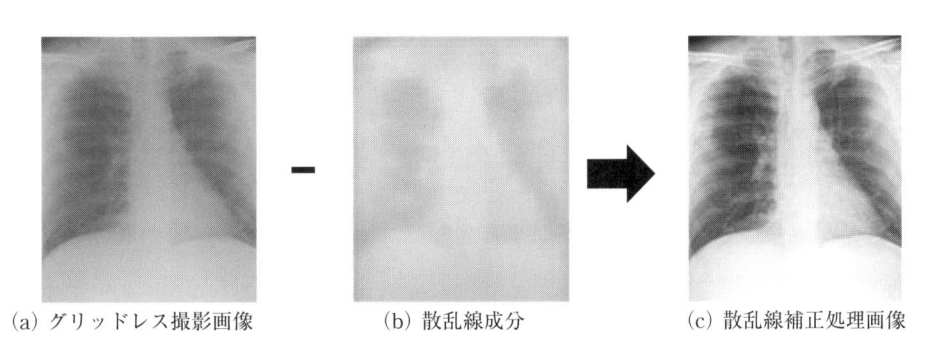

    （a）グリッドレス撮影画像   （b）散乱線成分   （c）散乱線補正処理画像

図 12.34 散乱線補正処理の効果（文献 9））

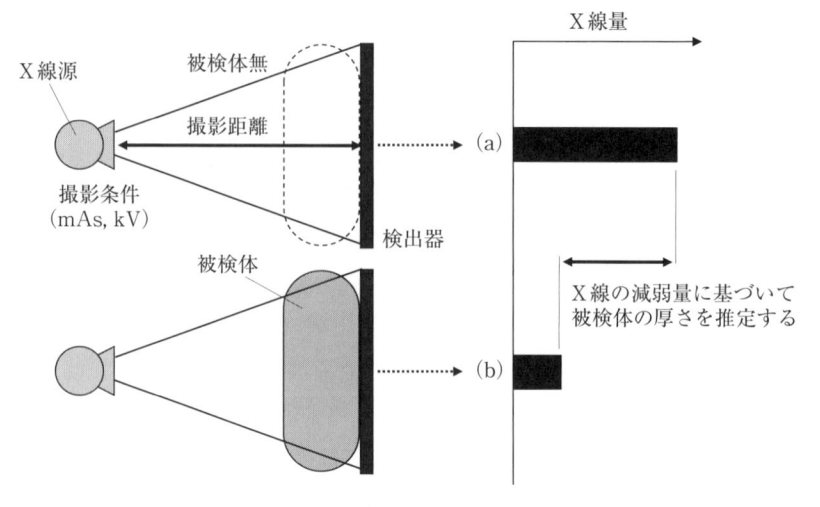

図 12.35　被検体の厚さ推定の例

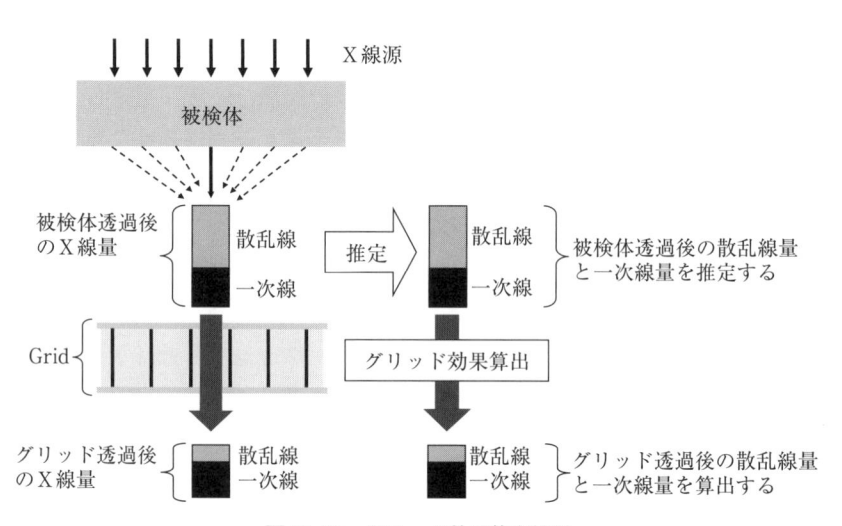

図 12.36　グリッド効果算出処理

　グリッド効果算出処理により，画像コントラストは向上するが，同時に画像中の雑音成分も強調されてしまう．エッジ保存型雑音抑制処理を適用することにより画像雑音の増大を抑制する．

(2)　エネルギーサブトラクション処理

　エネルギーサブトラクション（energy subtraction：ES）とは，媒質の違いによって線減弱係数のエネルギー依存性が異なることを利用（図4.17 参照）して，線質の異なる X 線ビームで撮影された 2 枚の画像を重み付け減算することにより，骨成分を消去した軟部組織画像や軟部組織成分を消去した骨部画像等，特定の吸収特性をもった物質の陰影を消

◆ サブトラクション係数：1.5，修正係数：5，オフセット係数：0の場合

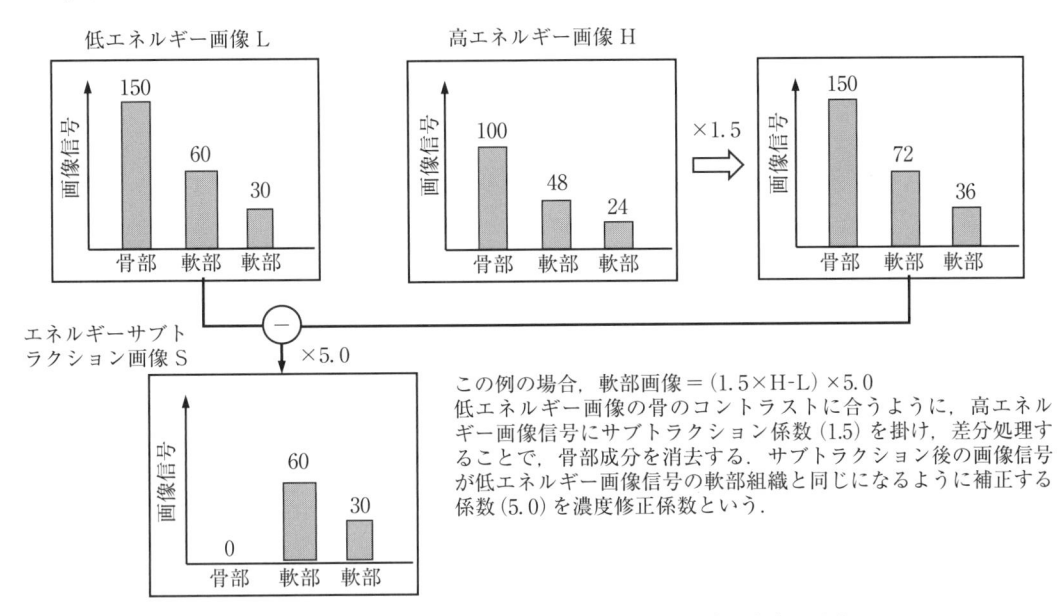

図 12.37 エネルギーサブトラクション法による骨成分除去の原理

この例の場合，軟部画像＝（1.5×H-L）×5.0
低エネルギー画像の骨のコントラストに合うように，高エネルギー画像信号にサブトラクション係数（1.5）を掛け，差分処理することで，骨部成分を消去する．サブトラクション後の画像信号が低エネルギー画像信号の軟部組織と同じになるように補正する係数（5.0）を濃度修正係数という．

去する撮影技術である．

a エネルギーサブトラクション処理の原理

エネルギーサブトラクション処理は，サブトラクション係数 R を調整して目的の臓器を分離する．低エネルギー画像信号を $f_L(i, j)$，高エネルギー画像信号を $f_H(i, j)$ とすると，対数エネルギーサブトラクション（weighted logarithmic subtraction）の画像信号 $g(i, j)$ は次式で与えられる[10]．

$$g(i, j) = \alpha + \beta \{\ln(f_L(i, j) - R \cdot \ln\{f_H(i, j)\}\} \tag{12.19}$$

ここで，R はサブトラクション係数（subtraction factor），β は修正係数（correction factor），α はオフセット係数（offset factor）である．

図 12.37 にエネルギーサブトラクション法による軟部組織画像（骨消去画像）の作成例を単純化して示す．骨部 1 箇所と軟部 2 箇所における低エネルギー画像の画像信号がそれぞれ 150，60，30，高エネルギー画像の画像信号がそれぞれ 100，48，24 と仮定する．高エネルギー画像信号 H を 1.5 倍した上で，低エネルギー画像信号 L を減算すると骨部陰影が消去できる．得られた画像信号を 5 倍すると低エネルギー画像信号と同等の画像コントラストを有する軟部組織画像を作成できる．同様

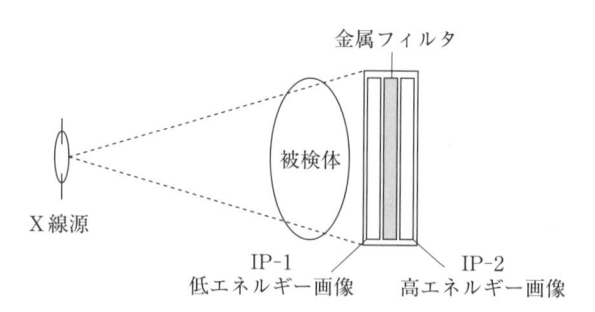

図 12.38　エネルギーサブトラクション処理の原理

に，軟部組織の画像信号が一致するように重み付けをして減算処理すれば軟部組織が消去された骨部画像を作成することができる．なお，高エネルギー画像信号 H および低エネルギー画像信号 L とは式（12.19）の $\ln\{f_H(i, j)\}$ および $\ln\{f_L(i, j)\}$ に対応し，それぞれ，実際には高エネルギー画像信号の対数および低エネルギー画像信号の対数を指している．

b　1 ショット法

高エネルギー画像と低エネルギー画像を 1 回の X 線照射により取得するエネルギーサブトラクション法を 1 ショット法（one-shot method）という．イメージングプレート（imaging plate：IP）を用いた 1 ショット法の撮影レイアウトを**図 12.38** に示す．同一カセッテ内にイメージングプレートを 2 枚入れ，その間に銅などの金属フィルタを挿入する．被検体を透過した X 線パターンのうち低エネルギー成分は，一層目のイメージングプレート（IP-1）上に低エネルギーの X 線パターン 1 として吸収され，金属フィルタを透過した高エネルギー X 線成分を多く含む X 線パターン 2 が二層目のイメージングプレート（IP-2）に吸収される．

1 ショット法は，被検体の動き（体動）の影響を受けないため，2 枚の画像間の位置ずれアーチファクトが発生しないという利点があるが，エネルギー成分の分離能が悪く，画像雑音が多い等の欠点がある．

c　2 ショット法

高エネルギー画像と低エネルギー画像を 2 回の X 線照射により取得するエネルギーサブトラクション法を 2 ショット法（two-shot method）という．2 ショット法の原理を**図 12.39** に示す．X 線受像器の切り替えが不要な FPD（Flat Panel Detector）が適している．**図 12.40** に示すように，管電圧を切り替えて同一部位を 2 回撮影することによりエネルギーの異なる 2 つの X 線画像を FPD で取得する．

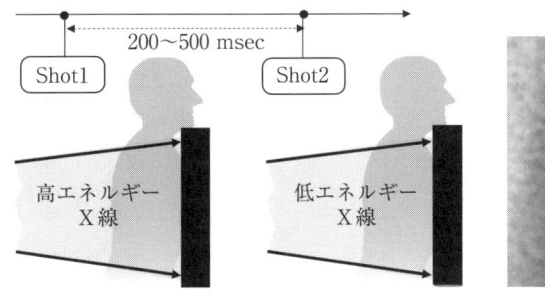

図 12.39　2 ショット法の撮影

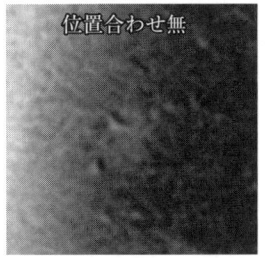 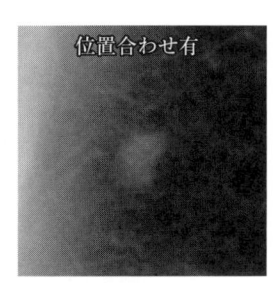

図 12.40　位置合わせ処理の効果

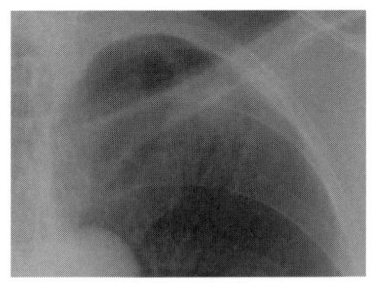 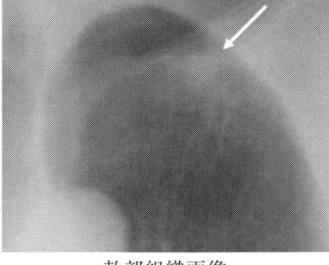 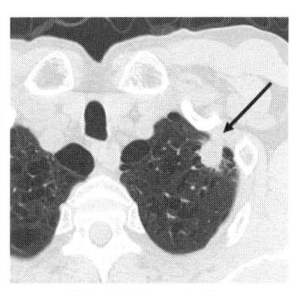

単純 X 線画像　　　　　　　　　軟部組織画像　　　　　　　　CT アキシャル像

図 12.41　鎖骨に重なる結節陰影を有するエネルギーサブトラクション症例（文献 9））

　2 ショット法は 2 種類の X 線エネルギーで撮影するため，エネルギー分離性が良く，画像雑音の少ないエネルギーサブトラクション画像を得られることがメリットである．一方，被検体の動きによる低エネルギー画像と高エネルギー画像間の位置ずれが発生し，心臓の拍動の影響を受ける胸部画像等では動きに伴うモーションアーチファクト（motion artifact）が発生する．モーションアーチファクトを低減する技術として，2 つの画像間で画素毎に細かく位置を合わせる技術が実用化されており，その効果を図 12.40 に示す．

　エネルギーサブトラクション画像は，被検体厚が変化すると散乱 X 線や線質硬化の影響により分離精度が変化する．被検体厚の差による X 線コントラストの変動や，骨部と軟部の分離性能のばらつきをなくすために，画像毎に最適なサブトラクション係数を求めるアルゴリズムが開発されている．

d　軟部組織画像と骨部画像

　図 12.41 に示す症例では，左上肺野の結節陰影（nodular shadow）が鎖骨，肋骨と重なり，単純 X 線画像だけでは検出しにくいが，エネ

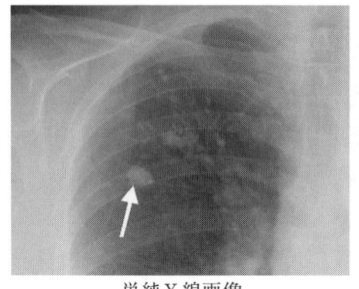 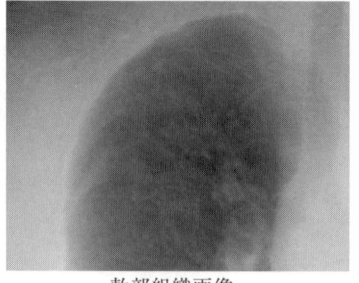 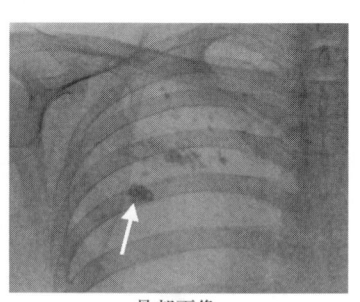

単純X線画像　　　　　　　　　　軟部組織画像　　　　　　　　　　骨部画像

図12.42 陰影が石灰化であるエネルギーサブトラクション症例（文献9））

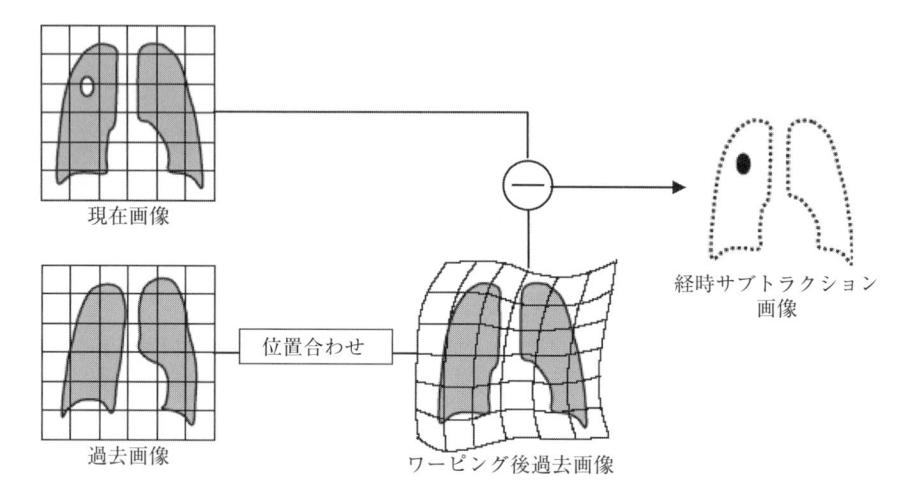

図12.43 ワーピング処理を用いた経時サブトラクション

ルギーサブトラクションで得られた軟部組織画像では結節陰影が明瞭に描出されている．また，**図12.42**に示す症例では，軟部組織画像では陰影がなく骨部画像のみに陰影があることから，この陰影の実態は石灰化（calcification）であることが確定できる．

(3)　経時サブトラクション処理

経時サブトラクション（temporal subtraction：TS）技術は，撮影時期の異なる同一被検者の胸部X線画像間で差分処理を行い，経時的に変化した部分を強調表示する技術である．読影時に原画像とともに経時サブトラクション画像を参照することにより読影精度が向上することが報告されている．

差分処理といっても，撮影時期の異なる画像間では被検者の姿勢変化や撮影装置の違い等により，画像中の被検体全体の位置や骨や血管等の各臓器の位置が一致しないため，単純な差分処理では位置ずれアーチフ

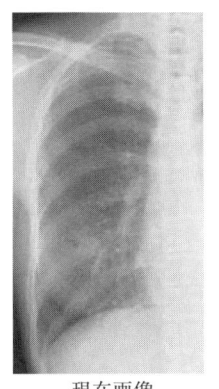
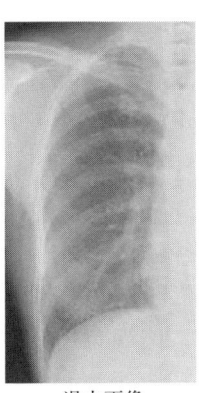
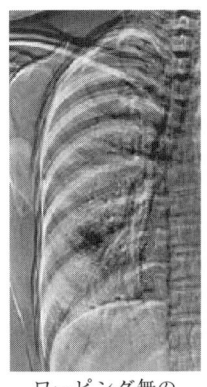
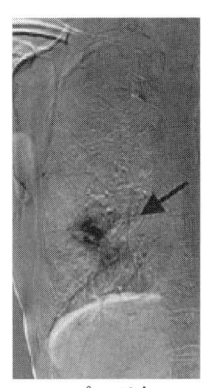

| 現在画像 | 過去画像 | ワーピング無の
経時差分画像 | ワーピング有の
経時差分画像 |

図12.44　経時サブトラクションの適用例とワーピング位置合わせの効果（文献9））

ァクトが発生し，経時変化部分を検出することが難しくなる場合が多い．

　そのため，**図12.43**に示すように経時サブトラクション処理では両画像信号中の構造物の位置関係を一致させるため，一方の画像信号を局所領域毎に，変形させる処理（ワーピング処理：warping processing）を行った後に，差分処理を行うことにより位置ずれアーチファクトの発生を抑制している．

　図12.44にワーピング処理の有無による経時サブトラクション画像の違いを示す．ワーピング処理を用いた経時サブトラクション画像ではアーチファクトが少なく，病変が明瞭に描出されている．

12.3　造影剤注入装置

12.3.1　はじめに

ESUR Guidelines ver. 10.0[11]では，"contrast agent"とは，さまざまな方法で画像のコントラストを変化させる物質，"contrast media"とは，X線の透過を変えることによりコントラストを変化させる物質と定義してX線撮影用の造影剤とMRIなど，その他モダリティ用の造影剤の用語を区別している．

　血管造影検査（angiography）や注腸造影検査（contrast enema）などの際に造影剤（contrast agent, contrast media）の注入に用いる装置を造影剤注入装置（contrast agent injector，以下インジェクタ装置）という．インジェクタ装置は，血管造影の発展と深く関係があり，X線撮影装置の開発，手技・器具の改良，造影剤の進化と3つの要素に因るところから発展してきた．なかでも一番大きな出来事は1895年にRöntgen博士がX線を発見したことから始まる．しかし，X線撮影では骨をみることができたが血管をみることはできなかった．そこで血管

内に何かを注入してＸ線で血管をみることを目的に造影剤の開発も進んでいくことになる．安全に人体に使用できる造影剤が開発されてから造影剤の注入装置が必要となり，開発されてきた．

12.3.2　歴史的背景

(1)　血管造影検査の歴史

Ｘ線撮影と造影剤を組み合わせた血管造影撮影（angiography）は，1896年 Haschek と Lindenthal らが切断された手の血管へ Teichman's mixture（水銀の亜硫酸塩と石灰・ワセリンの混合物）を注入して得られたものが最初である．1941年には Farinas らにより初めて動脈内血管カテーテル（intra-arterial vascular catheter）術が考案され，1943年 Seldinger により経皮的血管カテーテル術（percutaneous catheterization）の手技（二重穿刺針，ガイドワイヤ：guide wire）がほぼ確立された．これらにより Röntgen 博士のＸ線発見以来61年余を経て今日の経皮的カテーテル挿入法に基づく選択的血管造影法（selective angiography）時代の幕開けとなり，血管造影は放射線診断学領域において最も精度の高い診断法として発展した．

初期の頃の手動レバー式の造影剤注入装置を**図12.45**（a）に示す．

(2)　血管造影用注入装置の歴史

注入圧を調整できる最初のインジェクタ装置は，1951年に開発された．駆動方式は圧縮ガスを利用しており，任意の圧力で一定に細かく調整できるレギュレータが開発されたことで，注入圧を調整することが可能になった．それ以後1967年頃までは圧縮ガスを利用したプレッシャーコントロール方式であった．しかし，一定の圧力が得られるものの，大動脈造影に必要な高い圧力を得ることはできなかった．理由はこのレ

> プレッシャーコントロール方式とは，使用する造影剤の粘稠度・カテーテルの仕様（内径・長さ等）に合わせて，注入するたびに注入圧（空気圧・電圧）を調整し，注入速度を決定する必要がある方式．

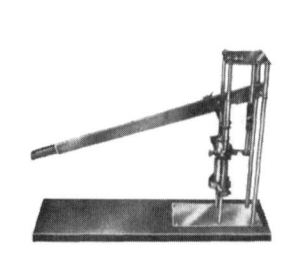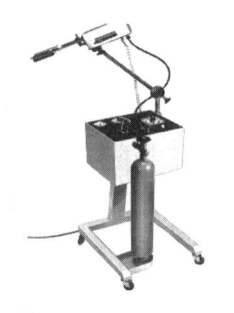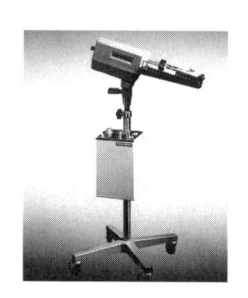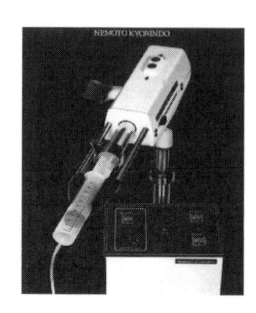

　（a）　梃子式注入器　　　（b）　圧縮ガス式注入器　　（c）　モーター式注入器　　　（d）　CT用注入器

図12.45　造影剤注入装置の歴史

ギュレータでは 0～300 PSI（0～21 kg·cm^{-2}）しか得られなかったからで，更に，これを改善するため内径の極端に小さい注射器を用い，高い注入条件を得る工夫が必要であった．

1967 年に MEDRAD 社（現バイエル薬品）などがフローコントロール方式で電動モーターを使用したインジェクタ装置を発表し，安定した速度で注入ができることになった．これ以降，インジェクタ装置はフローコントロール方式が主流となっていった．

初期の頃の圧縮ガス注入器を図 12.45（b）にモーター式注入器を図 12.45（c）にそれぞれ示す．

(3) X 線 CT 検査用注入装置の開発

1968 年 Godfrey Newbold Hounsfield が X 線 CT（X-ray computed tomography）を発明し，1973 年最初の CT 装置「EMI スキャン」が販売開始された．1981 年には今までのインジェクタ装置の技術を応用して CT 用インジェクタ装置が販売されることとなる（注入速度・注入量が CT 造影検査仕様になっている（図 12.45（d））．

この頃の造影検査はディレイ検査で，注入は点滴法（intravenous drip infusion）が一般的であり，高速で造影剤を注入する必要があるダイナミック検査（dynamic study）では，用手注入が主流であったが，術者の被ばく・流速のばらつきが問題となり，インジェクタ装置を使用することが必要となってきた．

1989 年ヘリカル CT（helical CT, spiral CT）が開発され，撮影しながら寝台を移動させることで撮影時間が短くなり，すべての造影検査でインジェクタ装置を使用することになった．

検査ごとに空シリンジに造影剤を詰めていたが，造影検査が増え効率・衛生面から 1993 年に世界で初めて一般用シリンジの形状に造影剤を詰めたシリンジ製剤が開発された．

1998 年マルチスライス CT（multi-slice CT）が開発され一回転で 4 枚の画像が撮影でき，撮影時間がさらに短くなった．それにより撮影の終了と同時に注入が終わるなど高濃度の造影剤が鎖骨下静脈（subclavian vein）などに停滞し，アーチファクト（artifact）の原因になることがあり，血管内を生理食塩水（isotonic sodium chloride solution）で後押しすることで停滞を軽減することが必要になり 2001 年に二筒式（two cylinder type）の造影剤注入装置が開発された（**図 12.46**（a））．

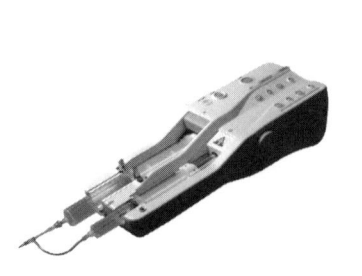

(a)　CT用二筒式注入器

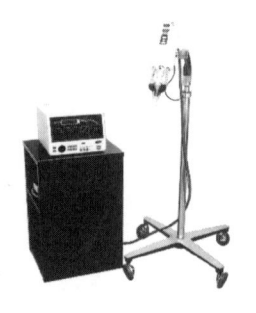

(b)　MR用注入器

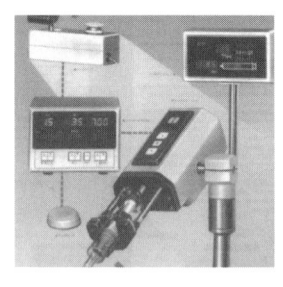

(c)　心カカテ用注入器

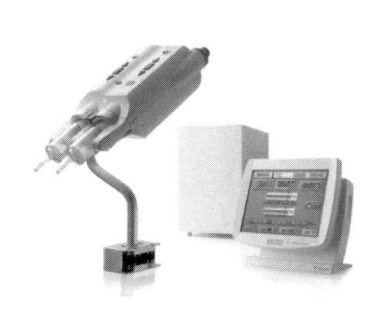

(d)　AG用二筒式注入器

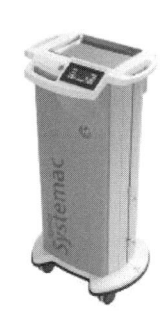

(e)　炭酸ガス送気装置

図 12.46　造影剤注入装置の種類

(4)　MRI 検査用注入装置の開発

　1990 年代に入り MRI（magnetic resonance imaging）装置でも高速撮像が可能になり，機能検査も可能になってきたことから MR 用インジェクタ装置が 1995 年に発売された（図 12.46（b））．その仕様は磁場の影響を受けない非磁性体（non-magnetic material）のインジェクタ装置として開発された．さらに体重当たりの投与する造影剤量が少ないためチューブ内に残る造影剤を血管内に押し流す目的で生食を注入するために二筒式のインジェクタ装置が開発される．

MRI 用注入器では磁場の影響を受けない超音波モーターを使用した注入器を用いる．

(5)　現在の血管造影用注入装置

　心臓カテーテル検査（cardiac catheterization）では細い左右の冠動脈（coronary artery）の造影には細いシリンジ（syringe）で用手注入していたが，カテーテル（catheter）の進化で 5 Fr から 4 Fr と細くなり，用手注入では安定した造影検査ができないため，1991 年頃から手押し感覚で注入できるハンドスイッチを使用した心臓カテーテル用造影剤注入器が開発された（図 12.46（c））．

Fr.（フレンチ）はシースやカテーテルの太さを表す単位，1 Fr.＝0.33 mm.

2004 年には FPD（flat panel detector）システムを使用した血管造影装置が開発され，C アーム（C-arms）を回転させて撮影することが可能になり，CT‐Like の画像が得られるようになると，高・中濃度の造影剤と低濃度の造影剤が必要になってきた．そこで造影剤濃度が違う場合でも 1 台のヘッドで使用できる二筒式血管造影用造影剤注入装置（dual cylinder type angiography contrast agent injection device，図12.46（d））が 2004 年に開発された．これより高・中濃度の造影剤をセットして，生理食塩水を同時に注入することで造影剤を希釈することができるようになり，ステントの種類によって希釈率（dilution rate）も変えることができるようになった．

以上のように，インジェクタ装置は画像診断装置の発展に伴う新たな手法，および診断技術の向上に応じて，その用途に対応すべく発展を続けている装置である．

12.3.3　注入器の役割

造影剤は粘稠度（viscosity）が高く，注入速度（injection rate），注入量（injection volume）も各検査目的でまちまちであり，また，接続先も留置針（indwelling needle）を使用し，カテーテルの径も細く，長さも長い．この条件下で確実に注入するには，速度をコントロールしながら圧力を制御することができる注入器が必要である．しかし接続するエクステンションチューブ（extension tube），針，カテーテルの破損を防ぐことも検査を安全に行うにはとても重要であり，その機能が圧力リミッター（pressure limiter）である．これを正しく設定することで安全な造影検査が可能となる．

表 12.6 に検査装置別注入器の主な仕様を示す．

血管造影用と X 線 CT・MRI 用との主な違いは，注入する血管の違いである．経動脈（カテーテル）と経静脈（留置針）では血圧・血流・器具の抵抗により，表のように違いがある．

血管造影用には冠動脈の造影に特化した，少量を手押し感覚で注入できる心カテ用のインジェクタ装置も使用されている．

表 12.6　検査装置別造影剤注入装置の主な仕様

	血管造影用	X 線 CT 用	MRI 用
主な注入血管	動脈	静脈	
注入速度	$1 \sim 20 \, \mathrm{mL \cdot s^{-1}}$	$1 \sim 8 \, \mathrm{mL \cdot s^{-1}}$	
注入量	$5 \sim 40 \, \mathrm{mL}$	$10 \sim 150 \, \mathrm{mL}$	
圧　力	$20 \sim 70 \, \mathrm{kg \cdot cm^{-2}}$	$5 \sim 15 \, \mathrm{kg \cdot cm^{-2}}$	

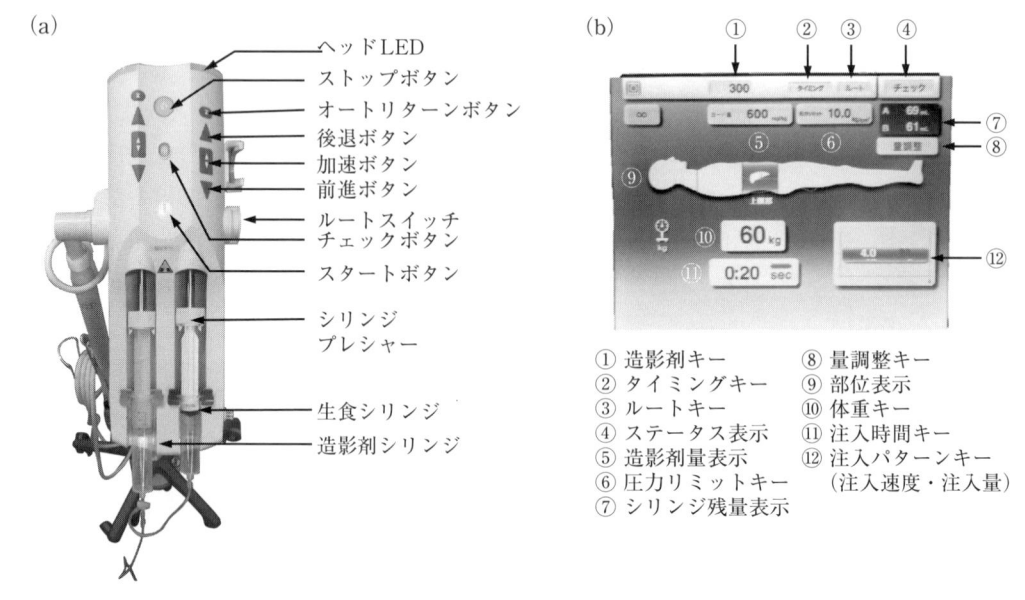

図 12.47　造影剤自動注入装置（a）とコンソール（b）の外観と各部の説明（文献 12））

図 12.47 に一般的な X 線 CT 用二筒式造影剤注入装置（経静脈）の概観と各部の名称[12] を示す.

12.3.4　その他の注入器

(1)　注腸用造影剤注入・排泄装置

注腸用造影剤注入・排泄装置は, 直腸・大腸の消化器 X 線検査で, バリウムと空気を肛門から専用カテーテルを使用して遠隔で透視画像を見ながら注入・排泄を行うことが可能である. 安全に検査をするために, 注入圧, 空気圧を監視しながら制御している. 空気の注入はバリウム注入後, 大腸の二重造影（double contrast method）のために腸壁にバリウムを付着させた状態で大腸を膨張させて撮影する場合に使用する[13].

(2)　大腸 CT 用炭酸ガス送気装置

大腸 CT 用炭酸ガス送気装置は, 大腸 CT 検査時に大腸に炭酸ガスを送気して, 腸を膨張させて撮影をする時に使用する.

肛門に専用カテーテルを使用して, 腸内への炭酸ガスを送気しながら流量・圧力を監視し送気する. 体位変換などで一時的な圧力が上昇した場合など圧力を開放して調整ができる（図 12.46（e））[14].

内視鏡を挿入せずに X 線 CT 撮影で炭酸ガスを大腸に注入して仮想内視鏡画像を得る検査方法を CT コロノグラフィー（CT colonography：CTC）と呼ぶ.

〔**参考文献**〕

1) JIS Z 4910：2015 診断用 X 線映像装置—汎用及び乳房用散乱線除去グリッドの特性，日本規格協会，2015

2) JIS Z 4005：2012 医用放射線機器—定義した用語，日本規格協会，2012

3) Aichinger, Horst, et al.：radiation exposure and image quality in x-ray diagnostic radiology, physical principles and clinical applications 2nd Ed, Springer, 2012

4) R. R. Carlton, A. M. Adler：principle of Radiographic Imaging, Cengage Learning, 2012

5) 青柳泰司 他監著：改訂新版 放射線機器学（Ⅰ）診療画像機器学，コロナ社，2015

6) 日本画像医療システム工業会 監修：医用画像・放射線機器ハンドブック 改訂第 7 版，2007

7) 長谷川伸：電子情報通信学会大学シリーズ，新版 画像工学，コロナ社，2006

8) 南敏・中村納：映像情報メディア学会編 画像工学（増補）－ 画像のエレクトロニクス－，コロナ社，1989

9) 古川克治（編集者代表）：放射線写真学 アナログからデジタルへ（第 2 版），194-224，富士フイルムメデイカル，2018

10) Bushberg, Jerrold T., and John M. Boone：The essential physics of medical imaging, Lippincott Williams & Wilkins, 2011

11) European Society of Urogenital Radiology. ESUR guidelines on contrast media ver. 10.0.
http://www.esur.org/fileadmin/content/2019/ESUR_Guidelines_10.0_Final_Version.pdf

12) 根本杏林堂㈱：DUAL SHOT GX7 取扱説明書 第 21 版，2016 年 4 月

13) 添付文書／クリエートメディック㈱：タカネ式自動注腸装置 2100 型，2016 年 12 月（第 13 版）

14) ㈱杏林システマティック ホームページ
https://kyorin-systemac.co.jp/cn2/pg13.html

索　引

〈編著者紹介〉

岩元新一郎（いわもと　しんいちろう）

2008　年　大阪府立大学大学院工学研究科博士後期課程修了
専門分野　放射線物理学，放射線工学
現　　在　広島国際大学教授，診療放射線技師，博士（工学）

小縣　裕二（おがた　ゆうじ）

1994　年　京都工芸繊維大学工芸学部卒業
専門分野　X線機器工学，画像工学
現　　在　森ノ宮医療大学医療技術学部教授，診療放射線技師，博士（保健学）

診療放射線技術 テキストシリーズ
X 線撮影機器学 I　　基礎技術 編

2025 年 4 月 25 日　初版 1 刷発行

検印廃止

編著者　岩元新一郎・小縣裕二　　Ⓒ 2025

発行者　南條光章

発行所　**共立出版株式会社**

〒 112-0006　東京都文京区小日向 4 丁目 6 番 19 号
電話　03-3947-2511
振替　00110-2-57035
www.kyoritsu-pub.co.jp

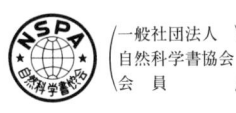

一般社団法人
自然科学書協会
会　員

印刷・製本　真興社
NDC 492.4／Printed in Japan

ISBN 978-4-320-06501-7

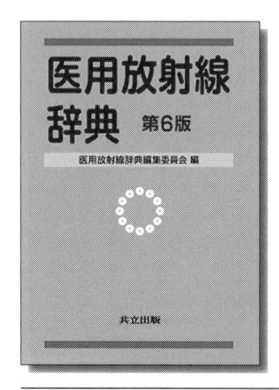

医用放射線辞典 第6版

医用放射線辞典編集委員会編

●画像診断の新時代に対応！

診療放射線技師を目指す読者を対象に，基礎から臨床まで国家試験ガイドラインに準拠して編集した用語辞典。医学，放射化学，医用工学，画像検査，画像工学，画像情報，放射線計測，核医学治療等の各分野のキーワードを出題基準に準拠して収録。第6版は，CT，MR，医学，治療関連を中心に全面的に見直し改訂した。

【B6判・912頁・定価10,780円（税込）ISBN978-4-320-06197-2】

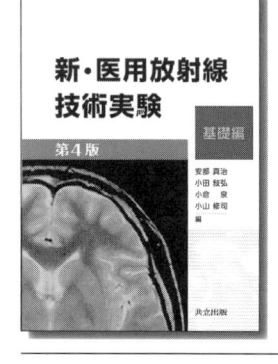

新・医用放射線技術実験 基礎編 第4版

安部真治・小田敍弘・小倉 泉・小山修司編

●診療放射線技師養成の実験テキスト

大綱化された指定規則および国家試験出題基準に沿って編集した，診療放射線技師養成の実験テキスト。第4版では，化学・生物，医用工学，計測・管理，画像情報の全般を見直し改訂した。

【B5判・494頁・定価9,900円（税込）ISBN978-4-320-06195-8】

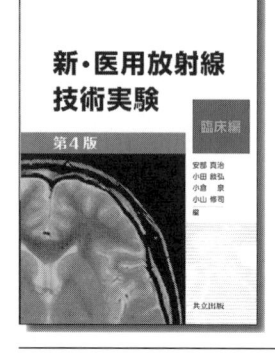

新・医用放射線技術実験 臨床編 第4版

安部真治・小田敍弘・小倉 泉・小山修司編

●診療放射線技師養成の実験テキスト

大綱化された指定規則および国家試験出題基準に沿って編集した，診療放射線技師養成の実験テキスト。第4版では，X線，CT，MRなどの画像診断，治療技術の進展に対応して，全般を見直し改訂した。

【B5判・522頁・定価9,900円（税込）ISBN978-4-320-06196-5】

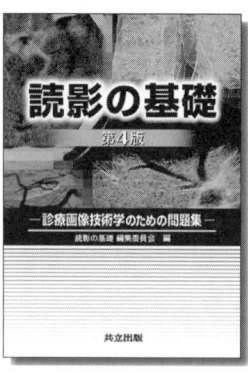

読影の基礎 第4版 ―診療画像技術学のための問題集―

読影の基礎編集委員会編

●技術的読影の基本を学習できる！

X線単純撮影・造影・CT・MR・RI・超音波画像を提示し，設問形式で技術的読影が学べるように構成した。第4版では，画像の一部を差し替え，正答肢の見直しを行った。

【A5判・516頁・定価4,730円（税込）ISBN978-4-320-06185-9】

www.kyoritsu-pub.co.jp 　　　共立出版　　（価格は変更される場合がございます）